実践グローバルヘルス
現場における実践力向上をめざして

【編】 日本国際保健医療学会

【編集委員】

神馬　征峰（1章，6章）
東京大学大学院医学系研究科国際地域保健学教室教授

杉下　智彦（2章）
東京女子医科大学国際環境・熱帯医学講座客員教授

松山　章子（3章）
津田塾大学学芸学部教授

安田　直史（4章）
近畿大学社会連携推進センター教授

仲佐　　保（5章）
特定非営利活動法人シェア＝国際保健協力市民の会代表理事

柴沼　　晃（7章）
東京大学大学院医学系研究科国際地域保健学教室講師

株式会社　杏林書院

▶ ▷ ▶ ▷ ▶ 執筆者一覧（ABC順）

明石　秀親（国立国際医療研究センター国際医療協力局運営企画部長）

青山　温子（名古屋大学名誉教授・名古屋学芸大学特任教授）

江副　　聡（外務省国際協力局国際保健政策室長）

藤田　雅美（国立国際医療研究センター国際医療協力局運営企画部保健医療協力課長）

藤田　則子（国立国際医療研究センター国際医療協力局連携協力部長）

橋爪　真弘（東京大学大学院医学系研究科教授）

本田　文子（一橋大学経済学研究科，社会科学高等研究院教授）

本田　　徹（特定非営利活動法人シェア＝国際保健協力市民の会代表理事）

岩本あづさ（国立国際医療研究センター国際医療協力局連携協力部連携推進課長）

神馬　征峰（東京大学大学院医学系研究科国際地域保健学教室教授）

狩野　繁之（国立国際医療研究センター研究所熱帯医学・マラリア研究部部長）

小林　　潤（琉球大学大学院保健学研究科教授）

近藤　尚己（京都大学大学院医学研究科教授）

國井　　修（公益社団法人グローバルヘルス技術振興基金（GHIT Fund）CEO兼専務理事）

町井　恵理（認定NPO法人ArfiMedico代表理事）

牧本　小枝（JICA緒方貞子平和開発研究所主席研究員）

松山　章子（津田塾大学学芸学部教授）

三好　知明（一般社団法人Medical Excellence JAPAN（MEJ）理事）

棟居　徳子（早稲田大学社会科学総合学術院教授）

中村　安秀（日本WHO協会理事長，大阪大学名誉教授）

仲佐　　保（特定非営利活動法人シェア＝国際保健協力市民の会代表理事）

西尾　彰泰（岐阜大学保健管理センター）

野村　周平（慶應義塾大学医学部医療政策・管理学教室特任准教授）

坂元　晴香（東京女子医科大学国際環境・熱帯医学講座准教授）

佐瀬恵理子（ジョージタウン大学ケネディ倫理研究所客員研究員）

新福　洋子（広島大学大学院医系科学研究科国際保健看護学教授）

城山　英明（東京大学未来ビジョン研究センター教授）

柴沼　　晃（東京大学大学院医学系研究科国際地域保健学教室講師）

島津　太一（国立がん研究センターがん対策研究所行動科学研究部実装科学研究室）

杉下　智彦（東京女子医科大学国際環境・熱帯医学講座客員教授）

杉田　映理（大阪大学大学院人間科学研究科准教授）

高橋　謙造（帝京大学大学院公衆衛生学研究科教授）

武見　綾子（東京大学未来ビジョン研究センター特任研究員）

瀧澤　郁雄（JICA人間開発部新型コロナウイルス感染症対策協力推進室室長）

谷村　　晋（三重大学大学院医学系研究科教授）

戸田　隆夫（明治大学特別招聘教授，順天堂大学国際教養学部客員教授）

山本　太郎（長崎大学熱帯医学研究所国際保健学分野教授）

柳澤　理子（愛知県立大学看護学部教授）

安田　直史（近畿大学社会連携推進センター教授）

湯浅　資之（順天堂大学国際教養学部グローバルヘルスサービス領域教授）

【謝　辞】
　本書の編集にあたり，下記の学識専門家の皆様には，査読者として原稿の内容確認等で細部まで有益なご助言をいただきました．
　ここに感謝の意を表します．
【ABC順，敬称略】
藤原　武男（東京医科歯科大学大学院医歯学総合研究科教授）
後藤　あや（福島県立医科大学総合科学教育研究センター教授）
原　　健太（株式会社アフリカスキャンゼネラルマネージャー）
堀井　聡子（株式会社フジタプランニング計画調査部主任研究員）
井伊　雅子（一橋大学経済学研究科／国際・公共政策大学院教授）
今村　晴彦（長野県立大学健康発達学部准教授）
稲場　雅紀（アフリカ日本協議会国際保健部門ディレクター）
石川　信克（結核研究所名誉所長）
岩本あづさ（国立国際医療研究センター国際医療協力局連携協力部連携推進課長）
岩下　華子（東京女子医科大学国際環境・熱帯医学講座准講師）
梶　　藍子（国際移住機関ベトナム事務所）
勝間　　靖（早稲田大学大学院アジア太平洋研究科教授）
Ken Ong（東京大学大学院医学系研究科国際地域保健学教室）
北林　春美（元JICA人間開発部）
近藤　尚己（京都大学大学院医学研究科教授）
近藤　哲生（国連開発計画（UNDP）駐日代表）
益田　　岳（東京女子医科大学国際環境・熱帯医学講座助教）
松岡　貞利（国立国際医療研究センター国際医療協力局）
門司　和彦（長崎大学熱帯医学・グローバルヘルス研究科教授／多文化社会学部長）
棟居　徳子（早稲田大学社会科学総合学術院教授）
永井　真理（国立国際医療研究センター国際医療協力局連携協力部展開支援課展開支援専門職）
中村　安秀（日本WHO協会理事長，大阪大学名誉教授）
中澤　　港（神戸大学大学院保健学研究科／国際協力研究科教授）
野田信一郎（国立国際医療研究センター国際医療協力局付課長）
野村真利香（JICA人間開発部国際協力専門員）
野中　大輔（琉球大学医学部保健学科准教授）
大川　純代（国立国際医療研究センター国際医療協力局グローバルヘルス政策研究センター上級研究員）
小坂　　健（東北大学大学院歯学研究科教授）
齋藤　浩輝（聖マリアンナ医科大学救急医学講師）
坂本　ジェニファー理沙（東京大学大学院医学系研究科国際地域保健学教室）
櫻井　　理（有限責任監査法人トーマツ）
佐瀬恵理子（ジョージタウン大学ケネディ倫理研究所客員研究員）
佐藤　美穂（長崎大学大学院熱帯医学・グローバルヘルス研究科助教）
柴沼　　晃（東京大学大学院医学系研究科国際地域保健学教室講師）
曽根　智史（国立保健医療科学院院長）
杉下　智彦（東京女子医科大学国際環境・熱帯医学講座客員教授）
山本　太郎（長崎大学熱帯医学研究所国際保健学分野教授）
吉田　美穂（特定非営利活動法人シェア＝国際保健協力市民の会）

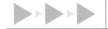 # 序　文

「実践グローバルヘルス−現場における実践力向上をめざして−」の発行にあたり

2021年，日本国際保健医療学会は35年目を迎えた．

決して長い歴史ではない．しかし「伝統」はある．これまで本学会が培ってきた「伝統」について振り返ってみたい．

「伝統とは，銀行の休眠口座ではありません…伝統の基準は変わりません，本質は変わりません，でも，成長し，進化するのです…成長してより明確なものとなり，理解が深まるのです」

ではいかに成長するのか，というと，

「伝統は…人が成長するように成長するのです．対話によって…対話しなければ，成長できません」

これは教皇フランシスコの言葉である．（橋をつくるために−現在世界の諸問題をめぐる対話−．新教出版社，2019，pp. 308–311）

では，本学会にとっての伝統とは何か？

本テキストの初版が発行されたのは2001年3月10日．2001年以降の「伝統」の始まりといってよいのは，初版の編集委員長兼学会理事長・島尾忠男による「国際保健医療学の定義」である．本書にも含めてある初版の序には3つの課題が記載されている．第1が「容認しがたい（健康）格差の特定」，第2が「生じた格差の要因解明」，第3が「格差是正のための手段についての研究の推進」である．

この初版の序を注意深く読んでほしい．見落とされがちであるが，島尾忠男は「内外の既存の教科書はあまり参考にせず，筆者自身が若い時代から開発途上国と協力して事業を進めてきた経験から…まとめた」と述べている．まずエビデンスありきではない．フィールド経験から得たアイデアによってこの定義はつくられた．その後，Lancet誌などの学術誌において，健康格差の是正はグローバルヘルスにおける定番の定義として定着してきている．フィールド経験から生まれたアイデアまずありき，エビデンスは後からついてくる，そんな隠された伝統がここにある．

とはいうものの経験の繰り返しだけでは，進化はやがて停滞してしまう．そこで第2版になって，科学の側面を強化する必要を感じた石井明理事長が，「もっと科学を」との声を発した．第3版では中村安秀理事長がグローベルヘルスの新たな展開に注目しながらも「伝統」と「流行」を併せ持つ不易流行の発想の重要性を指摘した．そして，グローバルな関係性の中における「相互の信頼関係」の重要性を説いた．

さて，ここで一歩立ち止まり，時代をさかのぼってみたい．本テキストの初版ができる前の15年間はどうであっただろうか．

本学会が設立されたのは1986年．当時は，民間機関やNGO等で海外のフィールド経験豊富な人々が学会メンバーの中心にいた．そして，国際保健医療協力をいかに進め，貧しい国の人々の健康を守るかについて語り合っていた．

議論の焦点の1つは，政府のODA政策やJICAへの批判や提言を含む学問の自立性の

尊重に関するものであった．これこそが学会における議論の底流にあり，そこで得られた見解は見えない形で日本の国際保健政策に影響を及ぼしてきた．自立性を尊重しつつ政治への関与を避けない．そして批判的精神を持ちつつ，目の前の命を重視する．

学会出発時のこの「伝統の礎」の上に，健康格差，エビデンス，信頼関係が加わり，伝統は進化してきた．

今日までこうして積み上げてきた伝統を忘れ去ったなら，明日からの伝統の進化はありえまい．そしてさらなる進化のためには，教皇フランシスコが述べるように「対話」が必要である．

果たして私たちは，1986 年当時のように対話しているであろうか．それによってさらなる成長をめざしているであろうか．同志が集まって，学会をつくろう，と燃えていた時代の熱意を今も持っているであろうか．

量子力学の世界的権威 David Bohm（1917–1992）が「ダイアローグ」という本の中で議論（Discussion）と対話（Dialogue）との違いについて述べている．「議論には…物事を壊す，という意味がある…分析という考え方を重視する…目的は，勝つか，自分のための点を得ることである」（ダイアローグ–対立から共生へ，議論から対話へ–．英治出版，2007, p. 45）

「しかし，対話では勝利を得ようとする者はいない．もし，誰かが勝てば，誰もが勝つことになる…」．なぜなら，「対話の狙いは，全体的な思考プロセスに入り込んで，集団としての思考プロセスを変えることである」からだ．（同書，pp. 45–49）

議論は対立をもたらし，対話は共生をもたらすとも説いている．そして対話の実践にあたっては「目的をもたずに話すこと」「一切の前提を排除すること」が大事であるという．

1986 年当時はおそらくそのような対話が何度も繰り返され，やがて合意によって2001 年，本テキストの初版が誕生したのではないだろうか．

目の前の命，さらには未来にわたって命を守り続けるためには伝統を進化させるための「対話」が必要である．スリムになったこの「実践グローバルヘルス–現場における実践力向上をめざして–」を新たな「対話」を生み続ける書として活用していただきたい．

そのための活用手段を進化させることは可能である．例えば，政治家や政策に携わる厚労省，外務省国際課のスタッフを交えたシンポジウムや自由討論の開催．年次学術大会や地方会における「学会テキストを読んで」というセッションの開催．学術集会における，「中村哲が遺したもの」といったセッションの開催．

これらを含め，本書がカバーしきれないところやさまざまな経験にもとづく読者からのご意見を歓迎したい．

最後に本書の実現のために強いリーダーシップを発揮してくれた本学会・教育研修委員会の杉下智彦委員長と同委員会メンバーの皆様，杏林書院の木村香織さんに深く感謝したい．

2022 年 3 月
日本国際保健医療学会　理事長
神馬　征峰

▶▶▶▶ ## 第3版の序

　国際保健医療学という比較的新しい学問分野の定義が日本で作られたのは，2001年のことでした．日本国際保健医療学会が編纂した最初の教科書である「国際保健医療学」（杏林書院）の序説に，当時の島尾忠男理事長は以下のように書いています．

　全世界的な立場でみた場合に，健康水準，保健医療にみられる国，地域的な違いや格差が，どの程度以上であれば容認しがたいと考えるか，そのような違いや格差が生じたことにはどのような要因が関連しているか，さらにそれを容認できる程度まで改善するにはどのような方策があるかを研究し，解明する学問を国際保健医療学と定義したい．

　それから，10年以上の月日が流れました．2000年の国連ミレニアム宣言をもとにまとめられたミレニアム開発目標（MDGs）では，保健医療分野は8つの目標のうち，乳幼児死亡率の削減，妊産婦の健康の改善，エイズやマラリアなどの感染症の蔓延防止の3つを占めました．その結果，国連や国際機関だけではなく，民間企業や財団，NGO/NPO，大学や研究機関などの協働による研究成果や有益な実践が共有されてきました．一方，途上国や先進国という古典的な境界があいまいになり，健康の社会的要因（social determinants）をみると，国内における格差の広がりも明らかになっています．
　そのような国際的な潮流のなかで，国と国の境界を越える健康問題に取り組むというニュアンスの強い "international health" よりも，現在では "global health" という用語が一般的に使われています．医療者も，普通の人びとも，病原体も容易に国境を越える時代においては，グローバルヘルスという呼称がふさわしいのかもしれません．ただ，グローバルヘルスに対応する適切な日本語がなく，"international health" や "global health" を包含する用語として，いまも国際保健という日本語が使われています．
　実は，国際協力という業界は，「新しい酒は新しい革袋に盛れ」とばかりに，たえず新しい革袋を準備したがる面があります．しかし，私は，長い時間をかけても色あせない伝統や芸術の「不易」と，新しさを求めて時代とともに変貌する「流行」を併せもつ不易流行の発想を大切にしたいと考えています．世界の先人たちは1978年にプライマリ・ヘルスケア（PHC）というすばらしい理念を創造しましたが，いまでは旧弊な概念のように扱われることもあります．人類が発生して以来何千年も健康をもとめ長寿を願ってきたという時間軸を考慮すれば，せっかく作ったPHCという革袋を修理しながら百年使い続けてもいいのではないかという気がします．

　日本国際保健医療学会（Japan Association for International Health）が1986年に設立されてから四半世紀がすぎました．多くの先人たちが実践から学んだものを持ち帰り学会の場で議論し，新しい理論を学んで途上国の現場に出かけ，地域の人びととともに実践を重ねてきました．自分たちの正義と理論をグローバルに押しすすめるという方法とは異なり，時間と人手をかけ，何よりも相手国の人びととの間の相互の信頼関係を大切にした

営みでした．

　このたび，研究を実践に活かし，実践を研究に還元するという地道な努力と経験と知恵が，「国際保健医療学 第3版」としてまとまりました．第1部「グローバルヘルスの基本理念と戦略」と第2部「国際保健医療の研究と実践」においては，国際保健の理論とともに研究調査や実践活動の方法を学ぶことができます．第3部「国際保健医療の実際」と第4部「国際保健医療の関連分野」では，国際保健の各個別分野と関連領域の現状と課題について深く理解することができます．第5部「国際保健医療の国別事例」では，途上国における活動の実際が生き生きと描かれています．

　2011年3月の東日本大震災において，海外から多くの支援が寄せられました．グローバル世界のなかで，人と人がつながり，国と国がつながっています．国際的な緊急支援を行うこともあり，ときには緊急支援を受ける側に回ることもあります．私たちは，世界から支援を受けた東日本大震災の貴重な経験を契機に，国境を越えたグローバルな関係性のなかで，双方向のベクトルをもった新しい国際保健医療学のあり方を創造していく使命があります．きっと本書の読者の方々が，世界に発信できる新しい研究と実践を産みだしてくれることを期待しています．

　最後になりましたが，本書の編集にご尽力いただいた日本国際保健医療学会・教育研修委員会の先生方，とくに湯浅資之委員長と杏林書院の佐藤直樹さんに厚く感謝申しあげます．

2013年9月

日本国際保健医療学会　理事長

中村　安秀

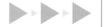 **第2版の序**

　2000年に出版されたテキストブック「国際保健医療学」は幸いにも江湖の支持を得て増版される経過をたどった．しかし，この間にも国際社会は一刻も休むことなく変化してきたので，国際保健医療の世界にも変化が進んでいる．そこで常任理事会での議論，理事会の審議を経て今回，改訂を行うことになった．現在，世界に存在する貧困を解消することが，平和な世界を維持するためにも必要であると認識され開発が進められている．社会開発に貧困と疾病の悪循環（vicious cycle）を断ち切ることが重要であることはよく知られていて，国際保健医療活動の役割は益々重要度を増している．

　日本国民は世界的にトップクラスの資金を国際協力に拠出している．この成果を高めるために国際保健医療活動が果たす役割と責任は大変大きい．現在の国際保健医療の実態を正しく把握し，分析して，世界の健康における格差を解消するにはいかなる方策があるのか？　日本ができることは何か？　何がもっとも有効か？あらゆる知恵を絞っていく必要がある．世界の保健医療の実体を正しく把握するにはどうすればよいのか？　正しい実態はどうなっているのか？　問題はどこにあるのか？　今までにどのようなことがなされ，どのような成果が出されたのか？　今まで日本は何を成し遂げたのか？　どのように評価されているのか？　日本の貢献はいかなるものか？　現在どのような対策方法があるのか？　これから，どのような方策，戦略が考えられるのか？　現在の日本には何ができるのか？　誰がどのように行うのか？　これらに答えられるのは何か？

　この改訂は誰もが遭遇するこうした課題に現在までの調査，研究，実践，学問の水準を次世代に示すことを目標にしている．

　地域研究による実態の正確な把握を基礎にして，どこにどのような問題があるのか？どこのどんな問題に取り組むのか？　それには優先度設定（priority setting）が必須であろう．優先度設定のために死亡率（mortality）を取り上げるのか？　罹患率（morbidity）を取り上げるのか？　はたまたDALYsを取り上げるのか？その次に費用分析（cost analysis）が重要になる．もっとも費用効果が高い方策は何か？　国際保健医療活動の客観的な評価はどうすればよいか？　科学的評価はいかにして達成できるか？　第3者評価はいかになされるか？　いかなる戦略（strategy）がもっとも望ましいか？

　こうした課題に国際保健医療学が貢献できるためには，科学の内容を高める必要がある．SBA（Science Based Action/Administration）を実現するためには「国際保健医療学」の役割と責任が期待される．インパクト（impact）のある国際保健医療活動を実現することは容易ではない．真のインパクト（real impact）は問題解決の事実で示されるであろう．

　「もっと科学を」を目標に本書が役立つことを念じつつ送る．

　編集担当の川端眞人氏をはじめ分担された常任理事の方々，力の入った原稿を出して下さった執筆者の方々にお礼申し上げます．

2005年3月

日本国際保健医療学会　理事長

石井　明

▶▶▶▶ 初版の序

　日本国際保健医療学会は設立後 15 年を経過し，毎年開かれる学会の内容も，漸次充実してきており，誠に喜ばしいことである．この機会に，現在の役員が在任中に，「国際保健医療学」の教科書を編纂してはいかがかという提案が学術担当の石井明理事からあり，常任理事の賛同を得て準備に着手したのが，1998 年の後半であった．教科書を作るためには，まず国際保健医療学という学問をどのように定義するかが基本であることから，筆者が本書の序論に示した定義を提示したところ，常任理事諸氏もこの定義に賛成されたので，教科書作成の基礎が固まった．

　健康の水準や保健医療サービスの程度には，国により，あるいは地域により，かなりの格差がみられており，このような格差があるのは当然であるが，その中には容認しがたい程度の格差もかなりみられている．なにを指標にして格差を測り，そしてどの程度以上の格差があれば，そのような格差は容認しがたいと考えるかが第一の課題であり，そのような格差の生じた要因の解明が第二の課題であり，格差を少なくする手段について研究するのが第三の課題であるというのが，筆者の国際保健医療学の定義の基本である．この定義は，内外の既存の教科書はあまり参考にせず，筆者自身が若い時代から開発途上国と協力して事業を進めてきた経験から，国際保健医療学をこのように定義したらどうであろうかという考え方でまとめたものであるが，かなり独自な線を出すことができたと思っている．

　内容の案がまとまった段階で理事会に諮り，理事会のご承認を得て 1999 年中の完成を目指して，分担執筆者に執筆をお願いしたが，国際保健医療学は非常に広い領域にまたがっており，分担して執筆していただいた方々が非常に多忙な業務を抱えておられるために，原稿を集めるのに予想以上の時間がかかったが，ようやく印刷を進める段階までこぎつけることができた．

　内容については，常任理事の先生方には分担して査読をしていただいたが，分担執筆して頂いた方々が多かったために，文体の統一は極めて困難であり，初版は取り敢えず刊行することが最も重要と考え，仕事を進めたので，多少の不備，不揃いがあることはお許しを頂き，将来改訂を重ねながら，世界に誇れる教科書を目指していきたいと考えている．

　中心になって仕事を進めていただいた石井明理事のご苦労に感謝し，忙しい中を執筆していただいた多くの方々に御礼を申し上げます．

2001 年 3 月

日本国際保健医療学会　理事長

島尾　忠男

▷ ▷ ▷ ▷ ▷ | # Contents

▷▷▷▷▷ 基本用語一覧

●「グローバルヘルス」を学ぶ上で基本的な用語のみを記載.
●本文中の表記は, 原則として初出時に「日本語名（欧文正式名：略語）」とし, 以後は略語のみとした.

AFD	French Development Agency	フランス開発庁
AfDB	African Development Bank	アフリカ開発銀行
AHI	Asian Health Institute	アジア保健研修所
AIDS	Acquired Immunodeficiency Syndrome	後天性免疫不全症候群
AJF	Africa Japan Forum	アフリカ日本協議会
APEC	Asia-Pacific Economic Cooperation	アジア太平洋経済協力
APRU	Association of Pacific Rim Universities	環太平洋大学協会
ASEAN	Association of South-East Asian Nations	東南アジア諸国連合
BCP	Business Continuity Plan	事業継続計画
BHN	Basic Human Needs	ベーシック・ヒューマン・ニーズ
BMZ	Bundesministerium für wirtschaftliche Zusammenarbeit und Entwicklung	ドイツ連邦経済開発協力省
CBR	Community-based rehabilitation	地域に根ざしたリハビリテーション
CDC	Centers for Disease Control and Prevention	米国疾病管理予防センター
CEPI	Coalition for Epidemic Preparedness Innovations	感染症流行対策イノベーション連合
CHW	Community Health Worker	コミュニティ・ヘルス・ワーカー
CIOMS	Council for International Organization of Medical Sciences	国際医学団体協議会
CRPD	Convention on the Rights of Persons with Disabilities	障害者の権利に関する条約
CSR	Corporate Social Responsibility	企業の社会的責任
CUA	Cost- Utility Analysis	費用効用分析
DALY	Disability-adjusted life year	障害調整生存年
DHS	Demographic Health Survey	人口保健調査
EBI	Evidence Based Intervention	エビデンスに基づく介入
EBM	Evidence Based Medicine	根拠に基づいた医療
ECOSOC	United Nations Economic and Social Council	国際連合経済社会理事会
EPI	Expanded Program on Immunization	拡大予防接種計画
FAO	Food and Agriculture Organization of the United Nations	国際連合食糧農業機関
FCDO	Foreign, Commonwealth and Development Office	外務及び英連邦・開発省

FCGH	Framework Convention on Global Health	グローバルヘルスに関する枠組み条約
FRESC	Foreign Residents Support Center	外国人在留支援センター
GAD	Gender and development	開発とジェンダー
GBDs	Global Burden of Disease Study	世界の疾病負荷研究
GDP	Gross Domestic Product	国内総生産
GGI	Gender Gap Index	ジェンダー・ギャップ指数
GHIT Fund	Global Health Innovative Technology Fund	グローバルヘルス技術振興基金
GHSA	Global Health Security Agenda	世界健康安全保障アジェンダ
GII	Gender Inequality Index	ジェンダー不平等指数
GIZ	German Corporation for International Cooperation	ドイツ国際協力公社
GOARN	Global Outbreak Alert Response Network	世界的な集団発生警報と対応のためのネットワーク
GPEI	Global Polio Eradication Initiative	世界ポリオ根絶イニシアティブ
HAART	Highly Active Anti-Retroviral Therapy	三剤併用療法
HIV	Human Immunodeficiency Virus	ヒト免疫不全ウイルス
IGO	Inter-governmental organization	政府間組織
IHME	Institute for Health Metrics and Evaluation	保健指標評価研究所
IHR	International Health Regulations	国際保健規則
ILO	International Labour Organization	国際労働機関
IMF	International Monetary Fund	国際通貨基金
INGO	International non-governmental organization	国際非政府組織
IOM	International Organization for Migration	国際移住機関
IPPPR	The Independent Panel for Pandemic Preparedness and Response	独立検証委員会
JANIC	Japan NGO Center for International Cooperation	国際協力NGOセンター
JCIE	Japan Center for International Exchange	日本国際交流センター
JICA	Japan International Cooperation Agency	国際協力機構
JKN	Jaminan Kesehatan Nasional	公的医療保険(インドネシア)
JOCS	Japan Overseas Christian Medical Cooperative Service	日本キリスト教海外医療協力会
KEMRI	Kenya Medical Research Institute	ケニア医学研究所
KfW	KfW Bankengruppe	ドイツ復興金融公庫
MBA	Master of Business Administration	経営マネジメント
MCV	Measles Containing Vaccine	麻疹含有ワクチン
MDGs	Millennium Development Goals	ミレニアム開発目標
MRA	Mutual Recognition Arrangement	免許資格の相互承認
MSF	Médecins Sans Frontières	国境なき医師団
NCDs	Non-communicable diseases	非感染性疾患
NHS	National Health Service	国民保健サービス

NIHE	National Institute of Hygiene and Epidemiology	国立衛生疫学研究所
NMIMR	Noguchi Memorial Institute for Medical Research	野口記念医学研究所
NRTI	Nucleoside reverse transcriptase inhibitor	逆転写酵素阻害薬
NTDs	Neglected Tropical Diseases	顧みられない熱帯病
OCHA	United Nations Office for Coordination of Humanitarian Affairs	国際連合人道問題調整事務所
ODA	Official Development Assistance	政府開発援助
OECD	Organisation for Economic Co-operation and Development	経済協力開発機構
OECD-DAC	Organization for Economic Cooperation and Development - Development Assistance Committee	経済協力開発機構開発援助委員会
OHCHR	Office of the United Nations High Commissioner for Human Rights	国連人権高等弁務官事務所
OIE	World Organisation for Animal Health	国際獣疫事務所
OIHP	Office International d'Hygiène Publique	公衆衛生国際事務局
ORS	Oral Rehydration Salt	経口補水塩
ORT	Oral Rehydration Therapy	経口補水療法
PARC	Pacific Asia Resource Center	アジア太平洋資料センター
PEPFAR	The United States President's Emergency Plan for AIDS Relief	米国大統領エイズ救済緊急計画
PHC	Primary Health Care	プライマリヘルスケア
PHEIC	Public Health Emergency of International Concern	国際的に懸念される公衆衛生上の緊急事態
PHM	People's Health Movement	世界民衆保健運動
POLYVAC	The Centre for Research and Production of Vaccines and Biologicals	ワクチン・生物製剤・製造センター
PRA	Participatory Rural Appraisal	参加型農村調査
QALY	Quality-adjusted life year	質調整生存年
QCA	Qualitative Comparative Analysis	質的比較分析
QOL	Quality of life	生活の質
RCT	Randomized Controlled Trial	ランダム化比較試験
SDGs	Sustainable Development Goals	持続可能な開発目標
SDH	Social Determinants of Health	健康の社会的決定要因
SHARE	Services for the Health in Asian and African Regions	シェア＝国際保健協力市民の会
SOGI	Sexual Orientation & Gender Identity	性的指向・性自認
SOP	Standard Operating Procedure	標準作業手順書
STI	Sexually transmitted infection	性感染症
UHC	Universal Health Coverage	ユニバーサル・ヘルス・カバレッジ
UMA	Urgent Medical Aid	緊急医療支援制度

UNAIDS	Joint United Nations Programme on HIV and AIDS	国際連合エイズ合同計画
UNDP	United Nations Development Programme	国際連合開発計画
UNESCO	United Nations Educational, Scientific and Cultural Organization	
		国際連合教育科学文化機関
UNFPA	United Nations Population Fund	国際連合人口基金
UNHCR	United Nations High Commissioner for Refugees	国連難民高等弁務官事務所
UNICEF	United Nations Children's Fund	国際連合児童基金
UNMEER	UN Mission for Ebola Emergency Response	国連エボラ緊急対応ミッション
UNODC	United Nations Office on Drugs and Crime	国連薬物犯罪事務所
UNRRA	United Nations Relief and Rehabilitation Administration	
		連合国救済復興機関
UNRWA	United Nations Relief and Works Agency for Palestine Refugees in the Near East	
		国連パレスチナ難民救済事業機関
USAID	United States Agency for International Development	
		米国国際開発庁
VPD	Vaccine-Preventable Diseases	ワクチン予防可能感染症
WFP	United Nations World Food Programme	国際連合世界食糧計画
WHA	World Health Assembly	世界保健総会
WHO	World Health Organization	世界保健機関
WID	Women in development	開発と女性
WTO	World Trade Organization	世界貿易機関
YLD	Years Lost due to Disability	障害を有することによって失われた年数
YLL	Years of Life Lost	早死にすることによって失われた年数

本書の使い方

「本書はグローバルヘルスの基本テキストである．だから全体を通して一気に読んでいただきたい．それに値するテキスト構成としたい．」本書を企画したときの最初の願いである．

2001年3月10日以来，3回にわたって改訂してきた本書は，グローバルヘルスの全体像を伝えようとしてきた．そのため，できるだけ多くの要素を詰め込んできた．知りたいところがあれば，ここにもどればよい．そのような百科事典的色彩の濃いテキストであった．

しかし，初版出版後20年を経て，情報獲得の手段は大きな変化を遂げてきた．まずはインターネットへのアクセスが向上した．2010年代からは4G時代となり，今や5G時代に移行しつつある．情報を得るならスマートフォンで．できることなら動画でわかりやすく．そのようなニーズは一層高まっている．次に，研究論文が増えてきた．特定のエビデンスが頻繁に更新され，その有効期間は短くなってきている．これまで5年や8年の年月をかけてテキストを更新してきたやり方ではもう間に合わない．古いものは誰も読もうとしない．そのような時代になっている．

このスピード感に対応すべく，本テキストでは，紙媒体のものとweb媒体のものを分けることにした．紙媒体のものは3年程度たっても変更が少ないであろうと思われる基本的色彩が強いもの．そのために全ページ数を200ページ程度に留めることにした．かといって，200ページを一気に読むのは容易なことではない．そこで，3つの総論と各章の総論をまず読んでいただきたい．数時間で本書の全体像がわかるはずだ．その後時間をかけて，残りの各論をじっくり読んでいただきたい．

次にweb媒体のテキストである．これについ

ては，第3版までのテキストに含まれていた，健康課題別，疾病別，国別の記載内容を，学会ホームページ等を介して公開し，随時更新（1〜2年に1回）できるようにしていく予定である．いずれは両媒体のテキストを有機的にリンクさせていきたい．そうすることで，世界のどこにいても最新のテキストに触れることができるようになる．

さて，紙媒体のテキストを作成するにあたり，本書ではコンピテンシー（Competency）にもとづくアプローチをとることとした．なぜ，コンピテンシーに注目するかというと，グローバルヘルスの実践においては，知識とスキルを超えた行動特性が重要だからである（McClelland, 1973）．さらに，コンピテンシーにもとづくグローバルヘルス教育が注目されており，本書は，グローバルヘルスの担い手の育成に寄与することをめざしているからである．ミレニアム開発目標（Millennium Development Goals：MDGs）や持続可能な開発目標（Sustainable Development Goals：SDGs）の進展，地球規模での新興感染症の広がり，肥満・糖尿病対策・少子高齢化対策等に対応すべく，グローベルヘルスの学習プログラムが世界各地で実施されてきている．そして，本書の第3版が2013年に発行されて以来，グローバルヘルス・コンピテンシーをタイトルに含む学術論文も15報以上発表されている．これらの論文のうち，本書は環太平洋大学協会（Association of Pacific Rim Universities：APRU）が出版したグローバルヘルス・コンピテンシーモデルを参考にしている（Withers et al, 2019）．

では，コンピテンシーとは何か？　実は，この用語の概念は日米間でも定まってはいない（加藤，2011）．本書では，その混乱を避けるために，原点にもどることとした．1950年代の心理学の

用語としてすでに用いられていた competence
が，ビジネスや教育の世界に導入されるきっかけ
をつくったのは，当時のハーバード大学・心理学
教授，McClelland である．彼は，1973 年に書
いた論文の中で，知能テストや適性検査の結果
が，その後の人生や社会活動の成功を決定するも
のではないということを主張した．そして，例え
ば，「突発的に起こった状況に対していかに自発
的な行動をとりうるか」といった特性が重要であ
るとし，それを competence の原則の 1 つとし
た（McClelland, 1973）．

　その後，McClelland は低・中所得国に駐在し
たことがあり学歴や知能レベルが同等の外務情報
職員の中から，それぞれの任地で高い業績をあげ
た職員の特徴を特定した．共通して見出された行
動特性は 3 つあった．第 1 に異文化対応におけ
る高い対人関係感受性．第 2 にほかの人々に前
向きの期待を抱くこと．第 3 に政治的ネットワー
クをすばやく学ぶことである（梅津，2011）．

　1993 年，McClelland の 流 れ を く み つ つ，
Spencer & Spencer はコンピテンシーの氷山モ
デルを紹介した（Spencer, Spencer, 1993）．2
つの部分からなるモデルである．氷山の目に見え
る部分にはスキルと知識を，目に見えない水面下
の部分には自己イメージ（個人の態度，価値観，
自我像），特性（身体的特徴や諸状況や情報に対
する一貫した反応），動因（個人が行動を起こす
際に配慮する要因）を位置づけた．この水面下の
部分は前述の 3 つの行動特性に相当する部分で
もある．そして氷山の全体がコンピテンシーであ
るけれども，水面下の部分こそが重要であると主
張した．その後，この氷山モデルはさまざまな研
究者によって改変案が出されている．共通点は，
目に見える知識とスキルだけでは不十分であると
いうこと．氷山の水面下の部分が重要であるとい
うことである．詳細については（加藤，2011）を
参照されたい．

　本書によって，氷山の水面下の隠された部分を
すべてマスターできるか，というと限界はある．
しかしながら，本書は知識とスキル，それらを支

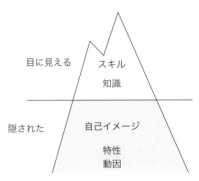

図　氷山モデル（Spencer et al., 1993 を改変）

える隠れた礎の部分を育むことをめざしたテキス
トであるということを，ぜひ感じ取ってほしい．
そして本書のエッセンスを一気に読み切ってほし
い．

【文　献】
加藤恭子：日米におけるコンピテンシー概念の生成
　と混乱．産業経営プロジェクト報告書，34（2）：
　1-23, 2011.
McClelland DC: Testing for competence rather
　than for "intelligence." Am Psychol, 28（1）：1
　-14,1973.
Spencer LM et al.: Competence at Work: Models
　for Superior Performance. Wiley, 1993.
梅津博良ほか訳：コンピテンシー・マネジメントの
　展開．生産性出版，pp. 3-19, 2011.（Spencer
　LM , Spencer SM: Competence at Work: Models
　for Superior Performance. John Wiley & Sons,
　1993.）
Withers M et al.: Establishing competencies for
　a global health workforce: Recommendations
　from the Association of Pacific Rim Universities.
　Ann Glob Health, 85（1）：47, 2019.

　本 書 で は，developing country や developed
country に相当する日本語訳は原則，低・中所得国,
高所得国とした．ハンス・ロスリングの「ファクト
フルネス」や Jimba M et al.「Developing country:
an outdated term in The Lancet」（Lancet, 394
（10202）：918, 2019）を参照．

【神馬　征峰】

第1章　グローバルヘルス総論

▶▶▶ I　グローバルヘルスとは

1.　グローバルヘルスの共通定義

　グローバルヘルスとは何か？　日本国際保健医療学会で長らく語られてきた問いである．原点は序文でも述べたように，2001年に発行された本書の初版（国際保健医療学）で示された次の3点である．
①容認しがたい（健康）格差の特定
②生じた格差の要因解明
③格差是正のための手段についての研究の推進

　これまで本書は「国際保健医療学」という名を冠して書かれてきたこともあって，「学（学問）」の要素を意識した定義を出発点にしている．

　しかし，グローバルヘルスの真の姿は「学」だけではない．日本では，グローバルヘルスといえば，まず頭に浮かぶのは国際保健医療協力であり，その活動を持続可能にするための「研修・教育」である．1990年代，日本の政府開発援助（Official Development Assistance：ODA）拠出額は世界一となり，日本の保健医療協力の活動は世界に広がった．時が経つにつれ，研究にもどづくエビデンスが生み出され，実践活動にも影響力をもつようになってくると，日本でも「研究」の必要性が高まり，本書の構想が練られ初版が編まれた．

　新世紀，グローバルヘルスはさらなる飛躍を遂げてきた．2000年に始まったミレニアム開発目標（Millennium Development Goals：MDGs）8つのうちの3つが国際保健分野の達成目標となり，莫大な資金が集まるようになった．その流れに乗って，世界共通のグローバルヘルスの定義をつくろうという機運も生まれ，結果として，2009年，Koplanらによる次の定義が提唱され

た（Koplan et al., 2009）．

　「グローバルヘルスとは，世界のすべての人々の健康の改善と不公平な健康格差の是正（achieving health equity）に主眼をおいた，学問，研究，実践活動のことである」（筆者の意訳）

　この定義は現在でも教育・研究・実践分野で使われている．定義だけではない．この論文の中には10年以上過ぎた現在においても，なお新鮮な視点が示されている．

　なかでも注目すべきは，「グローバル」のとらえ方である．この言葉は単に地理的な場所の広がりだけを意識しているのではない．問題の及ぶ範囲（scope of problems）が大事である，という主張を展開している（Koplan et al., 2009）．例えば，ある国のある地域では糖尿病の患者が少ない．しかし，生活習慣が変わり，やがて糖尿病が増えてくるであろうという危機感がある．とすれば，糖尿病はその限られた地域においても「グローバル」な健康問題として捉えることができる．

　ただし，このKoplanらの定義には「容認しがたい」（unacceptable）という言葉は見当たらない．1978年のアルマ・アタ宣言にも登場するこの言葉は，グローバルヘルスにおいて重要な意味を持つキーワードである．

2.　続出するグローバルヘルスの定義

　2009年以降，Koplanらの定義はおおむね好意的に受け入れられてきた．一方，新たな定義も次々に提案されるようになった．Salmらによる系統レビューによれば，2009〜2019年の間に，グローバルヘルスの定義に関する論文は78件出

版されている．重複を除けば，Koplan らの定義のほかにも 33 の定義があり，そこでは主に「グローバルヘルスとは何か（what）」が論じられている．「何か」の中身は，グローバルヘルスが実践される空間，対象，実践活動などである（Salm et al., 2021）．

Salm らによれば，グローバルヘルスの定義において，「何か」を議論するだけでは不十分である．実用的（pragmatic）かつ再帰的（reflexive）な問いに私たちは向き合うべきであるという．Reflexivity とは，「研究者自身の持つ特性が，研究に反映すること…著者の特性が，研究の全体を通して，しかも著者の気づかないうちに，その研究に影響を与えることである」（大谷，2019）．

ここで注意すべきは，関連論文の多くが高所得国の著者によって書かれているという事実である．つまり偏りがある．

富める国に生まれ，必ずしも貧しい国の実態を知っているとは限らない研究者が，間接的なデータや推測をもとに，さまざまな定義を作文している．そこに問題はないのか．「誰が（who）」グローバルヘルスを定義しているのか．何のための定義なのか．今後は，これらを議論していくべきであるというのが Salm らの結論である（Salm et al., 2021）．

3．グローバルヘルスは何のため？

では，グローバルヘルスは何のための活動なのか？　Koplan らの定義の中にそれらしい文言がある．「世界のすべての人々の健康の改善と不公平な健康格差の是正」というものである．日本の定義を加味すれば，「容認しがたい不公平な健康格差の是正」である．

ここでは，グローバルヘルスがめざすべきもう 1 つの方向性に注目したい．それは，日本国際保健医療学会で長年にわたり学会事務局を運営してきた若井晋の声である．すなわち，「グローバルヘルスとは『公正』と『社会正義』の実現を目指す『学』であり，従ってグローバルヘルスの終焉こそグローバルヘルスの目的に他ならないのではないか！」という指摘である（若井，2001）．

NGO・日本キリスト教海外医療協力会の総主事として，世界を駆けめぐり，世界の悲惨を肌で感じとってきた経験から出た言葉である．「社会正義の実現を目指したい」というのは，グローバルヘルスだけに限らない．若井は NGO を次のように定義している．

「NGO とは『公正と社会正義』を実現しようとする人々による，人々のための『運動体』である」（若井，2001）．

グローバルヘルスにおける社会正義をもう少し，広い角度から検討してみたい．

Koplan らの定義には正義や社会正義を意味する justice という言葉は入っていない．しかし，その後登場してきた 33 のグローバルヘルスの定義のうち，Redwood-Campbell ら（2011）が社会正義（social justice）を，Friedman ら（2015）が正義（justice）を定義の一部に取り入れている．社会正義とは正義を社会に適用した概念であるとすれば，ここで社会正義と正義を厳密に区別する必要はあるまい．グローバルヘルスは常に社会の中で生じている正義のための活動である．

前述の Redwood-Campbell らの論文において，社会正義に関する記載は少ない．「健康権を含む社会における利益への公平かつえこひいきのないアクセス」と書いてあるだけである（Redwood-Campbell L et al., 2011）．

一方，Friedman らの論文はグローバルヘルスにおける正義の課題を綿密に取り扱っている．「正義を伴うグローバルヘルス」（Global Health with Justice）という用語をキーワードに「グローバルヘルスに関する枠組み条約」（Framework Convention on Global Health：FCGH）の実現を主張し，その後 2017 年には FCGH Alliance を設立している．詳細は web サイト（https://fcghalliance.org/）をご覧いただきたい．

ここでは，「正義を伴うグローバルヘルス」についてもう少し詳しくみていく．

Friedman らはグローバルヘルスにおける成功

指標をいくつか紹介している．例えば，1990 年の世界全体の平均寿命は 64 歳だったのが，2019 年には 73 歳になっている．乳幼児死亡率と妊産婦死亡率は 1990 年当時に比べて 2015 年までにほぼ半減し，AIDS による死亡もピーク時に比べて半減している．グローバルヘルスの歩みは着実に前進している．グローバルヘルス関連予算については，2000 年に 120 億ドルだったのが，2019 年には 410 億ドルと 3.4 倍増加している（原文にある 2014 年のデータを筆者がアップデート）．

　これらの指標を示す一方で，Friedman らは次のストーリーを論文の冒頭で紹介している．ウガンダに住むナムビルさん（18 歳，女性）の声である．

　「私はひどいところで暮らしています．安心して飲める水はないし，きれいなトイレもありません．夜になるとひどいもので，電気もありません．蚊がブンブンうるさく飛び回り，ゴキブリが近くを動き回ります．お母さんは薬を買ってくれますが，エイズで今にも死にそうです．暴力沙汰は日常茶飯事です．生きるのがつらいです．学校を終えたら仕事を探します．新しい生活を始め，お母さんの面倒をみてあげられるようにするためです」

　グローバルヘルス分野の躍進の裏には，このような現実が世界中にある．アフリカの貧しい国だけではない．似たような話は日本にもあるし，米国にもある．

　「正義を伴うグローバルヘルス」とは，このような子どもや青少年に手を差し伸べるためにある．正義をめざすというだけではない．「正義を伴う」グローバルヘルス，つまり正義を実現するための国際的な法的枠組みをつくりあげようとする運動を Friedman らは展開している．

4．原体験としての社会正義

　FCGH Alliance の設立に先立ち，2007 年，国連総会は毎年 2 月 20 日を「世界社会正義の日」

と定めた．めざすは貧困の撲滅と公平な社会の実現である．国連機関としては，国際労働機関（International Labour Organization：ILO）が「世界の永続する平和は，社会正義を基礎としてのみ確立することができる」と明言しており，とりわけ労働者の権利の向上をめざしている．

　これまで定義なしに用いてきた言葉ではあるが，ここでいったん社会正義とは何かについて触れておきたい．広辞苑によれば，それは「社会生活を行ううえでの正しい道理」のことである．正義については次のように，長い説明がある．

　「社会全体の幸福を保障する秩序を実現し維持すること．プラトンは国家の各成員がそれぞれの責務を果たし，国家全体として調和があることを正義とし，アリストテレスは能力に応じた公平な分配を正義とした．近代では社会の成員の自由と平等が正義の観念の中心となり，自由主義的民主主義社会は各人の法的な平等を実現した．これを単に形式的なものと見るマルクス主義は，真の正義は社会主義によって初めて実現されると主張する．現代ではロールズが社会契約説に基づき，基本的自由と不平等の是正とを軸とした『公正としての正義』を提唱」

　一方，公衆衛生と社会正義の課題に正面から長らく取り組んできた Levy と Sidel（2013）は，「社会不正義（Social injustice）」の定義として次の 2 点をあげている．

①ある社会で，より大きな権力を持ち影響力のある者が，そこに住む特定集団やグループに属する人々に対し，自分たちよりも彼らが劣っているという誤った認識を持つことによって，その人々の人権を否定し侵害すること．

②人々が健康に暮らすことができる社会的条件を妨げる効果をもたらす政策や行為．例えば戦争，紛争，気候変動，政府の腐敗を助長したり，医療や教育へのアクセスを阻害するような政策や行為のこと．

　正義にしても，社会正義・社会不正義にしても，こういった定義は，一時は頭に入っても，体の一部とはなりにくい．そうなるためには，自分なり

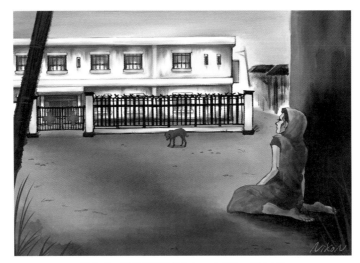

図 1–1　社会正義とは(イラスト制作：NiXoN)

の原体験をもつとよい．誰かがつくった定義にしがみつくのではない．自分なりの具体的なイメージをもつことである．そして自分自身の言葉で語れるようになることが肝心である．

　ここで 1 つ，筆者にとっての社会正義の原体験を紹介したい．

　大学 4 年の夏，いかに「私はグローバルヘルスに根を持つことができるか」という問いを背中に抱えて，インドに行ったことがある．カルカッタ（現コルカタ）からマドラス（現チェンナイ）に行き，そこからさらに 200 km 内陸部に入ったディナバンドゥという農村開発センターで約 2 カ月半暮らした．南インドの各都市も訪問した．そのときの情景だったか，ディナバンドゥで読んだインドの英文雑誌だったか，記憶は定かではない．しかし，心に焼き付いて，決して消し去れないイメージがある．図 1–1 がそのイメージである．

　白い二階建ての病院．その周りには頑丈な木の柵がある．牛や犬が勝手に入ってこないようにするためである．近くには 1 人の女性がうなだれている．顔を布切れで覆っている．ひょっとしたら，南インドの村でみかけたハンセン病の患者かもしれない．さまざまな健康問題を抱えているに違いない．しかし，彼女は病院を眺めることしかできない．お金がない．あるのは差別．貧困．あきらめと絶望．彼女 1 人の力では変えがたい壁

がある．病院の周りの柵は，いくつもある，より大きな壁のうち，目に見える 1 つの小さな壁に過ぎない．

　この壁をどうやったら打ち破ることができるのか．答えがないまま私は帰国した．しかし，このイメージは原体験として焼き付けられ，グローバルヘルスに根を持つことができている．「容認しがたい格差」や「社会正義」を頭で理解するだけではなく，肌で感じ取ることだ．

5．グローバルヘルスの脱植民地化

　グローバルヘルス研究において，脱植民地化（decolonization）を訴える議論が活発化している．2020 年だけでもこのテーマを扱った論文は 50 以上もあり，2021 年になってもその潮流は止まらずにいる（Khan et al., 2021）．グローバルヘルスにおける脱植民地化とは，Khan ら（2021）によれば「人口集団の健康向上の仕事において支配と権力の根深いシステムに対抗するための運動」のことである．「植民地化」の事例は身近にもある．米国の有名大学でグローバルヘルスの修士号をとった「専門家」が，プロジェクトリーダーとしてネパールにやってきた．そして，アジアでグローバルヘルスの博士号を取得したネパール人スタッフを不当に扱っていた．金と権力のあ

る国の人間が経済的に貧しい国で，そこが植民地であるかのようにふるまう．この事態を変えよう，現地研究者や実践家のリーダーシップをもっと高めよう，というのが「脱植民地化」がめざすところである．この運動推進のためには，webサイトも公開されている（https://decolonise.health/）．

このような議論や運動は，今後ますます活発化していくことであろう．「植民地化」する側にある日本人専門家はこの議論に参加し，注意深く対応策をとっていくべきである．先進的な好事例としては，英国で70年以上の歴史があるNGO・Oxfamが国際活動の拠点をケニヤに移している．「意思決定に関する南の国の声をより強化するため」である（Byanyima, 2017）．

脱植民地化に関する議論のきっかけをつくった1人，BMJ Global Health誌・編集長のAbimbolaらは，脱植民地化のためには，あらゆるレベルでの「優越主義」（supremacy）を排除することが肝要であり，それが社会正義実現への近道であると述べている．優越主義に対するワクチンは2つある．尊敬と謙虚である．そして優越主義を乗り越えたとき，グローバルヘルスが何であるかは認識できなくなる．さらには，その使命を終えて別のものとなり，新たな名称が必要になるかもしれないと言っている（Abimbola et al., 2020）．20年前に若井晋が語った，「グローバルヘルスの終焉こそグローバルヘルスの目的に他ならないのではないか」という指摘は，こうして「脱植民地化」というレンズを介することによって，今また別の形で見直されている．

6．グローバルヘルスの疫病：腐敗

脱植民地化の議論は，社会正義実現のために欠かせないテーマである．Abimbolaらは前述の文献（Abimbola et al., 2020）の中で，グローバルヘルスにおける公平と社会正義の実現を訴えている．しかし，これまで見てきた言説では十分には議論されていないテーマがある．腐敗

（corruption）である（Burki, 2019）．

腐敗はグローバルヘルスにとっての最大の脅威といってもよい（Garcia, 2019）．しかも単なる腐敗ではない．構造化された腐敗である．この点に注目すれば，グローバルヘルスとは次のように定義してもよいかもしれない．

「構造化された腐敗がはびこる世界で人々の命を救い健康と福祉を向上させるための諸活動」

ペルーで2016年から保健大臣を務めたガルシア氏の論文から，構造化された腐敗の一例を示したい（Garcia, 2019）．

低・中所得国で医療従事者の研修を行う際，研修機関は研修を受ける人にインセンティブとして金銭を提供することが多い．ほぼ制度化されていて，これなしに研修は成り立たない．となると，期限付きで活動支援金を供出している国際協力機関は従うしかない．そうしているうちに，研修に参加する側は，それがお金のためなのか，知識・技術を得るためなのかわからなくなってしまう（Garcia, 2019）．

研修は構造化された腐敗の温床ですらある．低・中所得国で働いたことのある人には多かれ少なかれこの経験があるはずである．国によっては，研修どころか，政府の行政官に会うごとに，会議代として個別にお金を包まないといけない．レートも決まっている．制度化どころか，1つの文化として確立している．

この現実に直面すると，当初は，何かおかしい，と感じる．しかしその支払いなしには仕事は進まない，事業の交渉のテーブルにつくことすらできない．となると，次第に慣れてくる．その慣習に飲み込まれてしまう．

腐敗について，世界から情報を定期的に集めている機関がある．Transparency Internationalである（https://www.transparency.org/en）．

同機関によれば「腐敗とは委ねられた権力を私服のために悪用すること」である．より多くのお金が集まるところには，より多くの腐敗が生じる．MDGsや持続可能な開発目標（Sustainable Development Goals：SDGs）を契機にグローバ

ルヘルスにはより多くの資金が集まっている，ということは，年々腐敗も進んでいる可能性が高い．

腐敗の種類は大きく6つある．1番目は欠勤（absenteeism）．多くの低・中所得国では医師の二重勤務が一般的であり，公的医療機関と自分の私的クリニックで働くことが許されている．そして，利益の多い私的クリニックで働くために，公的医療機関での仕事は軽視される．2番目は袖の下．3番目は横領．4番目は不適切な保健サービスの提供．過剰な帝王切開がその一例である．5番目は縁故主義（favourism）．そして最後にデータのすり替えである．富める国から活動支援資金をもらうために，データを改ざんし，あたかも患者数や死亡者が多いように記録を捏造する．

これらを防ぐために，情報技術を用いて腐敗防止のための仕組みをつくろうという試みがある（Mackey et al, 2020）．しかしながら，数十年かけてつくりあげられてきた腐敗構造をつくり変えるのは容易なことではない．

腐敗はひどい．しかしこの腐敗に関して，私たちは自己批判的（reflexive）な問いをしなければならない．二重勤務にしても，データのすり替えにしても，100％悪意ある行為とはいえない場合があるのではないか．それを悪と糾弾している私たちは何者なのか？ 自分が同じ立場に立たされたとき，上記の腐敗をすべてクリアにして生き続けることは可能なのか？

そのことに思いをはせる時，若井晋の言葉が繰り返しこだましてくる．

「グローバルヘルスとは，私たちの生き方そのものを問われる学問かもしれない」（若井，2001）．

本書は，グローバルヘルスの知識や技術を含むコンピテンシーの獲得をめざしている．その上でグローバルヘルスを生きるためには，自分の生涯を賭して新たな1ページをつくり上げていくという覚悟もまた必要かもしれない．

【文 献】

Abimbola S et al.: Will global health survive its decolonisation? Lancet, 396 (10263) : 1627–1628, 2020.

Burki T: Corruption is an "ignored pandemic". Lancet Infect Dis, 19 (5) : 471, 2019.

Byanyima W: Why Oxfam is moving its headquarters. 2017. https://www.bbc.co.uk/programmes/p05dstlc

Friedman EA et al.: Imagining global health with justice: In defense of the right to health. Health Care Anal, 23 (4) : 308–329, 2015.

Garcia PJ: Corruption in global health: the open secret. Lancet, 394 : 2119—2124, 2019.

IHME: Financing global health 2019: Tracking health spending in a time of crisis. 2020. http://www.healthdata.org/results/policy-reports

ILO 駐日事務所：ILO について. https://www.ilo.org/tokyo/about-ilo/lang--ja/index.htm

Khan M et al.: Decolonising global health in 2021: a roadmap to move from rhetoric to reform. BMJ Glob Health, 6 (3) : e005604, 2021.

Koplan JP et al.: Towards a common definition of global health. Lancet, 373 (9679) : 1993–1995, 2009.

Levy BS , Sidel VW: Social Injustice and Public Health. Oxford, 2013.

Mackey TK et al.: An interdisciplinary review of digital technologies to facilitate anti-corruption, transparency and accountability in medicines procurement. Glob Health Action, 13 (sup1) : 1695241, 2020.

大谷尚：質的研究の考え方−研究方法論から SCAT による分析まで−. 名古屋大学出版会, p. 203, 2019. .

Redwood-Campbell L et al.: Developing a curriculum framework for global health in family medicine: emerging principles, competencies, and educational approaches. BMC Med Educ, 11 : 46, 2011.

Salm M et al.: Defining global health: findings from a systematic review and thematic analysis of the literature. BMJ Glob Health, 6 (6) : e005292, 2021.

Transparency International：https://www.transparency.org/en

若井晋：ドクターの肖像. Doctor's Magazine, 16 : 16–21, 2001.

若井晋：今なぜ NGO が問われているのか. p. 34（若井晋ほか編：学び・未来・NGO−NGO に携わるとは何か−. 新評論, 2001.）.

【神馬　征峰】

▶▶▶ II　プライマリヘルスケア

1．基礎知識（プライマリヘルスケアの歴史と理念）

1）アルマ・アタ会議に至る国際社会の背景

　1960 年代後半から 1970 年代にかけては，米国とソビエト連邦を中心とする東西対立とともに，いわゆる先進工業国（北側）と発展途上国（南側）の間の南北問題が顕在化した．一方で，開発支援や保健医療に関して，画期的な試みが世界各地で実践された．

　Schumacher らは，適正技術の理論化と重要性を訴え，1965 年に Intermediate Technology Development Group（ITDG）を設立した．1973 年に出版された「Small is beautiful」（スモール・イズ・ビューティフル）は，大規模な灌漑設備や土木工事等の開発事業ではなく，農村が育んできた伝統的な技術の合理性と持続可能性に着目し，低・中所得国の開発援助関係者に大きなインパクトを与えた（Schumacher, 1973）．

　メキシコ西部でのフィールド活動を行っていた David Werner は，1977 年に「Donde No Hay Doctor（Where there is no doctor）」を刊行した．当初はスペイン語で書かれたが，その後多くの言語に翻訳され（Werner, 1992），低・中所得国のフィールドにおける保健医療の実践的名著として現在まで長く活用されている．

　1970 年前後は公害や環境汚染などの近代科学の矛盾が噴出し，環境問題や社会的な不公平に対して異議申し立てを行う学生運動が世界を席巻した時期である．1999 年にノーベル平和賞を受賞した国際 NGO「国境なき医師団（Médecins Sans Frontières：MSF）」は，1968 年 5 月のパリ学生蜂起のあと，ナイジェリア内戦に駆けつけたフランス人医師たちの苦悩と義憤の中で 1971 年に設立されたという経緯がある（坂川，2016）．

　東西対立が厳しかった世界の政治情勢におい

て，米国とソビエト連邦が協議を重ね合意に至ることは稀であった．10 年以上続いたベトナム戦争が 1975 年 4 月に終結し，東西冷戦は落ち着きデタント（緊張緩和）と呼ばれた．しかし，ソビエト連邦がアフガニスタンに侵攻した 1979 年 12 月以降，1980 年には西側諸国がモスクワ・オリンピックをボイコットするなど緊張が高まった．このような時期である 1978 年に「プライマリヘルスケア（Primary Health Care：PHC）に関する国際会議（PHC 国際会議）」が開催され，当時は第三世界と呼ばれていたアジア・アフリカ諸国も参加し，世界共通の保健医療目標を宣言するに至ったことは僥倖であった（中村，2018a）．

2）プライマリヘルスケアの理念

　1978 年 9 月に世界保健機関（World Health Organization：WHO），と国際連合児童基金（United Nations Children's Fund：UNICEF）の共催でアルマアタ（旧ソビエト連邦，現在はカザフスタン共和国アルマティ）で PHC 国際会議が開催された．143 カ国の政府代表と 67 の機関（国際機関やボランティア団体を含む）が参加し，最終日にはアルマ・アタ宣言（Alma-Ata Declaration）が採択された．

　各国で個別の目標を立てるのではなく，高所得国と低・中所得国を包含し，世界共通の目標として「2000 年までにすべての人々に健康を！」（Health for All by the Year 2000）というスローガンが設定され，目標を達成するための戦略として PHC という理念が提案された（WHO, 1978）．

　アルマ・アタ宣言は 10 節から構成され，国家間の健康状況の不平等，各国内における政治的，社会経済的不平等に言及し，国民すべてが健康であるための保健医療ケアの計画と実施に参加する権利と義務があることを明言した．

　特に第 6 節は，WHO らしい修辞に満ちた表

表 1–1　プライマリヘルスケアとは
（アルマ・アタ宣言第 6 節より）

Primary health care is essential health care based on practical, scientifically sound and socially acceptable methods and technology made universally accessible to individuals and families in the community through their full participation and at a cost that the community and country can afford to maintain at every stage of their development in the spirit of self-reliance and self-determination.

プライマリヘルスケアは，実用的で，科学的に有効でかつ社会的に受容できる方法や技術にもとづいた必要不可欠な保健医療ケアです．自立と自決の精神に則り，その発展の度合いに応じ地域社会や国が負担できる費用の範囲内で，地域内の個人や家族があまねく享受できるよう，十分な住民参加のもとで実施されるものです．

（WHO：Report of the International Conference on Primary Health Care, WHO, Geneva, 1978 より著者が翻訳）

表 1–2　平和を希求するプライマリヘルスケア
（アルマ・アタ宣言第 3 節より）

The promotion and protection of the health of the people is essential to sustained economic and social development and contributes to a better quality of life and to world peace.

人々の健康を増進し，守っていくことは，持続的な経済と社会の発展に不可欠であるとともに，より良い生活の質と世界平和に貢献することです．

（WHO：Report of the International Conference on Primary Health Care, WHO, Geneva, 1978 より著者が翻訳）

表 1–3　プライマリヘルスケアを支える保健医療チーム
（アルマ・アタ宣言第 7 節より）

Primary health care:
relies, at local and referral levels, on health workers, including physicians, nurses, midwives, auxiliaries and community workers as applicable, as well as traditional practitioners as needed, suitably trained socially and technically to work as a health team and to respond to the expressed health needs of the community.

プライマリヘルスケアには，地域および照会先医療機関において，医師，看護師，助産師，医療助手などの医療従事者が必要です．そして，活用できる場合はコミュニティ・ワーカー，必要に応じて伝統医療者に頼ることもあります．このような人々が保健医療チームとして働き，地域社会の健康課題に対応できるよう，社会的，技術的な研修を受けていることが望まれます．

（WHO：Report of the International Conference on Primary Health Care, WHO, Geneva, 1978 より著者が翻訳）

現を駆使し，PHC の理念を短い文章に凝結した．公平なアクセス，住民参加，地域の自立と自決，保健医療コスト，社会的受容性，科学的有効性など，重要なキーワードが並んでいる（表 1–1）．PHC はあくまでも抽象的な理念であり，その実践面は国により，地域により，大きな違いがみられる．一方で，PHC の重要かつ優れた点は，多様な保健サービスを地域の中で実践するための理念と原則を明確に打ち出したことにある．理念としては，健康を基本的人権と位置づけ，公平さと参加という旧来の保健医療とは異なる革新的な思想を織り込んでいる．PHC は個人や家族があまねく享受できるものでなければならない．そして，保健医療サービスは医師や看護師という専門職から与えられるばかりではなく，住民や患者の主体的な参画のもとで実践されるべきであるという原則である．また，自立と自決の精神を強調し，患者や住民が必要とするサービスを自分たちで決定するという理念を謳った（中村，2018a）．

アルマ・アタ宣言には，その後のグローバルヘルスに大きな影響を与える斬新な理想が盛り込まれていた．第 3 節では，健康増進が持続的な経済と社会の発展に不可欠であるだけでなく，世界平和にも貢献できると宣言している（表 1–2）．新型コロナウイルス感染症の際に議論されたように単に感染症対策と経済発展の両立をめざすだけではなく，その先には世界平和を見据えている視座が重要である．このようなアルマ・アタ宣言を多くの政府が合意したことも見逃せない．また，第 7 節では，PHC を支える人材について，医師，看護師，助産師などの保健医療専門職だけでなく，住民に近い地域のコミュニティ・ワーカーや伝統医療者を巻き込むことにも言及している（表 1–3）．実際に，保健ボランティアや伝統的産婆や伝統的医療者が，保健医療チームとして地域社会の健康課題の解決できるように，健康の社会的側面に配慮した研修が多くの国で実施された．

3) PHC に対する批判と修正

アルマ・アタ宣言以来 40 年の間には，PHC の理念と実践をめぐり，さまざまな批判と修正が加えられた（松田ほか，1993）．1980 年代には，予防接種，下痢症対策，マラリア対策といった個別の疾患に特化した「垂直的（vertical）」な介入と，コミュニティ全体の支援に基盤を置いた「水平的（horizontal）」な活動の間で，激しい論争が繰り広げられた．開発援助機関や医療専門家集団は，戦略が明快で成果が数値化しやすい垂直的プロジェクトを推奨する傾向が強く，一方で草の根活動を主体とする非政府組織（NGO など）は地域住民の視点から，水平的プロジェクトに親和性を持っていた．

実際には，垂直的な介入が実施された地域の最前線では，下痢症やマラリアの専門家は不在であり，少数の看護師が多種多様な垂直的プロジェクトを包括的に担っていた．国際社会では垂直的か水平的かという論議が白熱している間も，アジアやアフリカの農村で黙々と仕事をこなしていたのは，看護師あるいは医療助手という地域保健従事者であった．一方では，垂直的プロジェクトは破格の待遇で地域保健従事者を傭上することが現実的に行われていた（Cairncross et al., 1997）．

2．応用例

1) PHC の理念が根付かなかった日本

日本において PHC は曲解されてきた．アルマ・アタ宣言で謳われた PHC は，開業医や総合診療医が提唱するプライマリケア医とは異なる概念である．PHC が網羅するのは，プライマリケア医が担当する一次医療だけでなく，予防医学，健康づくり，住民のエンパワメントや権利擁護などを含む，包括的な概念である．そこでは，医師を頂点にしたチーム医療ではなく，住民を主体にした，保健，教育，社会経済，環境などの多分野の対等な関係性による協働作業が前提である．

また，PHC はヘルスプロモーションが後継したとか，PHC は低・中所得国のモデル，ヘルスプロモーションは高所得国のモデルといった誤解がある．1986 年，カナダのオタワにおいて第 1 回世界ヘルスプロモーション会議が開催され，その成果はオタワ憲章としてまとめられた．オタワ憲章は PHC を基盤として，健康を目的ではなく幸せな生活を送るための手段としてとらえ，健康都市や包括的学校保健などの世界的な健康づくりの出発点とする概念である．自己の潜在能力を高め，他分野との協調のための政策提言が行われ，PHC と多くの内容で共通する部分が多い．しかし，ヘルスプロモーションは，「健康づくり」という PHC の重要な部分を構成しているが，PHC はより広い概念であり，予防保健だけでなく，治療，感染症対策，必須医薬品など地域保健医療のすべてを内包した概念である（中村，2018a）．

2) インドネシアの保健ボランティア：村の健康は自分たちで守る

インドネシアの母子保健分野では，保健所と地域ボランティアが協働し，妊娠期から 5 歳までをカバーする統合地域保健サービス（POSYANDU：ポスヤンドゥ）がある．1985 年に設立され，現在では全国で 20 万カ所以上つくられ，住民参加にもとづいた PHC 活動を展開している．毎月 1 回，5 歳未満児の体重測定を住民の手で行い，母子保健，家族計画，予防接種，栄養改善，下痢症対策の 5 項目の保健サービスを実施している．

1980 年代に筆者が暮らしていたインドネシア北スマトラ州のポスヤンドゥ健診の会場の多くは青空の下で行われていた．乳幼児の泣き声に，保健ボランティアの村人たちの声が交じる．いつもは市場で野菜を売っているおばさんが，ボランティアとして赤ちゃんをあやしながら一所懸命体重を計っている．体重計は天秤棒である．体重が増加しない乳幼児に対しては，保健ボランティアが母親に栄養指導を行っていた．また，家族計画も重要な活動であり，定期的に経口避妊薬をもらっている女性もいた（中村，2018b）．

この状況は，2010 年代になってもほとんど変

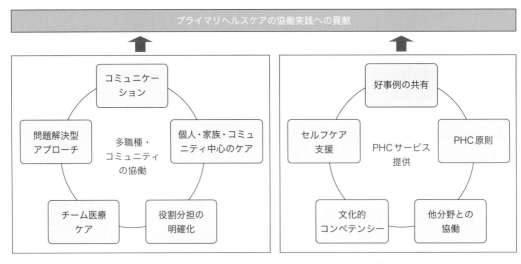

図1-2　プライマリヘルスケア・コンピテンシー・モデル
（Capital Health, 2012 より改変）

わりがなかった．大都市の病院の近くの住宅街に
おいても，舗装道路のない遠隔地の農村において
も，全国的に毎月ポスヤンドゥ健診が実施されて
いる．大きな変化は，高齢者を対象とし血圧測定
や体操を行う「高齢者ポスヤンドゥ」が全国的に
急速に普及したことである（柳澤ほか，2019）．

　インドネシアのポスヤンドゥ健診と日本の乳幼
児健診の最大の相違点は，前者には村の人々が保
健ボランティアとして自主的に健診に参加してい
ることである．保健ボランティアは読み書きさえ
できれば誰でも希望できる．農村では主たる生計
手段は農業であるため，農作業の合間に保健所で
基本的な研修を受けた後，ポスヤンドゥ活動にボ
ランティアとして参加する．

　インドネシアにおいては，地域社会の伝統的な
相互扶助の精神にもとづいて，長年にわたって無
償の保健ボランティア活動が継続されている．そ
の根底にあるのは，自分たちも決して経済的には
豊かではないが，地域の存続のために自分たちで
できることから始めていこうという自助自立の精
神である（中村，2018b）．

3）世界各国の取り込み

　住民参加，地域資源の有効活用，適正技術，統
合と各分野の協調というPHCの基本原則にもと

づいて，現在に至るまで世界の多くの国でPHC
が実践されてきた．

　インドでは，アルマ・アタ宣言以降，第12次
5か年計画（2012～2017年）でPHCを国策に掲
げている（Rao et al., 2012）．包括的なPHCの
展開においては，従来のヘルスプロモーションに
加え，遠隔医療を駆使した継続ケアや耐久性のあ
るITシステムの整備に挑戦している．

　オーストラリアやニュージーランドでは，ア
ルマ・アタ宣言を基盤としたPHC看護（PHC
Nursing）を重視している（Clendon, 2014）．
一次医療としてのPHCにおいて個人のケアだけ
でなく，家族や地域社会を対象として，社会，文
化的な要因に配慮しつつ，公平さ，アクセス，エ
ンパワメント，コミュニティの自決と自立という
PHCの理念を大切にした地域保健活動を展開し
ている．

3．PHC に関するコンピテンシー

　PHCが提唱されてから40年あまりが過ぎた．
多くの国々でPHCを健康政策の基軸と位置づ
け，社会経済状況や文化や宗教に応じたPHCの
実践力（コンピテンシー）が開発されてきた．

　PHC看護分野における包括的なレビューでは，

コンピテンシー基準として，臨床技術，コミュニケーション，専門職，ヘルスプロモーションに加えて，チームワーク，基礎教育，研究能力，IT 技術などの PHC を可能にする環境が提案された（Halcomb et al., 2016）．

　カナダ東部の大西洋岸に突き出た半島に位置するノバスコシア州では，多職種・コミュニティの協働と PHC サービス提供を両輪とした PHC コンピテンシーが開発された．多職種・コミュニティの協働では，コミュニケーションと問題解決型手法によるチーム医療の実施を通して，役割分担を明確化した多職種連携のもとで，個人・家族・コミュニティを中心に据えたケアを行っている．同時に，PHC サービス提供においては，健康の自己管理（セルフ・マネジメント）を可能にする支援を行い，個人や地域の文化や宗教を尊重し，さまざまな分野の人たちと協働できる能力を涵養し，PHC の原則に沿ってケアやサービスを継続する保健医療システムの強化をめざしている（図 1-2）．

　PHC は，世界標準のコンピテンシーを各地域で応用するものではなく，地域の自立と自決の精神に則り（in the spirit of self-reliance and self-determination）展開すべきものである．日本においても，社会・文化的コンピテンシーに適応した，PHC コンピテンシーの開発が求められる．

【文　献】
Cairncross S et al.: Vertical health programmes. Lancet, 349：20–21, 1997.
Capital Health: Primary Health Care Competency Framework. Nova Scotia, Canada, 2012.
Clendon J: Community Health and Wellness: Primary Health Care in Practice 5th edition. Churchill Livingstone, 2014.
Fox RC 著，坂川雅子訳：国境なき医師団–終わりなき挑戦，希望への意志–．みすず書房，2016.
Halcomb E at al.: Nursing competency standards in primary health cate: an integrative review. J Clin Nurs, 25 (9–10)：1193–1205, 2016.
松田正己ほか：みんなのための PHC 入門．垣内出版，1993.
中村安秀：プライマリヘルスケアの 40 年の歩み．保健の科学，60 (6)：364—368, 2018a.
中村安秀：地域で活動するヘルス・ボランティア–インドネシアの経験に学ぶ–．ボランティア学研究，18：23–30, 2018b.
Rao M et al.: Strengthening primary healthcare in India: white paper on opportunities for partnership. BMJ, 344：e3151, 2012.
Schumacher EF: Small is Beautiful. Blond & Briggs, 1973.（小島慶三ほか訳：スモール イズ ビューティフル．講談社，1986.）
Werner D: Where There Is No Doctor. Hesperian Foundation, 1992.
WHO: Report of the International Conference on Primary Health Care, Alma-Ata, USSR. WHO, 1978.
柳澤沙也子ほか：インドネシア・ロンボク島における映像を使用した高齢者体操の推進活動について．日本国際看護学会誌，2 (1)：18–26, 2019.

【中村　安秀】

▶▶▶ III　ミレニアム開発目標(MDGs)から持続可能な開発目標(SDGs)へ

1.　開発援助としての「ミレニアム開発目標 (MDGs)」

　開発援助において，戦後復興から 1980 年代までは，病院建設をはじめとするインフラ整備による産業振興を中心とする経済開発が中心課題であった．それは，経済発展による所得の向上や市場の拡大によって貧困を解決する試みであった．1980 年代になると市場経済メカニズムをより強固に浸透させる構造調整政策が，貸し付けの対価として低・中所得国で強制された．しかし，このような強権的な市場化は経済開発に伴う低・中所得国における累積債務の増大を引き起こし，物価の高騰，失業や貧困の悪化，さらには健康指標などの低下を引き起こす事例がアフリカやアジアで数多く経験された．

　このような反省から，1990 年代になると教育や保健などを指標とする生活水準の向上を目標とした社会開発が重視されるようになった．社会開発とは，経済開発の進展に伴う国民生活への有害な影響を除去または緩和するために，保健衛生・住宅・雇用・教育・福祉・社会保障などの公共的サービスの増進をめざす開発支援である．

　社会開発はその後，1990 年の国連開発計画 (United Nations Development Programme：UNDP) による人間開発報告書，1995 年の世界社会開発サミット（コペンハーゲン）や世界女性会議（北京）などの社会正義の実現をめざした動きに継続され，開発援助は市民社会の重要性や社会的脆弱者への配慮が重視される時代へと変化してきた．さらに，HIV/AIDS などの感染症の蔓延，地球温暖化をはじめとする環境問題の深刻化など，国家間の協力関係だけでは解決困難な課題，つまり地球規模課題「グローバル・イッシュー」の解決への関心が高まってきた．

　このような開発援助の潮流を受け，2000 年の「国連ミレニアム・サミット」において，「ミレニアム宣言」が採択され，開発課題を地球規模で解決するための「ミレニアム開発目標（Millennium Development Goals：MDGs）」が策定された（資料 1-1）．山積する開発課題を集約化，可視化することにより説明責任を果たし，開発資金調

資料 1　MDGs とその進捗

ミレニアム開発目標 (MDGs) Millennium Development Goals

極度の貧困と飢餓の撲滅
● 1 日 1.25 ドル未満で生活する人口の割合を半減させる
● 飢餓に苦しむ人口の割合を半減させる

初等教育の完全普及の達成
● すべての子どもが男女の区別なく初等教育の全課程を修了できるようにする

ジェンダー平等推進と女性の地位向上
● すべての教育レベルにおける男女格差を解消する

乳幼児死亡率の削減
● 5 歳未満児の死亡率を 3 分の 1 に削減する

妊産婦の健康の改善
● 妊産婦の死亡率を 4 分の 1 に削減する

HIV/ エイズ，マラリア，その他の疾病の蔓延の防止
● HIV/ エイズの蔓延を阻止し，その後減少させる

環境の持続可能性確保
● 安全な飲料水と衛生施設を利用できない人口の割合を半減させる

開発のためのグローバルなパートナーシップの推進
● 民間部門と協力し，情報・通信分野の新技術による利益が得られるようにする

2015 年までに国際社会が開発分野において達成すべき共通の目標。上記 8 つのゴールの下に，より具体的な 21 のターゲットと 60 の指標が設定されている。これらの目標は 1990 年を基準年としており，2015 年が達成期限となっている。

改善された点
● 世界全体では極度の貧困の半減を達成
● 世界の飢餓人口は半減達成の見通し
● 不就学児童の総数は約半減
● マラリアと結核による死亡は大幅に減少
● 安全な飲料水を利用できない人の割合の半減を達成

積み残された課題
● 国内での男女、収入、地域格差が存在
● 5 歳未満児死亡率は減少するも、目標達成には遠い
● 妊産婦の死亡率は削減に遅れ
● 改善された衛生施設へのアクセスは十分でない　など
国際社会のさらなる努力が必要です

※MDGs の 8 つのロゴは「(特活) ほっとけない 世界のまずしさ」が作成したもの

（外務省：https://www.mofa.go.jp/mofaj/gaiko/oda/shiryo/hakusyo/13_hakusho/mdgs.html）

達を容易にするために，2015年までに達成すべき目標を8つに集約し，21のターゲット，60の指標に絞り込んだ．特にMDGs達成において健康課題は重要視され，目標4「乳幼児死亡率の削減」（5歳未満児の死亡率を3分の1に削減），目標5「妊産婦の健康の改善」（妊産婦の死亡率を4分の1に削減），目標6「エイズ，マラリア，結核その他の疾病の蔓延防止」（感染症の蔓延を阻止し，その後減少させる）という目標が掲げられた．

MDGsの実施においては，いわゆる高所得国と低・中所得国の双方の指導者が，具体的な数値目標の進捗を国際会議で報告してMDGs指標を継続的にモニタリングしてきただけではなく，世界ワクチン同盟（2000年）や世界エイズ・結核・マラリア対策基金（以下，グローバルファンド）（2002年）をはじめとする国際資金調達メカニズムの出現を促進することになった．効果と成果のモニタリングによる説明責任の容易さから，国際機関や開発援助機関からの拠出額も急増し，保健援助資金総額は2000年から急激な伸長を示し，2013年には約3倍と増額された（Dieleman, 2016）．

このような開発資金の増加によって，MDGsは開発課題の解決においてこれまでにない成果が認められた．2015年に発表されたMDGs最終報告書（United Nationsm, 2015）によると，極度の貧困に苦しむ人々が，1990年の19億人から2015年の8億3,600万人に減少し，就学率も2000年の83%から2015年には91%まで上昇した．5歳未満児の年間死亡数は1990年の1,270万人に対して2015年には590万人に減少し，HIVの新規感染者は2000年の350万人から2013年には210万人にまで減少し，多くの分野で目標が達成された．

一方，妊産婦死亡率は，1990年の10万人あたり380人に対して，2015年には210人に減少したものの，4分の1に削減するという目標を達成した国は191カ国でわずか6カ国であった．低体重の子どもの約90%が南アジアとサハラ以南アフリカに偏在するなど，全体としては開発効果があったけれども，低所得国と高所得国，最貧困層と最富裕層，都市部と農村部，性差間における格差は増悪し，2015年以降の国際アジェンダによる早急な対応が求められた．

2．開発と環境アジェンダの統合としての「持続可能な開発目標（SDGs）」

開発援助の潮流に加えて，環境分野における「持続可能な発展」という概念は国際アジェンダの形成に大きな影響を与えてきた．1972年，Dennis Meadows（デニス・メドウズ）教授を中心とする国際有識者で構成されたローマクラブは，資源の枯渇による地球の有限性に着目し，システムダイナミクスの手法を応用して人類の危機を予見した「地球の成長限界（The Limits to Growth）」（大来，1972）を発表した．同年，世界初の環境会議である「国連人間環境会議」（ストックホルム）が開催され，「かけがえのない地球（Only One Earth）」のスローガンのもと，世界114の国と地域が参加し，環境問題に国際的に取り組むことの必要性を謳った「人間環境宣言」が採択された．1987年には，「我ら共有の未来（Our Common Future）」（ブルントラント・レポート）が発表され，「持続可能な開発（Sustainable Development）」という考え方が初めて提唱された．報告書では，世界の持続可能な開発をめざすということは，高所得国と低・中所得国の双方で持続可能性を追求することであり，資源や環境などの「世代間の公正」に加え，経済格差や南北格差などの「世代内の公正」の実現のために，持続可能性に関する目標設定とさまざまなステークホルダーの連携による包摂的な取り組みの重要性が示された．

このような環境分野における持続可能性の議論は，1992年の地球サミット（リオデジャネイロ宣言）や1995年の世界社会開発サミット（コペンハーゲン宣言）を経て，気候変動枠組条約締約国会議（COP）に引き継がれ，1997年の京都議

目標1［貧困］
あらゆる場所あらゆる形態の
貧困を終わらせる

目標2［飢餓］
飢餓を終わらせ，食料安全保障
及び栄養の改善を実現し，
持続可能な農業を促進する

目標3［保健］
あらゆる年齢のすべての人々の
健康的な生活を確保し，
福祉を促進する

目標4［教育］
すべての人に包摂的かつ
公正な質の高い教育を確保し，
生涯学習の機会を促進する

目標5［ジェンダー］
ジェンダー平等を達成し，
すべての女性及び女児の
エンパワーメントを行う

目標6［水・衛生］
すべての人々の水と衛生の
利用可能性と
持続可能な管理を確保する

目標7［エネルギー］
すべての人々の，安価かつ信頼できる
持続可能な近代的なエネルギーへの
アクセスを確保する

目標8［経済成長と雇用］
包摂的かつ持続可能な経済成長及びすべての
人々の完全かつ生産的な雇用と働きがいのある
人間らしい雇用（ディーセント・ワーク）
を促進する

目標9［インフラ，産業化，イノベーション］
強靱（レジリエント）なインフラ構築，
包摂的かつ持続可能な産業化の促進
及びイノベーションの推進を図る

目標10［不平等］
国内及び各国家間の不平等を是正する

目標11［持続可能な都市］
包摂的で安全かつ強靱（レジリエント）で
持続可能な都市及び人間居住を実現する

目標12［持続可能な消費と生産］
持続可能な消費生産形態を確保する

目標13［気候変動］
気候変動及びその影響を軽減するための
緊急対策を講じる

目標14［海洋資源］
持続可能な開発のために，
海洋・海洋資源を
保全し，持続可能な形で利用する

目標15［陸上資源］
陸域生態系の保護，回復，持続可能な利
用の推進，持続可能な森林の経営，砂漠
化への対処ならびに土地の劣化の阻止・
回復及び生物多様性の損失を阻止する

目標16［平和］
持続可能な開発のための平和で包摂的な
社会を促進し，すべての人々に司法への
アクセスを提供し，あらゆるレベルにおいて
効果的で説明責任のある包摂的な制度を構築する

目標17［実施手段］
持続可能な開発のための実施手段を
強化し，グローバル・パートナーシップを
活性化する

図1-3　持続可能な開発目標
（https://www.mirasapo.jp/features/policy/vol78/images/image_02.jpg）

定書（COP3），2002年のヨハネスブルグ・サ
ミット（リオ＋10）や2012年のリオデジャネイ
ロ・サミット（リオ＋20）において地球全体の持
続可能性の議論へと発展してきた．

このような国際アジェンダの変遷を踏まえて，
2015年9月，国連サミットにおいて193の国
連加盟国・地域は，成果文書「我々の世界を変革
する：持続可能な開発のための2030アジェンダ

（通称：2030アジェンダ）」を採択し，2016年
から2030年の15年間で達成するための17の
ゴールと169のターゲットを示した（図1-3）．
特に，格差社会の伸長を鑑みて公正性の実現を
中心課題として，地球上の「誰一人取り残さない
（leave no one behind）」をスローガンとした．
持続可能な開発目標（Sustainable Development
Goals：SDGs）は低・中所得国のみならず，高

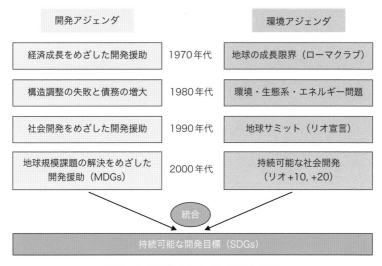

開発アジェンダ　　　　　　　　　　　環境アジェンダ

経済成長をめざした開発援助	1970年代	地球の成長限界（ローマクラブ）
構造調整の失敗と債務の増大	1980年代	環境・生態系・エネルギー問題
社会開発をめざした開発援助	1990年代	地球サミット（リオ宣言）
地球規模課題の解決をめざした開発援助（MDGs）	2000年代	持続可能な社会開発（リオ+10, +20）

統合

持続可能な開発目標（SDGs）

図1-4　国際アジェンダの歴史的変遷

所得国を含んだユニバーサル（普遍的）なものであり，「経済」「社会」「環境」が調和するための「変革的（transformative）」な取り組みによって，地球の未来のために持続可能な社会を創造することを目標としている．ここで重要なのは，これまでに開発アジェンダと環境アジェンダは個別の枠組みで議論が進行してきたが，「経済」「社会」「環境」の共生社会を目的として，MDGs に示された開発アジェンダと，持続可能な社会の実現という環境アジェンダが統合されたことである（図1-4）

　SDGs は高所得国，低・中所得国を含む世界すべての人に共通する「普遍性」と，経済発展の負の影響としての格差社会における「公正性」の実現，さらには各分野が協調的かつ包括的に取り組む「包摂性」を特徴としている．そこにある17の目標は，互いに関連しあいながら，包括的かつ漸進的に取り組むための新しい指針である．グローバルヘルス分野においては，経済のグローバリゼーションの進展に伴う健康格差の是正という課題に対して，公正で質の高い「誰一人取り残さない」保健医療サービスである，「ユニバーサル・ヘルス・カバレッジ」の実現に向けて，相互扶助に基づく共生社会の在り方やヘルスプロモーションにおけるグローバル社会の連帯など，地球の健康未来におけるグランドデザインを描くことが期待されている．

3．具体例：ガーナでの栄養分野における持続可能な健康社会の構築

　SDGs では目標2において，「飢餓の終焉，食料の安全保障と栄養の向上の達成，持続可能な農業の推進」と，MDGs では明示されなかった「栄養」という言葉が初めて使われた．さらに，目標3にある保健分野のターゲット1つに「非感染性疾患（Non-communicable diseases：NCDs）の予防と治療への取り組み」が，目標12にある生産消費形態の中でも「食品ロスの削減」が盛り込まれ，栄養分野における包摂的な取り組みが求められた．

　世界全体を俯瞰すると，飢餓や貧困による低栄養がいまだに大きな課題である一方，過栄養や栄養の偏り，気候変動による食料生産の変化，農産物や食品価格の高騰，食品ロスなど，食と栄養をめぐる課題は複雑となり，高所得国，低・中所得国問わず国際社会が協力して取り組む喫緊の課題となっている．SDGs で掲げられた17の目標は，互いに関連しながら影響しており，例えば持続的な健康を維持するための栄養の改善においても，さまざまな社会課題に対して包括的かつ漸進的に取り組むことが重要である（図1-5）．

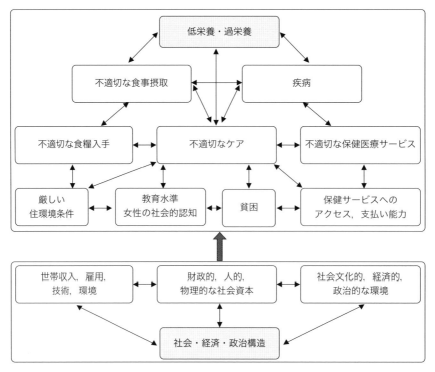

図1-5　栄養分野における多分野連携の必要性(UNICEF, 2020 より作図)

　2030 年までにこのような包括的な指標を達成することは，従来の政府開発予算による単一分野の技術協力型のプロジェクトでは困難である．世界各国では，NCDs の背後にある食環境の改善のために，積極的な栄養成分表示の義務化，生活習慣病リスク食品への課税など国家規模での介入が行われている．また，商業施設の郊外進出や大型化に伴い，高齢者や貧困層などの人々のアクセスが阻害されるなど，流通そのものへの社会的配慮も重要な課題となってきている．このように SDGs 時代の「食と栄養」に課題解決のためには，保健，農業，食産業，環境，流通などの関連する分野が垣根を越えた議論を展開し，国際機関，政府，市民社会，企業などが一体となって行動することが求められている．

　国際協力機構（Japan International Cooperation Agency：JICA）は，ガーナにおいて，基礎保健サービス強化，母子保健サービスの強化，栄養補給を担う農業支援，官民連携による栄養サプリメントの開発普及が一体となった社会変革プログラムに挑戦している（図 1-6）．

　「北部３州におけるライフコースアプローチに基づく地域保健医療サービス強化プロジェクト」（2017 年 7 月〜2022 年 7 月）では，1999年から地域保健サービスの基盤整備を通して地域の保健所（Community Based Health Planning Services：CHPS）の支援を行ってきた経験を生かして，母子保健に加え栄養改善，住民健診を通した肥満や高血圧，糖尿病，がんの早期発見，高齢者のリハビリや介護までを見据えた包括的な「ライフコース」アプローチによる PHC 強化を行っている．バランスの良い栄養改善や運動の促進，ヘルスプロモーション活動の推進による疾病予防のためのコミュニティ基盤造りに加えて，将来的には栄養士制度の確立と普及との連携を視野に入れた活動を展開している．

　ライフサイクルのうち，妊娠期から２歳までの「人生最初の 1000 日間」に関しては，母子手帳を通じた栄養教育や栄養食の普及を行っている．「母子手帳を通じた母子継続ケア改善プロジェクト（2018 年 4 月〜2021 年 4 月）」では，2016年に行われた継続ケアの研究と母子手帳の開発と

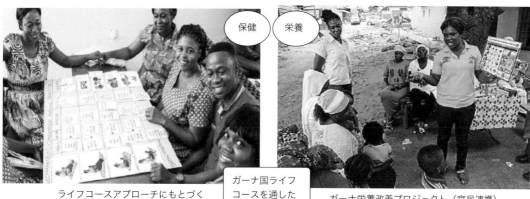

保健　栄養

ガーナ国ライフ
コースを通した
健康社会の創造

ライフコースアプローチにもとづく
地域保健医療サービス強化プロジェクト

ガーナ栄養改善プロジェクト（官民連携）

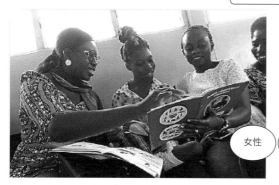

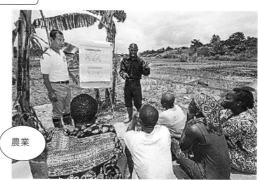

女性　農業

母子手帳を通じた母子継続ケア改善プロジェクト

天水稲作持続的開発プロジェクト

図 1-6　ガーナ国における多分野連携プログラム
（写真提供：味の素ファンデーション，国際協力機構（JICA））

普及を継承し，看護師への現任教育や妊娠女性の
エンパワメントを行っている．特に母子手帳にあ
る周産期における妊婦体重のモニタリングとカウ
ンセリングの実施，子どもの成長曲線による身体
発達や栄養状態の評価を行うことで，栄養評価
を可視化して母子の継続ケアの実践に生かしてい
る．

さらに栄養素の強化として，「天水稲作持続
的開発プロジェクトフェーズ 2（2016 年 5 月〜
2021 年 3 月）」では，ガーナ中・北部における雨
水の有効利用によるコメの安定的生産と収入向上
を推進している．ガーナ北部で伝統的に行われて
いた「パーボイル」処理に着目し，精米後の粉砕
米を防ぎ，栄養価のロスを防ぐ伝統農法の普及を
行っている．特に，メイズ（トウモロコシ）では
ビタミン B 類が不足することから，パーボイル
処理によりビタミン B 類の栄養価を高めたコメ
を普及することで，バランスのとれた栄養摂取の

普及をめざしている．

官民連携としては，2009 年から（公財）味の
素ファンデーションによる「ガーナ栄養改善プロ
ジェクト」が展開中である．味の素ファンデー
ションは，ガーナ保健省やガーナヘルスサービ
スとともに，現地の離乳食（ココ）に不足してい
るビタミンなどの微量栄養素や必須アミノ酸の
リジンを加えた補助食品「ココ・プラス」を開発
し，ガーナの離乳期の子どもの栄養不良の課題を
持続的に解決する仕組みを支援してきた（Ghosh,
2019）．母親が育児の際にもっとも信頼を寄せ
る保健所などで，ポスターなどを用いて看護師が
栄養教育，啓発活動を行うことにより，栄養の正
しい知識を持ち，母親が子どもの栄養状態を知り，
子どもの健全な成長のための行動を，誇りを持っ
て行ってもらうことが可能となってきた．このよ
うな官民連携は，低所得国で基礎食品への栄養素
強化を普及し栄養失調問題の解決に貢献するだけ

でなく，食品産業の興隆により新な雇用を生み出し，ライフサイクル全体への支援を通して子どもや女性，高齢者などの社会的脆弱者の安全な暮らしを支え，国家の安定的な持続可能な発展に貢献しうるものである．

SDGs時代の「食と栄養」においては，持続的な健康を維持していくための健康マインドを育てる仕組みも重要である．例えば，日本における「管理栄養士」という制度は，伝統的な和食に栄養価の高い食品を導入し，多彩な食材を活用してバランスの取れた健康的な食生活を推進するためのマインドを醸成してきた．これは栄養士を育てて，学校給食や食育によるライフコース教育や指導を通じて食習慣を変え，結果をモニタリングしていくことで全国に栄養改善意識を培ってきた包摂的な取り組みでもある．このような日本の経験は，SDGs時代にあって革新的・変革的・持続的に栄養課題を解決するための教訓である．

4．SDGs実現のために必要とされるコンピテンシー

SDGs実現のために必要とされるコンピテンシーとして，課題解決アプローチに注目したい．従来の課題解決は部分最適化が主流であった．これは，ロジックモデル（因果関係）にもとづき，問題分析（ロジックツリー）や関係者分析によって問題を解決する手法であった．しかし，現代社会はさまざまな要因が複雑に交絡した相互依存のネットワーク型社会であり，その課題解決には，システム思考にもとづく全体の最適化をめざした取り組みや，デザイン思考にもとづく価値観の新たな創造などが求められている．

システム思考とは，複雑な状況下で変化にもっとも影響を与える構造を見極め，さまざまな要因のつながりと相互作用を理解することで，真の変化を創り出すためのアプローチである．問題の見えている部分を近視眼的・表層的にとらえるのではなく，全体像をさまざまな要素のつながりとして理解し，本質的な原因を見通して，他の分野や

将来に悪影響を及ぼさない，もっとも効果的な解決のための働きかけを考える手法でもある．また，特定の人間関係もその相互作用が生み出すものであることから，自分自身が何に価値を見出し，どのようにそのシステムの一部となっているかを認識することも大切である．自分たちと価値観とのつながりを探り，自分たちが与えている影響や，働き掛けを考え，既存の価値体系を刷新して望ましい変化を創り出していくことができるような社会デザインの手法も重要である．

論理思考では，因果関係を直線的に捕らえるが，システム思考では，①全体を俯瞰する，②作用の動きに着目する，③循環作用に着目する，④結果ではなく結果を生み出す「変化」や「転換点」を探し出す．そのようなプロセスを通して，問題そのものではなく，問題を生み出しているパターンを見抜くことが重要とされる．さらにパターンを引き起こすシステムの構造を同定し，組織や社会における柔軟な学びを通して，意識・無意識レベルの「メンタル・モデル」に働きかけることで，社会に継続的な変化をもたらすことがSDGs時代の課題解決法として重要である（枝廣，2011）．

【文　献】

Dieleman JL et al.: Development assistance for health: past trends, associations, and the future of international financial flows for health. Lancet, 387 (10037): 2536—2544, 2016.
Ghosh SA et al.: A macro- and micronutrient-fortified complementary food supplement reduced acute infection, improved haemoglobin and showed a dose-response effect in improving linear growth: a 12-month cluster randomised trial. J Nutr Sci, 8 (e22): 1–14, 2019.
Meadowsほか著，大来佐武郎訳：成長の限界－ローマ・クラブ「人類の危機」レポート－．ダイアモンド社，1972．
Senge PM著，枝廣淳子ほか訳：学習する組織－システム思考で未来を創造する－．英治出版，2011．
UNICEF: Nutrition for Every Child: UNICEF Nutrition Strategy 2020–2030, 2020.
United Nations: The Millennium Development Goals Report 2015. UN, 2015.

【杉下　智彦】

第2章　グローバル保健政策と健康の決定要因

▶▶▶ I　グローバルヘルスにおける政策課題の変遷

【総　論】

1）帝国医療からインターナショナルヘルスへ

　グローバルヘルスにおける政策課題は，その時代の歴史的背景を反映して変遷してきた．

　自国の健康課題ばかりでなく他国，特に低・中所得国の健康課題に取り組む「国際保健」の萌芽は，19世紀における植民地主義を反映した「帝国医療」に遡ることができる．これは宗主国が労働力や農業・地下資源を開拓し，さらには市場の確保のために植民地を統治しなければならない要請から，感染症対策を主とする現地の健康課題の解決のために研究機関を設立し，熱帯病の原因の究明や治療法の開発を行ったことに始まる．パスツール研究所（1887年設立），リバプール熱帯医学校（1898年設立），ロンドン大学衛生熱帯医学大学院（1899年設立），アントワープ熱帯医学研究所（1906年設立）などの熱帯学研究の拠点が整備された．ロナルド・ロス（英国）が，マラリア原虫の発見で1902年にノーベル生理学・医学賞を受賞するなど，帝国医療は宗主国の巨大な研究費を得て「熱帯医学」と「開拓医学」の興隆を極め世界最先端の研究が行われていた．

　一方で，産業革命以降の欧州においては，産業革命以降の急激な工業化と都市化を背景に，人口流入による生活環境の悪化，伝染病の流行，都市貧困の拡大などが課題となってきた．英国ではサウスウッド・スミスの「健康の哲学（1835）」，エドウィン・チャドウィックによる「衛生報告書（1842年）」，ジョン・スノウによるコレラ大流行における疫学的手法の確立（1854年）などによって公衆衛生手法の社会適応が整理され，公衆衛生法（1848年）が施行され，地方の保健局に保健医官が配置された．また，フランスでは1851年に国際衛生会議（International Sanitary Conference）が開かれ，現在の国際保健規則（International Health Regulations：IHR）の基本となる各国の予防検疫措置に対する国際的規制が議論された．欧州各国においては植民地主義の拡大に伴う熱帯学研究や都市化・工業化による予防衛生活動も急速に進展した．このように欧米では衛生状態や栄養状況が改善されたことにより急性伝染病は減少したが，低・中所得国においては感染症対策に加えて，公衆衛生的なアプローチが重要となってきた．

　その頃米国では，宗主国による植民地統治への関心よりも，基礎・臨床医学の発展による科学技術振興に政府や国民の関心が高かった．他方，ロックフェラー財団は，「人類の福祉の増進」をモットーに慈善事業を発展させ，公衆衛生を一般の医学教育から切り離して社会開発の基盤と位置付け，公衆衛生専門家の育成に重点を置いた．同財団は，1913年に国際保健委員会（International Health Commission）を創設し，ジョンズ・ホプキンス公衆衛生大学院（1916年），ハーバード公衆衛生大学院（1922年）などの設立を支援．さらに世界の公衆衛生の発展をめざして北京協和医学院（1917年）や国立公衆衛生院（1938年，日本）などを設立し，ラテンアメリカやアジア各地で熱帯病制圧プログラムを展開した．同財団の研究員であった野口英世が黄熱の研究中に亡くなったのも同時期である（1928年）．さらにロックフェラー財団は，1920年代以降，応用人類学（開発人類学や医療人類学など）などの研究や栄

養プログラムなどの実践にも資金提供を行い，公衆衛生学，人類学，栄養学などが開発事業として統合される端緒となった．

このように，「熱帯医学」と「開拓医学」という2つの植民地医学の体系から発展してきた「帝国医療」は，公衆衛生学の発展とともに国際保健（International Health）として学際的な分野として統合された．そして第二次世界大戦以前において，社会基盤の整備，栄養状態の改善，科学教育の普及，抗生物質の研究開発などにより，感染症の脅威は大幅に低減し世界の疾病構造は一変することになる．

2）インターナショナルヘルスからグローバルヘルス，プラネタリーヘルスへ

第二次世界大戦末期には，国際保健を意味するインターナショナルヘルスという言葉が主流となっていった．1948年に設立されたWHOは，「世界保健（world health）」という概念にもとづいて独自の名称を提唱したが普及しなかった．それは，国際保健の実施主体は各国家による政府開発援助であり，南北問題を含むイデオロギー実現の手段でもあったことにも起因している．つまり，国際保健は，世界的な保健課題の解決というより，高所得国が低・中所得国へ行う開発支援が中心課題であり，戦後復興を目的としたマーシャル計画（1947年）やコロンボ計画（1950年）などを通して，国際保健は西側世界の開発援助の潮流の中に位置づけられていった．

1960年代，米国のケネディ大統領は，「国連開発の10年」を発表し，開発課題を戦後復興から経済発展と科学技術振興による低所得国の経済構造改革をめざした国際開発援助に移行することを提案した．1961年には経済協力開発機構（Organisation for Economic Co-operation and Development：OECD）が発足し，世界全体の経済成長率を年率5%向上させることを目標として，インフラや農業，産業部門への大規模な支援を開始した．このような開発援助の潮流の中で，インターナショナルヘルスとしての国際保健は，

病院建設や医療物資の支援または，疾病治療を可能にするための医師，看護師などの医療人材育成などの支援が主体であった．しかし，1960年年代，高額所得国の1人あたりの成長率3.8%に対して，低所得国の国民1人あたりの成長率は人口増加率の影響により1.8%と低く，南北間の経済格差は拡大し続けていた（経済産業省，1970）．

Lancet誌に掲載された「The Inverse Care Law」（Hart, 1971）は，健康の維持には医療費や医療資源などの費用が必要であり，市場経済原理に則った疾病治療には限界があることを指摘した．この考えが基調となって1978年，WHOとUNICEFは，アルマ・アタ宣言によってPHCの重要性を訴えた．これは健康維持の主体を，医師や病院による疾病治療から，個人や家庭，地域社会による予防保健とする大転換である．その結果，栄養や運動，健康教育や環境整備などによる地域社会でのヘルスプロモーション活動が中心課題となってきた（第1章II プライマリヘルスケア参照，p. 9）．

その後，1980年代は低・中所得国において，性急な産業化の促進，国営企業の民営化，金融の自由化，規制緩和などの構造調整により，医療や教育，社会サービスが停滞し，貧困などの社会格差が増大した．

1990年，UNDPは人間開発報告書を発表し，人間開発のために，国家の経済開発のみならず衣食住および教育や保健衛生などの社会サービスの充実をめざす社会開発の重要性を訴えた．さらに貧困，ジェンダー，教育機会の不均衡，ヒト免疫不全ウイルス（Human Immunodeficiency Virus：HIV）/後天性免疫不全症候群（Acquired Immunodeficiency Syndrome：AIDS）などの感染症の蔓延，環境破壊による地球温暖化など，国家間の支援を超えた地球規模課題の出現により，開発課題の解決のための新しい枠組みが必要となってきた．

2000年，国連ミレニアムサミットにおいてMDGsが策定され，地球規模での健康課題解決をめざした「グローバルヘルス」という言葉がよ

表2-1　グローバルヘルスにおける政策課題の変遷

19世紀	帝国医療・熱帯医学
20世紀初め	公衆衛生学
1950年代	戦後復興
1960年代	経済開発・病院支援 科学技術振興
1970年代	予防保健・地域保健 プライマリヘルスケア
1980年代	疾病対策（選択的プライマリヘルスケア） 構造調整の失敗
1990年代	社会開発・人間開発 地球規模課題の出現
2000年代	ミレニアム開発目標（MDGs） 保健システム強化
2015年 以降	持続可能な開発目標（SDGs） ユニバーサル・ヘルス・カバレッジ（UHC） プラネタリーヘルス

植物における「ワンヘルス」，地球温暖化などによる地球全体の健康課題「プラネタリーヘルス」，新型コロナウイルス感染症（COVID-19）をはじめとするパンデミックで重要性を増している「公衆衛生危機」について各論を展開する（表2-1）．

【文　献】

Brown TM et al.: The World Health Organization and the transition from "international" to "global" public health". Am J Public Health, 96（1）：62-72, 2006.
Hart JT: The Inverse Care Law. Lancet, 297（7696）：405-412, 1971.
経済産業省：経済協力研究委員会報告書–国際協力の新段階–. 1970.
Koplan JP et al.: Towards a common definition of global health". Lancet, 373（9679）：1993-1995, 2009.

【杉下　智彦】

り頻繁に用いられるようになった．グローバルヘルスとは，高所得国による対外援助活動に焦点を当てた公衆衛生の一分野としての国際保健（インターナショナルヘルス）とは異なる．世界中の人々の健康のことであり（Brown, 2006），「世界のすべての人々の健康の改善と不公平な健康格差の是正（achieving health equity）に主眼をおいた，学問，研究，実践活動のことである」と定義することができる（Koplan, 2009）．さらに，経済発展における格差社会の進展や地球の成長限界における持続可能な社会の創造における地球全体の包摂的な取り組みが求められ，MDGsに続くイニシアチブとして2015年にはSDGsが制定された（第1章III参照，p.14）．

　第2章では，このような国際保健の政策課題の変遷を背景に，健康における公正性の確保と誰一人取り残さない包摂性における「ユニバーサル・ヘルス・カバレッジ（Universal Health Coverage：UHC）」の策定について述べる．さらには，人類存在そのものが地球の生態系へ重大な負荷を与え，近い将来取り返しのつかない健康被害をもたらすことへの懸念より，人々の健康を生態環境，食生活，生業，文化活動など幅広い領域のかかわりの中で把握しようとする「エコヘルス」，人獣共通感染症や薬剤耐性における人と動

1. ユニバーサル・ヘルス・カバレッジ

1）保健システム強化

2000年の国連ミレニアム・サミットでは，地球規模課題の解決をめざしたMDGsが策定された．MDGsは，PHCで示された理念の曖昧さを避け，死亡率の減少，生存期間の伸長，資金量と効果の関係など，投入と成果が明示される市場経済モデルに立脚している．その結果，投資効果の説明責任の取りやすさと相まって，世界ワクチン同盟（Gavi，2000年）やグローバルファンドなどの「垂直型」のグローバル資金調達メカニズムの台頭を促した．また，米国をはじめ，国際機関や開発援助機関による保健分野の拠出額は急激に増加し，保健援助資金総額は2000年から年率11%以上の伸長を示し，2013年には約3倍と増加しピークを迎えた（Dieleman，2016）．

しかし，保健分野における国際援助資金が増加する一方で，プログラム資金の重複，保健人材不足，保健情報の不確実性，説明責任の欠如，また開発資金の増大による当事国や市民社会の依存性の増大など，課題も出てきた．特に，垂直型の保健プログラムによる部分適正化では保健分野全体の最適化は困難であるという教訓から，疾病を生み出す根本的な原因への本質的なアプローチ，つまり貧困，教育，栄養，ジェンダー，社会や文化構造といった健康の社会的決定要因（Social determinants of health：SDH）を分析し改善するアプローチ，それを可能にするマルチセクトラル（多分野連携）な取り組みの重要性が増してきた．

このように，特定の疾病負担の改善をめざした「垂直型」の保健プログラムと，その解決を担っていく資源とキャパシティ（実施能力）に注目した「水平型」の保健プログラムとのバランスのあり方が検討された．投入と成果の関係が見えやすい垂直型プログラムと成果の持続性が可能となる水平型プログラムの利点と欠点とを統合しつつ，保健サービス全体を俯瞰する「保健システム強化」という概念が形成されていった（Phyllida，2004）．2007年，WHOは保健システムを「健康を増進，回復，維持することを主たる目的とする全ての組織，人，活動」と定義し，その目的を「人々の健康が向上し健康格差が改善し，同時に住民が財政面で巨額な医療支出から守られること」とした（WHO，2007）．加えて，縦軸である疾病プログラムを動かしている横軸として，保健システムを「保健人材」，「保健財政」，「保健情報」，「医療技術・医薬品」，「サービス提供」，「リーダーシップ・ガバナンス」の6つの柱（ブロック）とする枠組みを示した．そしてこれら6つの柱が統合的に強化されることによって，保健システム全般の性能（パフォーマンス）が改善するとした（図2-1）．

2）ユニバーサル・ヘルス・カバレッジ

2015年，SDGsが採択され，2030年の達成をめざした共通目標として，17のゴールと169の

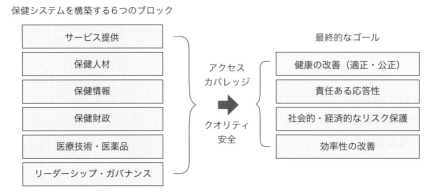

図2-1　WHOが示した保健システムの分析フレームワーク（WHO，2007より作図）

ターゲットが示された．高所得国－低・中所得国，政府－民間，などの垣根を越えた普遍的で包摂的な取り組みの開始である．MDGs 達成の評価において，中所得国における健康指標の改善と比して，低所得国，特に脆弱国での指標の改善は停滞していた．高所得国を含むすべての国々において経済発展の不均衡に伴う「健康格差」もまた最優先課題となってきていた（United Nations, 2015）．世界では依然として 10 億人が必要な保健医療サービスを受けられず，1 億 5,000 万人もの人々が家計を破綻させるような医療費の負担を強いられていた（WHO/WB, 2015）．医療費の自己負担率が 50％ 以上を占めているアフリカの国々では，個人の努力だけで「貧困トラップ」から抜け出すことは困難であることも指摘された．

　さらに，高齢化に伴う疾病構造の変化によって，これまで感染症対策や母子保健サービスが中心課題であった低・中所得国の保健システムは，NCDs や外傷などを対象とする高所得国型の医療体制へ移行することが求められ，新たな疾病負担による診療コストと保健システム改革という重層的な保健財政負担の急増が懸念として顕在化してきた．

　このような健康格差の伸長や疾病構造の変化に対して，これまでのように開発援助に依存する従属的な体質をもち続けている限り根本的な解決には至らない．低・中所得国の健康課題の解決を高所得国任せにするのではない．自国の保健予算を増額し，戦略的に「健康へ投資」することで，労働者の健康寿命の進展によって得られた成長資本を技術革新や人材育成に再投資する自立発展モデルへとしていくための意識変革が必要である（Jamison, 2013）．

　このような変遷を背景に，SDGs3 のターゲット 3.8 においては「ユニバーサル・ヘルス・カバレッジ（Universal Health Coverage：UHC）」の達成をめざした公正かつ強靱な保健システムの強化が目標として掲げられた．UHC とは，「すべての人が適切な予防，治療，リハビリなどの保健医療サービスを，必要な時に支払い可能な費用で

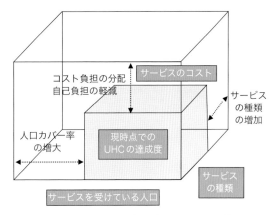

図 2-2　WHO が示した UHC キューブ
（WHO/WB, 2015 より作図）

受けられる状態」の達成であり，持続可能な社会の創造に不可欠な目標である．MDGs では未達成だった健康格差を是正し，基本的な保健サービスから「誰ひとり取り残さない」ために，貧困層の人々，妊婦や小児，高齢者や民族的・性的少数者（マイノリティ）など，社会的脆弱者に支払い可能で品質が保証された保健サービスを提供するためのターゲットである．

　UHC の達成を構成するフレームワークについて，WHO は UHC キューブと呼ばれる立方体で説明している（WHO/WB, 2015）．立方体の 3 辺は，①サービスを受けている人口網羅率（カバレッジ），②保健サービスの種類，③コスト網羅率（カバレッジ）であり，内側の立方体が大きければ大きいほど UHC が達成されていることを意味する（図 2-2）．この「カバレッジ」という意味は，1978 年に WHO が示した effective coverage に関する論考（Tanahashi model）にもとづいている（Tanahashi, 1978）．ここでは，サービスのカバー率の枠組みとして 5 つのレベルを想定しており，最初の 3 つのレベルはプログラムの潜在的な適用範囲を示し，最後の 2 つのレベルは質と効果を重視した実際のサービス使用率を示している（図 2-3）．

　UHC の達成をモニタリングする指標は，①保健サービスで網羅される対象人口の割合，②家計および所得における健康関連支出が大きい人

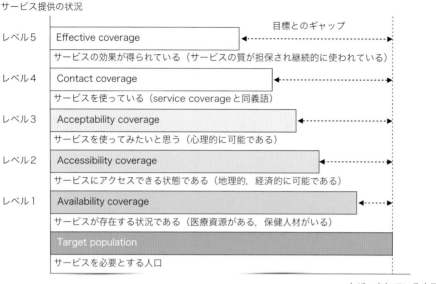

サービス提供の状況

レベル5	Effective coverage
レベル4	Contact coverage
レベル3	Acceptability coverage
レベル2	Accessibility coverage
レベル1	Availability coverage

目標とのギャップ

- レベル5 Effective coverage：サービスの効果が得られている（サービスの質が担保され継続的に使われている）
- レベル4 Contact coverage：サービスを使っている（service coverage と同義語）
- レベル3 Acceptability coverage：サービスを使ってみたいと思う（心理的に可能である）
- レベル2 Accessibility coverage：サービスにアクセスできる状態である（地理的，経済的に可能である）
- レベル1 Availability coverage：サービスが存在する状況である（医療資源がある，保健人材がいる）
- Target population：サービスを必要とする人口

カバーされている人口

図2-3　Tanahashi モデル（effective coverage）（Tanahashi, 1978 より作図）

口の割合，の2つである．①の保健サービスの人口網羅率においては，必要不可欠な14種類のサービスにおいて受給率と格差の双方をモニタリングしている．ただし本来的にはレベル5である効果的なサービス範囲を指標として使わなければならない．例えば，産前産後ケアの受診回数は，アンケート調査の自己申告で確認できるのに対し，その際に受けたケアの質の判定は困難であるために，サービスの受給率（サービスを必要としている人のうち，サービスを受けた人の割合）が用いられている．②の健康関連支出においては，医療費が総世帯支出の10%を超える世帯（Catastrophic expenditure）と，医療費支出により絶対的貧困ライン以下に困窮化した世帯（Impoverishing expenditure）の2つの指標が用いられている．特に，Catastrophic expenditure については，世界で年間1億5,000万人，Impoverishing expenditure は年間1億人発生すると推測されており，医療サービスの高度化に伴う価格の高騰と相まって，早急な対応が必要である（Xu, 2007）．

このように，UHC はこれまでの PHC，保健システム強化の潮流を組みつつも，経済格差の伸長を背景として起こっている健康格差に注目し，医療の公正性，サービスの質と効果，経済的困窮への配慮，さらには健康保険や社会保障による相互扶助社会の実現による持続可能な保健システム構築のために挑戦している．

3）具体例：COVID-19 における UHC と社会の脆弱性

UHC において，「誰一人取り残さない」という包摂性の実現は，持続可能な保健システムという意味において非常に重要な課題である．COVID-19 のパンデミックによって，感染の多寡によらず全世界の保健システムは混乱をきたした．特に低・中所得国では死産や妊産婦死亡が約3割増え，産後うつ症状などの精神的な負担も増加したと推測されている（Chmielewska, 2021）．ロックダウンや濃厚感染への配慮などによる物理的，精神的な保健サービスへのアクセスの悪化に加えて，収入の減少と医療費負担への懸念，パンデミック対応による妊産婦ケアスタッフの不足，妊娠をの遅延などが要因として指摘されている．COVID-19 パンデミックの影響で，4,700万人以上の女性が避妊具・薬へアクセスで

表2-2　グローバルヘルス・アーキテクチャーに関する具体的な提言

①健康危機準備・対応に関する国・地域・グローバルレベルでのアーキテクチャーの構築

・保健システムの健康危機準備・対応機能（preparedness・response）の強化
・国際資金調達メカニズム（グローバルファンドなど）への投資
・健康危機対応のためのリソースの確保：新たな基金（CFEおよびPEF）の効果的な活用と，政府開発援助のグローバル公共財へのさらなる投資，新たな財源の検討（連帯税や民間人道支援基金など），サプライチェーンの確保

②強靭かつ持続可能な保健システムの強化支援

・人口高齢化などに伴う保健医療ニーズの多様化や医療費増に対応する健康政策
・将来の高齢化も視野に入れた保健システムの持続可能性に係る各国の経験や失敗，成功を踏まえた知見やノウハウを共有可能とする国際的基盤の確立
・低・中所得国における保健医療関係者と財政当局との協働・対話による政策立案の支援

③UHCモニタリングとアカウンタビリティに関する枠組みの確立

・保健システム強化の国別支援（例えば，IHRコア機能強化支援）と連携しながらUHCのモニタリングや説明責任を援助国・機関主導から当事国主導へ転換
・保健技術評価（HTA）を含む機能評価のための，専門的技術・組織能力の強化

④市場メカニズムが十分に働かない疾患（顧みられない熱帯病（NTDs）や薬剤耐性（AMR）等）に対する診断，治療薬，ワクチンなどの開発の促進

・国際的に優先的に対応すべき疾患やプロジェクトを特定する機能の構築
・NTDs/AMRに対する治療薬等の規制の最適化，国際協調の推進
・開発への動機付け強化のための枠組みの構築，および財源の確保

【UHCの具体的な実践例】
・Moving towards Universal Health Coverage: Lessons from 11 Country Studies（https://www.worldbank.org/en/topic/health/publication/universal-health-coverage-for-inclusive-sustainable-development）
・Universal Health Coverage Partnership（世界各国の事例紹介）（https://www.uhcpartnership.net/）
・JICA事例紹介（https://www.jica.go.jp/activities/issues/health/case.html）
・平成29年度外務省NGO研究会　UHCと市民社会の取り組み（https://www.mofa.go.jp/mofaj/gaiko/oda/files/000372536.pdf）
・WHOのEラーニングコース　Health Financing Policy for Universal Health Coverage（https://who.campusvirtualsp.org/）

きなくなっている．その結果，今後数カ月で700万もの望まない妊娠が起こりうる．ロックダウンや経済的困窮により，性的・家庭内暴力が3,100万件増加し，今後10年で女性性器切除（FGM）が200万件，児童婚が1,300万件新たに発生するとも推測されている（UN, 2020）．

このようにパンデミックなどの世界規模での公衆衛生危機は，感染症による直接的な影響に加えて，特に低・中所得国の女性，子ども，障害者，高齢者，民族的・性的少数者などの脆弱な人々に深刻で長期に渡る間接的な影響を与えている．未曾有のパンデミックを目の前にして，グローバルヘルスの専門家として「世界中の人々が健康を享受し，幸せな一生を送るためにどうすればいいのか」．この原点に立ち返り，PHCから高度医療，

介護や福祉まで，個人・家族・学校・企業・地域社会・国家・世界が一体となった協力体制をつくることが喫緊の課題である．さらにパンデミックは，経済のグローバリゼーションに伴う健康格差の是正に加えて，UHC達成には人類の尊厳と調和が大切であることを示している．地域社会からグローバル社会にいたる相互扶助にもとづく連帯の重要性を再確認し，地球の未来のグランドデザインを描くことが求められている．

4）UHC実現のために必要とされるコンピテンシー

UHC達成のための活動に必要とされる能力は，特定の健康課題における分析能力だけではない．歴史的，政策的，社会・文化的な背景を俯瞰

的に展望し，未来を予測することが重要である．そのためには，課題の設定や研究結果の解釈において，「システムの視座」を持つこともまた重要である．さまざまな健康課題を社会システムや保健システムの結果として捉え，表層の事象と，システムを構成する種々の要素や関係者とのつながりを俯瞰することにより，より実践的で具体的な課題解決と，優れた洞察力にもとづく未来志向の活動が可能となる．

さらには，国際保健の最新潮流を把握しつつ，保健システム強化に必要とされる資源や技術革新を引き出し，現場で保健サービスから取り残される人々へ配慮し，その土地の歴史や社会，文化などへの関心を持ち続けていく，俯瞰的で包摂的なリーダーシップが重要である．これは，グローバルヘルス・アーキテクチャーといわれている．従来の母子保健や感染症等の保健課題に加え，NCDs や高齢化社会，公衆衛生危機，薬剤耐性（AMR），診断，治療薬，ワクチンなどの研究開発の促進，デジタルヘルスなどの情報技術分野の革新，UHC を実現するための新たな資金源の獲得など，多様な課題と解決策において，健康の「公正性」の実現という目的を見失わないビジョナリーな姿勢が求められる（Bloom, 2019）．このようなグローバルヘルスにおけるリーダーシップを支える能力として，展望力，現場力，外交力，共感力，戦略マネジメント力，コミュニケーション力，組織力などの人間力が重要となってくる．

最後に，筆者を含む有識者で策定した G7 伊勢志摩サミット（2016 年）における UHC 達成のためのグローバル・ヘルス・アーキテクチャーに関する具体的な提言をあげておきたい（表 2 −2）（Japan Global Health Working Group, 2016）．

【文　献】

Bloom G et al.: Next steps towards universal health coverage call for global leadership. BMJ, 365：l2107, 2019.

Chmielewska B et al.: Effects of the COVID-19 pandemic on maternal and perinatal outcomes: a systematic review and meta-analysis. Lancet Glob Health, 9：e759–772, 2021.

Dieleman JL et al.: Development assistance for health: past trends, associations, and the future of international financial flows for health. Lancet, 387 (10037)：2536–2544, 2016.

Jamison DT et al.: Global health 2035: A world converging within a generation. Lancet, 382 (9908)：1898–1955, 2013.

Japan Global Health Working Group: Protecting human security: proposals for the G7 Ise-Shima Summit in Japan. Lancet, 387 (10033)：2155–2162, 2016.

Tanahashi T: Health service coverage and its evaluation. Bull World Health Organ, 56 (2)：295–303, 1978.

Travis P et al.: Overcoming health-systems constraints to achieve the Millennium Development Goals. Lancet, 364 (9437)：900–906, 2004.

UN Women: From insights to action: gender equality in the wake of COVID-19. UN Women, 2020.

United Nations: The Millennium Development Goals Report 2015, UN, 2015.

WHO: Everybody business: strengthening health systems to improve health outcomes: WHO's framework for action. WHO, 2007.

WHO/WB: Tracking Universal Health Coverage–first global monitoring report. WHO/WB, 2015.

WHO/WB: Tracking universal health coverage: First global monitoring report. Joint WHO/World Bank Group report, June 2015.

Xu K et al.: Protecting households from catastrophic health spending. Health Aff, 26 (4)：972–983, 2007.

【杉下　智彦】

2．パンデミックと公衆衛生危機

1）基礎知識（現状）

　2019年末から世界的に流行している
COVID-19は，世界中で多くの人の命を奪った
のみならず，社会・経済活動のあらゆる面に甚
大な影響を及ぼした．盤石な医療体制を有する
とされてきた高所得国においても被害が大きく，
COVID-19は改めて，医療が進歩したとされる
21世紀にあっても国境を越えた感染症の管理が
いかに大変であるか，そして感染症危機が国家の
危機に直面するということを見せつけた．

　振り返ってみると人類はこれまでも長い歴史
の中で何度もパンデミックを経験してきた[注1]．
1347年にはペストが流行し当時の欧州人口の3
分の1にあたる7,500万人から1億人の人が亡
くなったとされる．また，今からおよそ100年
前の1918年に流行したインフルエンザ（通称ス
ペイン風邪）は，第一次世界大戦の混乱の中で
爆発的に感染が拡大し，当時の世界の人口の3
分の1にあたる約5億人が感染，うち2,000～
5,000万人の方が亡くなったとされる．近年で
は，20世紀後半から続いているAIDSの流行で
は年間約70万人が命を落としており，他にも
2003年の重症急性呼吸器症候群（severe acute
respiratory syndrome：SARS），2009年の新
型インフルエンザ（H1N1）の流行など人類は常
に感染症と対峙してきたといえる．

　こうした国境を越える感染症に取り組むために
は，1つの国で対応するだけでは不十分であり国
境を越えた連携が必要である．とりわけ，パンデ
ミックに際してはWHOが保健の専門機関とし
て長らく重要な役割を果たしてきた．WHOの感
染症対策の中でも根幹をなすものが国際保健規
則（IHR）である．IHRは1951年に前身の国際
衛生規則（ISR）として制定された後，何度も改
定を経て現在のものは2005年に改定されたバー
ジョンである（2021年8月時点）．

　IHRは「国際交通に与える影響を最小限に抑え
つつ，疾病の国際的伝播を最大限防止すること」
を目的としており，その対象は原因を問わず，国
際的に懸念される公衆衛生上の緊急事態（Public
Health Emergency of International Concern：
PHEIC）としている．大きな特徴は，①各国が自
国内で公衆衛生上の危機を検出してから24時間
以内にWHOに通告することを義務化しており，
また，②各国が公衆衛生危機に対応するために
最低限の能力（コアキャパシティ）を備えておく
よう体制整備を行うことを求めている点である．
2005年の改正以降，特に低・中所得国ではこの
コアキャパシティの強化を念頭に置き，それぞれ
の国での感染症管理の体制を整えていた．また，
従来，IHRが対象としていたのは一部感染症の
みであったが，2005年の改訂版では感染症によ
らず公衆衛生上の危機となるあらゆるものが対象
となっている．記憶に新しいところでは，2011
年に発生した東日本大震災の際の福島第一原子力
発電所の事故も，公衆衛生上の懸念の可能性があ
るとしてすぐさまIHRを通じてWHOに報告さ
れた．

　このような国際的な感染症を含む公衆衛生対策
の枠組みに大きな衝撃を与えたのが2014年に西
アフリカの3カ国（リベリア，ギニア，シエラレ
オネ）を中心に流行したエボラウイルス病である．
この流行では3カ国合計で11,301人が亡くなっ
た（2016年3月2日時点：WHO, 2016）．同
時にエボラウイルス病以外の基礎的保健サービス
の中断，エッセンシャルワーカーの死亡による行
政サービスの停滞，経済影響などの大きな混乱を
も西アフリカにもたらした．これまで，感染症対
策は国際保健分野の中でも特に注力されてきた分
野であり莫大な援助資金が投入されてきたにもか

注1）　特定の地域などで普段から継続的に病気が発生することを「エンデミック（＝風土病）」，通常確認されている範囲よりも広い地
　　　域・多数患者が生じている状態を「エピデミック」，エピデミックが国境を越えて複数の国や地域に広がった状態を「パンデミッ
　　　ク」という．類似の概念に「アウトブレイク」があるが，これは特定の地域や施設等の限定された場所で突発的に感染症が流行
　　　する状態を指す（日本疫学会：https://jeaweb.jp/covid/glossary/index.html#pandemic）．

30

かわらず，感染症を早期に食い止めることができなかったことに国際社会は大きな衝撃を受けた．

遡ること1998年，Jamisonらが当時国際保健協力で行うべきことについて提言を行っている（Jamison, 1998）．それによると，国際保健で本来やるべきことは，「Assure adequate levels of goods with benefits to all countries（世界の公共財の創出）」と「Assure opportune response to global threats and control of international transfer of health risks（国境を越える健康リスクの管理）」である．そして近年の国際協力が注力してきた，「Support development in countries（低・中所得国への技術支援）」や「Protect health of vulnerable groups（脆弱層とされる人々への支援）」というのはあくまでも補完的な役割だとしている．留意したいのは，後者については不要というのではなくあくまでも全体のバランスの問題であり，後者にばかり注力し，国境を越えた脅威への対応や公共財の創出に十分な労力を割かないといった状況は避けるべきというものである．

しかしながら，2014年のエボラウイルス病の流行は改めてこのJamisonらの提言内容を想起させるものとなった．実際に，エボラウイルス病の流行以降，国際社会では2度とパンデミックを繰り返さないために多くの提言がなされた．なかでも「国境を越える脅威（主には感染症）への対応」と「公共財の創出」は特に大きく指摘された部分である（Moon, 2015）．

前者に関しては，文字通り相互に深くつながりあった現代社会では感染症は瞬く間に国を越えて広がる．そのような感染症に国際社会がどのように取り組むか，既存の枠組みでは不十分であることが明らかとなった．特に，これまでIHRコアキャパシティの各国の整備状況に関しては，各国が自己評価を行い，WHOにその結果を報告することとされていた．しかしながら，自己評価だけでは不十分であり，第三者による外部評価の必要性が指摘され，以降はJoint External Evaluation（JEE）という外部有識者による評価

の仕組みが導入されている．

また，時を同じくしてIHRを補完する枠組みとして，世界健康安全保障アジェンダ（Global Health Security Agenda：GHSA）がアメリカの主導で立ち上がった（GHSA）．これは，各国がWHO，国際連合食糧農業機関（Food and Agriculture Organization of the United Nations：FAO），国際獣疫事務所（World Organisation for Animal Health：OIE）等の関係する国際機関と連携して，IHRのコアキャパシティを強化することをめざしたものであり，GHSAに定められたアクションパッケージを先進ドナー諸国が中心に支援することで，各国のIHRコアキャパシティ達成を促進するというものである．エボラウイルス病流行後の混乱がまだ残る中，日本で開催された2016年のG7伊勢志摩サミットにおける首脳宣言においても，今後のパンデミック対策で優先的に取り組む内容として，すべての国がIHRコアキャパシティを達成できるように支援すること，JEEの着実な履行，GHSAの推進が記載された（外務省，2016）．改めて国境を越えた脅威に対峙する重要性が指摘された形である．

さらに，後者の公共財の創出については，エボラウイルス病の流行当時，有効なワクチンや治療薬が存在せず，またその研究開発が迅速に進まなかった点が大きな課題として指摘された．一般的にパンデミックに対応するためのワクチンや医薬品はマーケットインセンティブが働かず，製薬会社にとっては研究開発に乗り出すのはリスクが大きい．また，少なくともCOVID-19の流行以前は，パンデミックは主には低・中所得国の課題として捉えられていた側面もあり，多くの高所得国が資金拠出に積極的ではなかった．さらに，研究開発した医薬品の知財の扱いをどのようにするのか，研究開発にはウイルス検体が必須であるがその検体を国外に持ち出すことの是非などあらゆる問題が付随していた．このような状況に対する1つの解決策として，2017年1月のWorld Economic Forum（通称ダボス会議）では，ビル

&メリンダ・ゲイツ財団の呼びかけによって感染症流行対策イノベーション連合（Coalition for Epidemic Preparedness Innovations：CEPI）の創設が提起された（CEPI）．日本をはじめとする各国に加えて，ビル&メリンダ・ゲイツ財団，ウェルカムトラスト等が資金を拠出している．平時には需要が少ないが世界規模の流行を生じる恐れのある感染症に対するワクチンの開発を促進し，低・中所得国でもアクセスが可能な価格でのワクチン供給をめざす官民パートナーシップである．政府・民間財団が資金拠出を行う代わりに，製薬企業の側はさまざまなリスクを軽減した状態で研究開発に迅速に専念できるというものである．詳細については後述するが，2019年から始まったCOVID-19に対するワクチン開発ではCEPIが大きな役割を果たすことになる．

2）医薬品の知的財産と検体共有の問題

ここで医薬品の知的財産の問題に触れておきたい．これは，パンデミック対策に必要なワクチンや治療薬を考える際に常に配慮すべき問題である．

一般的に新規に研究開発され市場に出された医薬品というのは一定期間知的財産権（以下，知財）で保護されている．知財で守られた医薬品というのは，すなわちその開発・製造に関するノウハウを他社が利用できない状況である．今でこそ，日本でもジェネリック医薬品といい，特許の切れた医薬品が他の企業により製造され，安価に流通することが一般的になっている．しかし，一般的には特許が切れるまでは高額な値段設定がされていることが多い．医薬品の研究開発には莫大な時間と資金を必要とすることから，販売後の一定期間は特許で保護して販売を行うことにより（他社が同効薬をつくれないようにすることで市場を独占し），研究開発に要した資金を回収するとともに，次なる新薬の研究開発につなげるというものである．

特許期間を設けることで研究開発に要した資金を回収することは，次なるイノベーションのため

に必要だとするのが製薬企業や自国に製薬企業を抱える高所得国の主張である．一方で，薬が高額で入手できない立場の低・中所得国にとってみれば，製薬企業が特許期間を長く設けているため，医薬品価格が高騰し，結果的に病気になっても医薬品へのアクセスがない．すなわち医薬品が特許に守られているため不当な値段設定になっていると主張する．仮に医薬品が特許で守られなければ，もしくは特許期間がより短ければ，ジェネリック医薬品の形でずっと安い価格で市場に出回るからである．

医薬品の知財に関する議論は古く1980年代にまで遡ることができ，前述の通り，高所得国と低・中所得国の間で特許と医薬品価格に関する議論が行われてきた．状況が大きく変わったのは1990年代に発生したHIVの世界的大流行である．当時，HIV/AIDSの治療薬は非常に高価であり，低・中所得国に住む人の多くは実際に薬を入手することができなかった．低・中所得国がより深刻な影響を受けていたにもかかわらずである．そのため，2001年には，「公衆衛生上の危機時においては，実際にその医薬品を開発した特許権者である製薬会社だけではなく，政府が特許の実施権を有することができる（強制実施権）」という合意がなされた（通称ドーハ宣言）（外務省，2017）．公衆衛生上の危機時においては，強制実施権を発動することで，製造元以外の製薬会社が医薬品を生産し，結果的に必要な医薬品を十分量迅速に生産することが可能となったわけである．以降，低・中所得国の側はこのドーハ宣言を足がかりとして他の医薬品にもその対象を広げようとし，他方高所得国の側は対象となる医薬品が最小限で止まるように交渉が続けられてきた．

COVID-19の流行では驚くべき速さでワクチンが開発されたが，ここでも高所得国と低・中所得国の間でのワクチン配分の不均衡が問題として指摘され，この知財に関しても大きな議論の的となった．仮にワクチンを開発した企業側が知財を放棄するならば，複数の国での生産が可能となり，より安価かつ迅速に多くの人にワクチンを

供給することが可能となる．事実，南アフリカ等の国を中心に「新型コロナウイルスワクチンの知的財産権の放棄を求める提案」が世界貿易機関（World Trade Organization：WTO）に提出された（WTO, 2020）．驚くのは，2021 年 5 月，米国のバイデン政権がこの提案を支持する動きに出たことである．これまで米国は知財保護をもっとも強力に推進してきた立場であり，過去どのような医薬品に対しても知財の放棄には非常に慎重な立場をとっていた．その米国が COVID-19 で初めて知財放棄の可能性を示唆したわけである．この背景には，それだけ COVID-19 の流行状況が世界的に深刻なことがあげられる．また，COVID-19 ワクチンに関しては，研究開発や販売に際して多額の公的資金が導入されていることも影響している．アメリカのこの決定に対してはワクチンの公平な配分につながると歓迎する声が挙がる一方で，欧州の一部の国を中心に，将来的な医薬品の研究開発の阻害につながると懸念を示す声もあがった．引き続き知財とイノベーションの関係に関しては答えの出ない問題であるが，将来的には医薬品の世界的な生産能力が向上し，ひいてはその公正な配給へとつながることに期待したい．

3）応用例（具体例）

　従来，国際的なパンデミック対策の基本にあったのは WHO が定める IHR（2005）である．各国は IHR が定めるコアキャパシティを達成すべく国内体制を整備し，その達成状況については JEE の枠組みで第三者から客観的評価を受けることで，世界全体でのパンデミックへの対応能力強化を進めてきた．同時に，パンデミック時に必要となるワクチンや治療薬等を迅速に研究開発できるための仕組みとして，CEPI をはじめとするさまざまな枠組みが設立されてきた．

　このような中で，2019 年から COVID-19 の流行が発生した．改めて 2014 年以降に行われたパンデミック対策に対する提言内容やその実施状況が十分だったのか，その答えは COVID-19 の流行状況を見れば明らかである．これまでの議論の枠組みでは COVID-19 のパンデミックにはまったく歯が立たなかったといっても良い．それは単に IHR で定めている内容が不十分だったというだけではなく，IHR に定められている内容を履行するだけの行政能力・ガバナンスの問題でもある．2020 年，WHO は COVID-19 対策をめぐる IHR のあり方を検証するための委員会を設置した（WHO, 2021）．さらに，WHO や IHR という枠組みを越えてパンデミック対策のあり方そのものを見直すために，同 2020 年，リベリア前大統領でノーベル平和賞受賞者でもある Ellen Sirleaf 氏やニュージーランド元首相で UNDP 前総裁の Helen Clark 氏を共同議長とする独立検証委員会（Independent Panel for Pandemic Preparedness and Response：IPPPR）が設置された（The Independent Panel for Preparedness and Response, 2021）．この委員会による提言内容は IHR のあり方や公衆衛生危機時のガバナンスの問題，WHO の果たすべき役割など多岐に渡る．将来的に COVID-19 のようなパンデミックを 2 度と起こさないようにするためにはこれら提言を着実に履行していくことが求められている．

　他方で，グローバルな公共財の創出に関しては，COVID-19 の流行を契機に大きな進捗があった．とりわけ大きな役割を果たした枠組みとして ATC アクセラレーター（ACT-accelerator：ACT-A）があげられる．これは，COVID-19 のワクチン・治療薬・診断の開発，生産，公平なアクセスを加速させるための国際的な枠組みである．ワクチンについては，CEPI が開発を担当し，実際の供給は Gavi が担当する．治療薬については，ビル＆メリンダ・ゲイツ財団，ウェルカムトラスト，およびマスターカードの 3 者が呼びかけて治療アクセラレーターを開発し，治療薬の迅速な開発を支援しつつ，UNITAID が供給を受け持つ．また，検査・診断機器については，開発を Foundation for Innovative New Diagnostics（FIND）が請け負い，供給体制をグローバルファ

ンドが受け持つこととなっている．なかでも，ワクチンに対しては開発から今日急に至るまで大きな前進がみられたといっても良い．まず開発に関してであるが，COVID-19 が流行してから 1 年も経たない時点でさまざまなワクチンが開発された．その一部は CEPI の資金協力を経て開発されたものである．エボラウイルス病の教訓を生かして迅速に世界の公共財を創出するという仕組みは一定程度の成果をあげたといって良い．

さらに，ワクチンの公平な配分をめざして ACT アクセラレーターの中には COVAX ファシリティ（以下，COVAX）がつくられた．これは中・高所得国がワクチンに共同出資・購入することで人口の 2 割分までのワクチンを受け取れる一方，低所得国にはワクチンを無償で提供する仕組みである．2021 年 10 月 5 日時点で世界全体でのワクチン総接種回数は 63 億回を超えた．このうち，COVAX を通じたワクチンの総提供回数は 9 月 27 日時点で 3 億 1 千万回以上にのぼる．製薬会社との個別交渉能力を持たない低所得国にとっては，COVAX によって一定数のワクチンを確保することが可能となった．

しかしながら，高所得国と低・中所得国の間でのワクチン供与量については依然として圧倒的な差がある．エボラウイルス病，COVID-19 とパンデミックを世界が経験することで，CEPI や COVAX 等の仕組みがつくられ医薬品の研究開発から配分まで一定程度の進展は見られたものの，格差の是正，公平な配分にはまだ程遠い状況である．世界規模のパンデミックの場合，"no one is safe, until everyone is safe" の言葉に表されるように，自国民だけの安心を追求していては真の収束はありえず，さらなる連帯のメカニズムが求められる．

ACT アクセラレーターの特徴について，もう 1 点触れておきたい．ACT アクセラレーターの枠組みは，1 つの国際機関や単一のドナー国による支援の枠組みではない．振り返ると 2000 年初頭，HIV が猛威を奮っていたときに大きな存在感を示したのが米国大統領エイズ救済緊急計画（President's Emergency Program for AIDS Relief：PEPFAR）である．また同時期には，国際連合エイズ合同計画（Joint United Nations Programme on HIV and AIDS：UNAIDS）が設立されたが，これは HIV/AIDS に関係するさまざまな国際機関からなる組織である．今回の ACT アクセラレータがこれらと大きく違う点は，さまざまな国際機関や主要ドナー国に加えて，民間企業や市民社会など幅広いステークホルダーが参加している点にある．世界規模のパンデミックの前では 1 つの国や組織が果たせる役割は限定的であり，まさに官民を超えた多様な連携が必要となる．その点においても ACT アクセラレーターはあらたな時代の協力枠組みの 1 つといえるだろう．

4）グローバルヘルスの実践に必要な能力

公衆衛生危機対応にかかわる際に必要とされる能力は多岐に渡る．IHR で定める公衆衛生危機は必ずしも感染症には限られない．しかしその頻度としては感染症であることが多く，一般的な感染症対策の知識は必須といえる．その中でも実地疫学と呼ばれる分野は日本を含めて世界各国で実地疫学専門家養成コース（Field Epidemiology Training Program：FETP）が展開されており，感染症疫学の基本的な概念を身につけることが可能である．また COVID-19 の流行時には，感染者数や重症者・死者数の予測が政策決定の上で重要な指標となった．このような推理を行う分野は数理疫学・数理モデルと呼ばれる分野がある．日本ではまだ限られた専門家しかおらず，今後の育成が急がれる分野である．また，パンデミックは国家の危機にも直結する出来事であり，危機管理能力も求められる．日本が IHR の枠組みを通じて公衆衛生危機を WHO に通告した事例として福島第一原子力発電所の事例を紹介したが，危機管理の分野ではこのように必ずしも感染症だけに限らず，バイオテロ等の幅広い分野を対象にした健康危機管理能力が必要となる．例えば，COVID-19 流行中にオリンピック・パラリン

ピックの日本開催の是非が議論された．このような大規模イベント開催に伴う一般住民への健康被害への対応を考えることもまた危機管理に含まれる．

　COVID-19 対策として行われた議論には，検査体制のあり方，保健所機能のあり方，医療提供体制のあり方等も広く議論の対象となった．パンデミック対応とは必ずしも感染症そのものへの対応を考えることだけではない．必ず発生する患者にどのように対応するか，一般住民への啓発をどのように行うのか，など予防から治療まで幅広い活動が対象になる．そのような視点からは疫学や統計，医療政策といった公衆衛生一般にかかわる知識も必要とされる．

　そのような中で，これから公衆衛生危機・パンデミック分野で活躍したいと考える人に特に強調したいのが，リスクコミュニケーションスキルの必要性である．政府や専門家がどれだけ科学的に正しい対策を打ち出したとしても，その対策の妥当性や必要性が伝わらないことにはうまく対策を実施することは不可能である．パンデミック等の危機時においてはいかに適時に正しい情報を広く住民に伝えるかが鍵となるが，この分野の専門家はまだ日本では乏しい．将来的にこの分野に進みたいと考える人にはぜひ，このリスクコミュニケーションのスキルを身につけてほしい．

【文　献】
CEPI：HP．https://cepi.net
外 務 省：G7 Ise-Shima Leaders' Declaration G7 Ise-Shima Summit, 26-27 May 2016．https://www.mofa.go.jp/mofaj/files/000160266.pdf
外務省：「知的所有権の貿易関連の側面に関する協定を改正する議定書」について．2017．https://www.mofa.go.jp/mofaj/gaiko/treaty/treaty166_11_gai.html
GHSA：HP．https://ghsagenda.org
Jamison DT et al.: International collective action in health: objectives, functions, and rationale. Lancet, 351（9101）：514–517, 1998.
Moon S et al.: Will Ebola change the game? Ten essential reforms before the next pandemic. The report of the Harvard-LSHTM Independent Panel on the Global Response to Ebola. Lancet, 386（10009）：2204–2221, 2015.
The Independent Panel for Preparedness and Response: COVID-19: Make it the last pandemic．2021．https://theindependentpanel.org/wp-content/uploads/2021/05/COVID-19-Make-it-the-Last-Pandemic_final.pdf
WHO: Ebola Situation Report, 2 March 2016. https://apps.who.int/ebola/current-situation/ebola-situation-report-2-march-2016
WHO: International Health Regulations. https://www.who.int/health-topics/international-health-regulations#tab = tab_1
WHO：Strengthening preparedness for health emergencies: implementation of the International Health Regulations（2005）．2021．https://cdn.who.int/media/docs/default-source/documents/emergencies/a74_9add1-en.pdf?sfvrsn = d5d22fdf_1&download = true
WTO：Waiver from certain provisions of the TRIPS Agreement for the Prevention, Containment and Treatment of COVID-19. 2020．https://docs.wto.org/dol2fe/Pages/SS/directdoc.aspx?filename=q:/IP/C/W669C1.pdf&Open=True

【坂元　晴香】

3．ワンヘルス，エコヘルス，プラネタリーヘルス

1）基礎知識（現状）

（1）人類活動が地球環境へ与える負荷

東アフリカの大地溝帯で誕生したとされる人類の祖先ホモサピエンスは約6〜8万年前にアフリカを脱出し，1万年前までにはすべての大陸へ広がっていった．その間，サピエンスが侵入した以降の地層から大型獣の骨が発見されないことから，サピエンスはユーラシア，北南アメリカ，そしてオセアニアに生息した大型獣を絶滅に追いやったと考えられている（柴田，2016）．また，137万種の動物から14種のみを家畜化に成功した．家畜は食糧源や農耕を補佐することで人類に大きく貢献することになったばかりか，病原体を人類に感染させたことで，人類は伝染病に対する免疫力を獲得する機会を得た（倉骨，2012）．さらに，人類は小麦，稲，トウモロコシなどの植物の栽培化にも成功し，大勢の人口を養う繁栄の基盤を築いた（倉骨，2012）．こうして，人類は世界の隅々にまでその活動域を拡大していったが，その存在は生態系を混乱させるほどには至らなかった．

ところが18世紀半ばに起こった産業革命以降，人類は化石燃料から大量のエネルギーを獲得する術を知り，その活動範囲をさらに急拡大させた．特に20世紀半ば以降は大量のエネルギーや物質の消費を加速させ，生活を豊かにさせていった反面，生態系に対して多大な負荷を与え続けた．もはや人類は地球環境を大きく変動させるほどの存在となった．今や，1950年に比べ世界人口は倍となり，化石燃料の消費量は5倍半となり，魚の漁獲高は3倍半となった．世界の河川の6割にダムを建設し，二酸化炭素を24%も増加させ，毎日150の生物種を絶滅に追い込んでいる（Planetary Health Alliance）．

（2）人類活動が健康へ与える影響

人類はさまざまな形で地球環境を変化させ生態系へ被害を与えていることが知られるようになってきた．その結果，直接的あるいは間接的に人類自身の健康へも多大な影響を与えうる可能性が高まってきた（図2-4）．とりわけ，気候は急速に変動しつつあり，地球の平均気温は上昇し続けている．これは化石燃料の燃焼に由来する二酸化炭素や，家畜のゲップや水田の荒れた植物に由来するメタンなどの温室効果ガスによって生じていると考えられている．この気候変動は人類の生存を脅かしかねないレベルにまでなってきている．

2020年現在，世界の平均気温は産業革命以前に比べ1.02℃高くなっている．米国疾病予防管理センター（CDC）は，地球温暖化が人類の健康に大きく8つに分類される悪影響を与え得ると想定している（表2-3）．2015年のCOP21

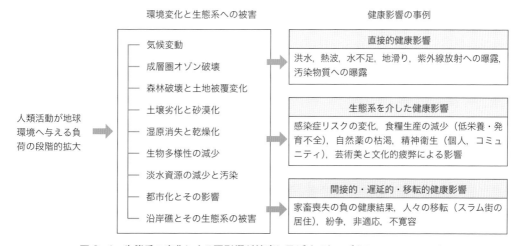

図 2-4　生態系の変化による悪影響が健康に及ぼすメカニズム（Whitmee, 2015）

表 2-3 気候変動による健康への 8 つの影響

気候変動	健康への影響
大気汚染	喘息・心血管系疾患
媒介動物の変化	マラリア・デング熱・脳炎・ハンターウイルス感染症・リフトバレー熱・ライム病・チクングンヤ熱・ウエストナイル熱
アレルギーの増加	呼吸器アレルギー・喘息
水質汚染の影響	コレラ・クリプトスポリジウム症・カンピロバクター腸炎・レプトスピラ症・有害有毒藻類ブルーム（赤潮）
飲料水・栄養の影響	栄養失調・下痢症
環境悪化	強制移民・内乱・精神衛生への影響
超高温	熱中症・熱中死・心血管系不全
異常気象	外傷・災害・精神衛生への影響

（CDC：https://www.cdc.gov/climateandhealth/effects/default.htm）

（第 21 回気候変動枠組み条約締結国会議）で採択された「パリ協定」は，高所得国のみならず低・中所得国を含む 197 カ国の条約締結国に温室効果ガス排出削減目標を立案させ，今世紀末までに気温上昇を 2℃以内（可能なら 1.5℃以内）に抑えることをめざしている．この目標が達成されなければ，表 2-3 にあげた疾病は確実に増加の一途をたどることとなり，これまで人類が努力して得てきた積年の保健医療活動の成果が無に帰してしまう可能性も否定できない．

（3）地球環境の変動に対処する 3 つのヘルス

人類存在そのものが地球の生態系へ重大な負荷を与え，近い将来取り返しのつかない健康被害をもたらすことが懸念されている問題に，果たしてどのように対処すべきだろうか．今日ではワンヘルス（One Health），エコヘルス（Eco Health）そしてプラネタリーヘルス（Planetary Health）という 3 つの概念が提唱され，各々には団体が組織され独自の活動を展開している．

ワンヘルスは，1984 年に Schwabe CW によって提唱された One Medicine が起源とされる．ヒトへの医学と獣医学を融合させた概念である．2003 年の SARS の流行によってその重要性が大きく認識され，ワンヘルスへと名称が変更になった．ヒトの感染症の 6 割が人獣共通感染症であり，エボラウイルス病，HIV 感染症などヒトの新興感染症の少なくとも 75% は動物由来である．そこでヒトの健康と動物の健康，それを取り巻く環境の 3 者を包括的に扱う概念が必要だとしてワンヘルスは提唱された．2006 年にワンヘルスの推進団体 One Health Initiative が組織され，WHO，国連食糧農業機関（The Food and Agriculture Organization of the United Nations：FAO），世界動物保健機関（World Organisation for Animal Health：OIE）と連携を取りつつ，主に人獣共通感染症対策を展開している．

エコヘルスは，1971 年に英国のナチュラリストらが Wildlife Preservation Trust International を組織し（2010 年以降，EcoHealth Alliance へ名称変更），提唱した概念である．日本では鈴木庄亮（ヒューマン・エコロジー，1979 年）や鈴木継美（生態学的健康観，1982 年）によっても提唱された．人々の健康を生態環境，食生活，生業，文化活動など幅広い領域のかかわりの中で把握しようとする概念である．

プラネタリーヘルスは，2014 年にロックフェラー財団と Lancet 誌が共催し，イタリアのベラジオで開催された会議に集まったチームが翌年 Lancet 誌に掲載された論文（Whitmee, 2015）において提唱した概念である．同チームは 2016 年に Planetary Health Alliance を設立し，40 カ国以上から 200 以上の研究機関等が参加して精力的に研究，教育や政策提言を行っている．同団体はプラネタリーヘルスを「地球の自然系を人類

表 2-4　ワンヘルス・エコヘルス・プラネタリーヘルスの概念比較

| | | One Health（ワンヘルス） | | Eco Health（エコヘルス） | Planetary Health（プラネタリーヘルス） | |
		狭義	広義		狭義	広義
基盤となる科学領域	人類	公衆衛生	公衆衛生 ヒト対象の医学 分子生物学 微生物学 医療経済学 社会科学	公衆衛生 ヒト対象の医学 都市と農村の開発と計画 社会科学 人類生態学	公衆衛生 ヒト対象の医学	ヒト対象の医学 経済 エネルギー 天然資源
	動物	獣医学・生態学	獣医学・生態学	獣医学・生態学	–	植物生産と畜産学含む農科学
	生態系	–	環境保健 生態学	生態系保全	–	生態学 気象学や生物多様性研究を含むその他の環境科学 海洋科学
基盤となる知識		西洋科学的	西洋科学的	西洋科学的 先住民の知恵	西洋科学的	西洋科学的
中核となる価値	健康	個人の健康	個人と集団の健康	集団の健康	個人と集団の健康	個人と集団の健康
	グループ	人類 動物	人類 動物 生態系	人類 動物 生態系	人類	人類
	その他			生物多様性 人類・動物・生態系の持続可能性	人類の持続可能性	人類の持続可能性

（Lerner, 2017 より改変）

が崩壊させたことによる人類の健康影響を探索する領域」と規定している.

　スウェーデンの Lerner と Berg はワンヘルス，エコヘルス，プラネタリーヘルスの 3 つの包括的概念を諸文献の分析をもとに比較検討を行っている（表 2-4）．ワンヘルスは公衆衛生学のみを含む狭義とそれ以外の学問も取り入れた広義とに分けている．共にヒトの健康とそれに影響を与える動物の健康を対象としており，生物多様性，生態系，気候変動，農業システムや社会科学の要素も視野に入れた概念であると分析している．エコヘルスはワンヘルスよりも社会科学や先住民らを研究対象とする人類学を含んだアプローチを採用しており，地球上のすべての生物に焦点を当てている特徴があると述べている．それに対して，プラネタリーヘルスはワンヘルスやエコヘルスに比べると，狭義と広義共に関心を向けている対象が人類の健康とそのアウトカムにあると結論付けている.

　特徴の差異はともかく，3 つのアプローチは生態系の激変による健康への影響を探索する学問であり，実践への糸口を提案してくれる知の武器として学ぶ価値は大いにある.

2）応用例（具体例）

（1）シミュレーションの予測をもとに広く健康の決定要因に介入する

　地球環境の変動を自然のゆらぎ（短期的変動）に過ぎないと考える人もいる．しかし最近の科学的データはそれが不可逆的に進行している現象であることを相次いで示唆している．平均気温上昇や降水パターン，海面上昇などのデータを用いた数理モデルはかなり正確に将来を予測できるようになってきた．気候変動は事が進行してからでは既に手遅れになる．シミュレーションにもとづく予測の下で先手先手の対策を講じることが不可欠である.

　気候を含む地球環境の変動に伴う健康被害に対処するには多次元にわたる広範囲な健康の決定要因に関与する必要があり，多彩な分野間連

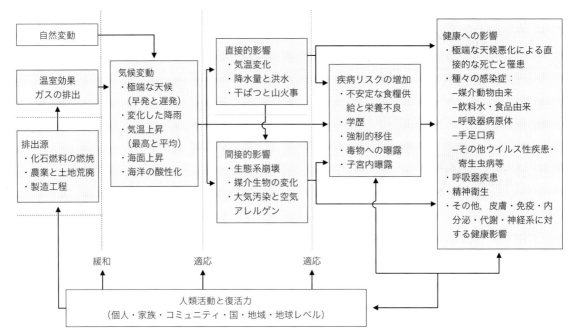

図2-5　気候変動による小児の健康への影響メカニズム（Helldén, 2021）

携で対応しなければまったく太刀打ちできない．
例えば，ヘルスプロモーション・健康教育連合
（International Union for Health Promotion
and Education：IUHPE）が2019年にニュー
ジーランドで開催した第23回世界会議はプラネ
タリーヘルスをメインテーマとして取り上げ，多
様な決定要因への介入を議論し学際的アプローチ
を強調した．

（2）気候変動に伴う小児保健の予測事例

　基本的に気候変動への対処策には，温室効果ガ
スを減らすなどの「緩和策」と温暖化による悪影
響に備える「適応策」の2つがある．図2-5は
両者の策をもとに小児の健康への悪影響をシミュ
レーションしたモデル例の1つである．この図
からもわかる通り，全体を俯瞰し総合的かつ学際
的に対応策を検討する必要がある．

（3）気候変動に対処する保健医療従事者の役割

　Xieら（2018）は保健医療従事者がプラネタ
リーヘルスの領域でどんな役割を演じることがで
きるのか検討している．緩和策として，大気汚染
や騒音障害，水質悪化の健康影響を研究し，それ
らの悪影響を広く社会に提示することができると

いう．適応策として，気候変動による熱波などの
直接的健康影響に対しては予防策を教育し，ケア
の質を高めるための保健システムを強化できる．
洪水後の精神衛生の悪化などの間接的影響に対し
ては健康被害を研究し，予防策を教育できる．干
ばつや紛争後の強制移動などによる社会的影響に
対しては保健システム強化などの策を提示してい
る．保健医療専門家が担える役割は多くある．

3）実践に必要な能力・コンピテンシー

　Sustainable Healthcare Education Network
は生態系と人類の健康の関係を学ぶ目標を3つ
あげている（Walpole, 2019）．1つめに，環境
と健康が異なるレベルでどのように関連している
かを説明することができるようになること．2つ
めに，環境面から保健システムの持続可能性を高
めるためにどのような知識や技術が必要となるの
かを説明することができるようになること．3つ
めに，健康が地域環境や地球環境に依存している
中でどのように保健医療専門家は健康を守り増進
していく義務があるのかを検討することができる
ようになること，としている．

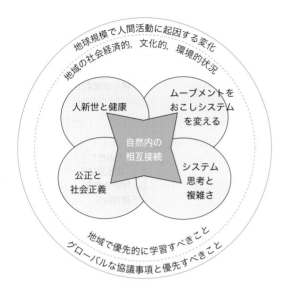

図2-6　プラネタリーヘルス教育のフレームワーク
（Guzmán, 2021）

　Planetary Health Alliance は一般市民，専門家，実践家の誰にとってもプラネタリーヘルス推進に必要な能力として5つの項目を提案している（図2-6）．1つめに，自然内の相互接続性（interconnection within nature）をあげ，地球や自然を慈しむ心，愛おしむ感性などがすべての基本であると強調している．2つめに，人新世（anthropocene：アントロポセン）と健康についての知識を得ることをあげている．人新世とは人類が地球の生態系に重大な影響を与えている時代を意味し，そのことが人々の健康にどのような影響を及ぼしているかを知ることである．

　心の在り方や知識ばかりではなく，公正と社会正義の価値観やシステム思考と複雑系の理解，実践力として社会運動を提起しシステムトランスフォーメーションを起こすことの重要性についても言及している．このように，プラネタリーヘルスの実践には，幅広い教養と実行力，しっかりとした価値観の育成が必要である．

【文　献】
Centers for Disease Control and Prevention（CDC）：Climate effects on health．https://www.cdc.gov/climateandhealth/effects/default.htm
Diamond JM 著，倉骨彰訳：銃・病原菌・鉄（上）．草思社，pp. 237-325, 358-395, 2012.
Guzmán CAF et al.: A framework to guide planetary health education. Lancet Planet Health, 5（5）：e253-255, 2021.
Harari YN 著，柴田裕之訳：サピエンス全史上．河出書房新社，pp. 86-127, 2016.
Helldén D et al.: Climate change and child health: a scoping review and an expanded conceptual framework. Lancet Planet Health, 5（3）：e164-175, 2021.
Lerner H et al.: A comparison of three holistic approaches to health: One Health, EcoHealth, and Planetary Health. Front Vet Sci, 4：163, 2017.
Planetary Health Alliance：ホームページ．https://www.planetaryhealthalliance.org/
Walpole SC et al.: Sustainable healthcare education: integrating planetary health into clinical education. Lancet Planet Health, 3（1）：e6-7, 2019.
Whitmee S et al.: Safeguarding human health in the Anthropocene epoch: report of The Rockefeller Foundation–Lancet Commission on planetary health. Lancet, 386（10007）：1973-2028, 2015.
Xie E et al.: Challenges and opportunities in planetary health for primary care providers. Lancet Planet Health, 2（5）：e185-187, 2018.

【湯浅　資之】

▶▶▶ II　疾病負荷

【総　論】

1）疾病負荷という概念の設立経緯

　疾病負荷（burden of disease）という概念は，経済的コスト，死亡率，罹患率，その他の指標によって測定される健康問題の影響のことであり，主に医療経済学的側面からの政策評価指標として活用される．一般に質調整生存年（Quality-adjusted life year：QALY）または障害調整生存年（Disability-adjusted life year：DALY）という言葉で定量化される．

　QALY とは，生活の質（Quality of life: QOL）と生存年をあわせて評価する指標のことである．完全な健康状態を「1」，死亡を「ゼロ」として QOL を数値化し，そこに生存年を掛けて算出する．例えば，費用効用分析（Cost- Utility Analysis：CUA）では，この QALY が高いほど「効果が高い」ということになる．一方，DALY は，健康な生活が失われた 1 年ととらえ，「早死にすることによって失われた年数（Years of Life Lost：YLL）」と，「障害を有することによって失われた年数（Years Lost due to Disability：YLD）」の加算によって算出される．

　疾病負荷に関する世界最初の研究は World Bank により 1980 年後半から始められた．1990 年には WHO が主導し，世界の 8 つの地域を対象に，100 種類以上の疾病や傷害による健康への影響を定量化し，年齢，性別，地域別の罹患率と死亡率を推定した．世界の疾病負荷研究（Global Burden of Disease Study：GBDs）に関する情報としては，2007 年にビル＆メリンダ・ゲイツ財団によりワシントン大学医学部内に創設された保健指標評価研究所（Institute for Health Metrics and Evaluation：IHME）のウェブサイトが包括的にまとめた内容を掲載している（IHME, 2021）．このサイトにおいても，GBD に関する論文を多く掲載している Lancet 誌等のイニシアティブが取り上げられている．グローバルヘルスに関する学術誌の貢献は，重要なものである（表2-5）．

2）グローバルヘルスに対する学術誌の貢献

　MDGs において三大感染症対策を進歩させたのは，学術誌であるといって過言ではない．例えば，Lancet 誌には，MDGs 関連の議論が多数掲載され，MDGs の進捗状況等に関する議論が盛んに行われて来ている．

　MDGs は，2000〜2015 年の世界共通の開発目標であったもので，主として低・中所得国を対象として包括的開発を志向し，大目標が 8 つ設定され，そのうち，MDG4（乳幼児死亡率の改善），MDG5（妊産婦の健康の改善），MDG6（HIV／AIDS，マラリア，その他の疾病の蔓延の防止）の 3 つが健康に関するものであり（国際連

表 2-5　主要リスク要因による死亡者数（2019 年，全年齢層，男女合わせて）

世界		日本	
要因	死亡者数	要因	死亡者数
①収縮期高血圧	1,080 万人	①たばこ	212,000 人
②たばこ	871 万人	②収縮期高血圧	196,000 人
③食事リスク[※1)]	794 万人	③食事リスク	138,000 人
④大気汚染	667 万人	④空腹時高血糖	101,000 人
⑤空腹時高血糖	650 万人	⑤腎機能障害	78,400 人

※1）食事リスク：果物の摂取量過少，食塩の摂取量過多等
(IHME, 2020)

合広報センター，2015），Health MDGs とも呼ばれていた．

　MDGs の設定により，世界の感染症対策は大きな進歩，改善を経験した．後述するが，この MDGs の設定によりもっとも恩恵を得たのは HIV/AIDS 対策である．また，グローバルヘルスの世界において，特に母子保健分野の明確な世界的エビデンス提示をいち早く提示したのが Lancet 誌の「Child survival」シリーズであった（https://www.thelancet.com/series/child-survival）．

　5 篇の論文からなる「Child survival」シリーズにより，① 2003 年当時，世界の 5 歳未満死亡数は，約 1,050 万人であること，②その死因の約 6 割は下痢症，急性呼吸器感染症，マラリア，HIV/AIDS，麻疹などの感染症であったこと，③ 5 歳未満児死亡の 35〜53% 程度に低栄養が関連していることなどが明らかにされた．この知見が反映されて，世界銀行等が低栄養対策に取り組むきっかけとなった．また，この知見は，MDG4 関連の進捗インディケータ等の参考にもなった（Black, 2003）．

【文　献】
Black RE et al.: Where and why are 10 million children dying every year? Lancet, 361（9376）: 2226–2234, 2003.
IHME：世界 5 大医学雑誌 Lancet に掲載．2020．https://prtimes.jp/a/?f=d67688-1-pdf-3.pdf
IHME: Global Burden of Disease（GBD）2021．http://www.healthdata.org/gbd/2019
国際連合広報センター：国連ミレニアム開発目標報告 2015–MDG s 達成に対する最終評価–．Global launch, 2015.

【高橋　謙造】

42

1．世界の感染症

　ここでは，感染症対策に焦点を絞って述べる．対象となる疾患は，三大感染症（HIV感染症，結核，マラリア），ワクチン予防可能感染症（Vaccine-Preventable Diseases：VPD），その戦略としての拡大予防接種計画（Expanded Program on Immunization：EPI），そして，現

在世界に大きな負担を課しているCOIVD-19である（図2-7）．

【基礎知識（現状）編】

1）グローバルヘルス黎明期からのEPIへの取り組み課題

　EPIは，MDG4（乳幼児死亡率の改善）におい

成人，小児を含めたHIV新規感染者数（2020年）
https://www.unaids.org/en/resources/documents/2021/core-epidemiology-slides

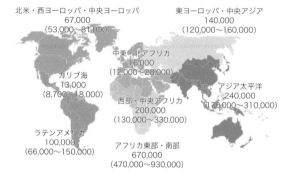

成人，小児を含めたAIDSによる死亡者数（2020年）
https://www.unaids.org/en/resources/documents/2021/core-epidemiology-slides

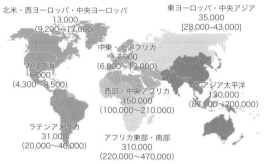

2019年段階での世界のマラリア死亡率（人口100,000人あたり）
https://ourworldindata.org/search?q=Malaria

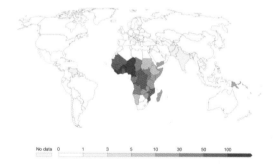

2019年段階での世界のマラリア罹患率（リスク人口1,000人あたり）
https://ourworldindata.org/search?q=Malaria

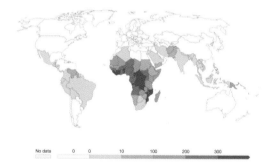

2020年段階でのあらゆる形態の結核（Dr-TBまたはTB-HIVの共感染を含む）での推定死亡総数 https://www.stoptb.org/static_pages/MappingTool_Main.html

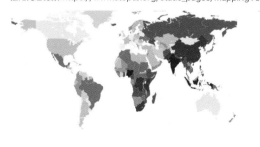

世界の結核罹患率（人口100,000人あたり：2019年）
https://ourworldindata.org/search?q=Tuberculosis

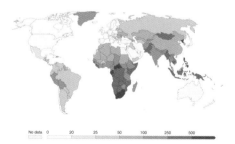

図2-7　世界の感染症の状況

て, 感染症対策の柱として推進された. 歴史はもっとも古く, 1974 年より WHO の取り組みとして開始され, 後に WHO・UNICEF の共同事業となって現在に至っている. 事業開始当初は, 当時 5 歳未満児にとってもっとも危険な死亡原因であった結核, ポリオ, ジフテリア, 破傷風, 百日咳, 麻疹がワクチンの対象として選ばれた. 事業開始 10 年後の 1984 年に, WHO は EPI のための基本的な接種計画を立案し, その計画には安価かつ効果あるワクチンの確保, ワクチン輸送システムとしてのコールド・チェーンの整備 (特に生ワクチンを低温で輸送することでワクチンの品質を保持する), ワクチンに関する知識の普及, 人材育成 (事業の実施, モニタリング等を効率的, 確実に行うため) などが含まれた. その後, 新たなワクチンの開発により, B 型肝炎 (HepB), 黄熱病 (黄熱病流行国に限定), インフルエンザ菌 b 型 (Hib) などが取り入れられている.

　1999 年, EPI の適用範囲を拡大し, 貧困国の子どもの健康を改善することを目的とした Gavi が設立され, WHO, UNICEF, 世界銀行などの国連機関, ドナー国および当事者国 (低・中所得国), ビル&メリンダ・ゲイツ財団, ロックフェラー財団, ワクチン製薬企業, NGO などが, 構成メンバーとなっている. Gavi の創設により, EPI に関連した資金の調達が確実なものとなった.

(1) EPI の業績

(a) ポリオ撲滅

　2020 年 8 月 25 日, アフリカ最後のポリオ常在国であったナイジェリアにおいて直近 3 年間ポリオが発生していないことが認定され, アフリカ全体におけるポリオフリー (野生株ポリオの発生が無い状態) が宣言された. この偉業の背景には, 当時のナイジェリア大統領の「2015 年までの感染遮断」宣言というコミットメント, UNICEF 等を始めとする国際ドナーの協調によるワクチン調達, コールド・チェーンの整備, 検査室機能向上によるサーベイランス能力強化等が寄与したといわれている (UNICEF, 2020).

2021 年 7 月末現在, 野生株ポリオが観察されているのはパキスタン, アフガニスタンの 2 国のみとなっている.

(b) MDGs における課題としての麻疹

　麻疹は, 世界的に大きな課題となってきた VPD である. 2000 年の 1 年間で, 全世界で報告された麻疹症例数は 853,479 件, 罹患率でいうと 100 万人あたり 145 人であった. そこで, MDG4 の取り組み課題指標として, 5 歳未満児死亡率, 乳児死亡率とあわせて麻疹ワクチン接種を受けた 1 歳未満児の割合 (Proportion of 1 year-old children immunised against measles) が取り上げられ, 戦略が見直され, 取り組みの進捗と具体的な成果がみられた.

　戦略として 2010 年に WHO は, 世界保健総会 (World Health Assembly：WHA) において, 2015 年までに麻疹対策を達成するための 3 つのマイルストーンを設定した. ①1 歳児に対する麻疹含有ワクチン (Measles Containing Vaccine：MCV) の初回 (MCV1) 接種率を国レベルで 90% 以上, すべての地区で 80% 以上にすること, ②世界の年間麻疹罹患率を人口 100 万人当たり 5 人未満にすること, ③世界の麻疹死亡率を 2000 年の推定値から 95% 削減すること, である.

　2015 年の MDGs 最終レポートによると, 麻疹ワクチンの接種により, 2000〜2013 年の間に約 1,560 万人の死亡を防ぐことができた. 世界で報告された麻疹の症例数は, 同時期に 67% 減少したと報告されたが, SDGs が始まってから, 2019 年には 100 万人あたり 120 人と 567% 増加し (Patel, 2020), 2001 年以降でもっとも高い罹患率となっている.

2) 世界的関心事項であった HIV/AIDS 対策

　HIV/AIDS は, 1970 年代以降の欧米において, カリニ肺炎やカポジ肉腫の散発例の報告などが相次いだことから, 1982 年に米国疾病管理予防センター (Centers for Disease Control and Prevention：CDC) がこの疾患に AIDS という名

称をつけたことに端を発する．その後にフランスと米国でAIDSウイルスが分離されるに至った．HIV感染により，時間経過を経て重篤な全身性免疫不全を生じ，日和見感染症や悪性腫瘍を引き起こす状態がAIDSであり，HIV感染とAIDSは一連の経過として扱われるためHIV/AIDSとまとめて称される．

HIV/AIDSは，2000年代初頭までは，世界に大きな健康上のインパクトを及ぼしてきた．特に影響を受けていたのは，サハラ以南アフリカと，1990年代以降に感染者数の増加が顕著になったロシア，東ヨーロッパ，東南アジアである．HIV/AIDS対策に関する特徴としては，国際機関，政府，医療施設だけがイーシアティブを握るのではなく，学術界や感染当事者を含む市民社会（NGOや民間財団など含む）が対策に貢献したこと，そしてMDGsとの関連もあり，世界的な資金メカニズムが生まれたことである．このHIV/AIDS，マラリア，結核等の世界に強いインパクトを及ぼしていた主要な感染症がMDG6の主要な取り組み課題として取り上げられるに至り，対策を推進するための資金メカニズムとしてグローバルファンドが創設されるに至り，世界のHIV/AIDS対策は大幅に進歩した．

（1）HIV/AIDSの現状（2021年現在）

HIV/AIDSに関するインディケーターは，毎年UNAIDSにより発表されている．最新の2021年版で2020年の状況をみると，①HIVとともに生きる人（People living with HIV/AIDS：PLWHA）は3,770万人，②抗HIV治療を受けている人は2,750万人（2010年には780万人），③新規感染者数は150万人（1998年のピークから47%減少），④AIDS関連死亡数は69万人（もっとも多かった2004年以降61%減少），⑤女性に関しては毎週，およそ5,000人の若い女性（15〜24歳）がHIVに感染，⑥90-90-90カスケードに関しては，全HIV陽性者の84%が自身の感染を知っており，自身の感染を知っている陽性者のうち87%が治療中，治療を受けている者のうち90%はウイルス量が抑制，という状況

になっている（UNAIDS, 2021）．

（2）HIV/AIDS対策の課題

（a）95-95-95カスケード

UNAIDSが掲げた目標で，2020年までに次の3つの90%を達成することができれば，感染者全体の治療の成功率を引き上げることができるというもので，インディケーターとしても採用されている．①感染者の90%以上が診断を受け感染を自覚すること（診断率），②診断を受けた感染者の90%以上が治療を受けること（治療率），③治療中の感染者の90%以上で血中ウイルス量を抑制すること（ウイルス抑制率）．現在は，この戦略がアップデートされ，2030年までに各インディケータ–95%の達成をめざす95-95-95カスケードになっている．

（b）HAART療法普及の教訓

1996年の三剤併用療法（Highly Active Anti-Retroviral Therapy：HAART）の導入により，高所得国におけるHIV/AIDSは「死に直結した病」から「慢性感染症」とでも呼ぶべき存在へと認識が変容していた．当時推奨されていたHAART療法は，プロテアーゼ阻害剤（Protease Inhibitor：PI）1剤と逆転写酵素阻害薬（Nucleoside reverse transcriptase inhibitor：NRTI）2剤を組み合わせた3剤の組み合わせからなる治療法である（2021年現在は，NRTIとINSTI（integrase strand transfer inhibitor）の組み合わせやそれぞれの薬剤の合剤等も発売されている）．一方，1990年代の低・中所得国，特にサハラ以南アフリカやタイ，カンボジアなどのアジア諸国では，HIV陽性者の増加が問題となっていた．

このような状況において，ブラジルやタイは，自国の特許法において欧米レベルの「高い知財権保護」の条項が含まれていなかったため，欧米で開発された薬剤のコピー薬剤を，インドから原材料を輸入しながら合法的に製造し，国民に配布した．米国はこの動きに知的財産権保護の観点から猛反発したが，2005年のWTOドーハ閣僚会議における「ドーハ宣言」により，WTOの各加盟

表 2-6　UNAIDS のスポンサー：11 の国際機関

UNHCR (United Nations High Commissioner for Refugees)	国連難民高等弁務官事務所
UNICEF (United Nations Children's Fund)	国連児童基金
WFP (World Food Programme)	国連世界食料計画
UNDP (United Nations Development Programme)	国連開発計画
UNFPA (United Nations Population Fund)	国連人口計画
UNODC (United Nations Office on Drugs and Crime)	国連薬物犯罪事務所
UN Women	国連女性機関
ILO (International Labour Organization)	国際労働機関
UNESCO (United Nations Educational, Scientific and Cultural Organization)	国際連合教育科学文化機関
WHO (World Health Organization)	世界保健機関
World Bank	世界銀行

国が，国民の健康が危機にさらされた場合には，医薬品特許の強制実施権を発動することができること，国民の健康上の危機に関する判断は各国がその主権にもとづいて判断できることなどが決まった．この決定により，安価な抗レトロウイルス薬の入手，配布が可能になり，低・中所得国においても，HIV/AIDS が「死の病」ではないという認識が広まっていった（稲場，2017）．

（3）HIV/AIDS 対策における国際機関等の主要なアクター

（a）国連合同エイズ計画（UNAIDS）

HIV/AIDS が単なる医学的課題ではなく，社会経済にまで影響を及ぼす疾患であることが認識されるに至り，疾病対策として主要な役割を果たしていた WHO だけでなく，幅広い対応が必要になってきた．UNAIDS は 1996 年に分野横断的な組織として国連に設置された，11 のスポンサーにより構成されている（表 2-6）．

（b）グローバルファンド

2000 年の G8（日本，米国，英国，フランス，イタリア，ドイツ，カナダ，ロシア）九州・沖縄

サミットにおいて，議長国日本が感染症対策を主要課題として取り上げたことがきっかけとなり，主として低・中所得国の三大感染症対策のために資金を提供する機関として，2002 年 1 月にスイスにグローバルファンドが設立された．グローバルファンドは国連機関ではなく，官民パートナーシップにより，国際機関，援助国（高所得国），被援助国（低・中所得国），感染症の当事者によるグループ，NGO，企業，学術機関などから構成・運営されている．その支援対象は，100 以上の国・地域に及び，資金に関しては設立当初より G7 を初めとする各国の政府や民間財団，企業など，国際社会から大規模に調達されている．

（c）その他の資金メカニズム

米国大統領エイズ救済緊急計画（PEPFAR）という米国独自の資金メカニズムや，ビル＆メリンダ・ゲイツ財団などがあり，グローバルファンドへ多額の資金を拠出している．なお，ビル＆メリンダ・ゲイツ財団は単独でも民間団体，NGO 等に資金拠出を行っている．

3）結　核

　結核は，世界の死亡原因のトップ10に入り，単一の感染症による死亡原因としては2021年の時点においてHIV/AIDSよりも上位に位置する．世界人口の約4分の1が結核に感染しているといわれており，発症者の多くは成人で，女性よりも男性の方が多く，年間の結核罹患者の約90%を結核の負荷の大きい30カ国での患者で占めている．結核は貧困病ともされており，経済的困難，脆弱性，疎外感，スティグマ，差別と関連している．一方で，結核は治療，予防とも可能な疾患であり，結核を発症した人の約85%は，6カ月間の薬物療法で治療できる．治療により感染の伝播を抑制することもできる．2000年以降，結核の治療により6,000万人以上の死亡が回避されている（WHO, 2021）．

　2018年5月のWHO総会では，結核撲滅宣言（Moscow Declaration to End TB）が採択された．同年9月の国連総会では，結核に関するハイレベル会合が初めて開催され，SDGsと結核撲滅戦略へのコミットメントが再確認された．新たなコミットメントが追加された政治宣言では，SDGsの指針における結核対策の進展，十分で持続可能な財源の確保，科学，研究と革新の追求，多分野にわたる説明責任の枠組みの開発等が明示された（加藤, 2018）．さらに，結核の予防，治療，研究に動員される資金，および結核の感染と病気の治療を受ける人の数に関する世界目標が初めて設定された．

　世界結核レポート2020によると，2019年に結核を発症した人のほとんどは，WHOの地域である東南アジア（44%），アフリカ（25%），西太平洋（18%）に住んでいる．インド（26%），インドネシア（8.5%），中国（8.4%），フィリピン（6.0%），パキスタン（5.7%），ナイジェリア（4.4%），バングラデシュ（3.6%），南アフリカ（3.6%）の8カ国で，世界全体の3分の2を占める．

　2019年には，世界全体で50万人近くがリファンピシン耐性結核（Rifampicin-resistant Tuberculosis：RR-TB）を発症し，そのうち78%が多剤耐性結核（Multidrug-resistant Tuberculosis：MDR-TB）を発症しており，この対策は急務である．

4）マラリア

　マラリアは，マラリア原虫を体内に保有するメスのハマダラカが産卵のため人の体を刺して吸血する際に，マラリア原虫が体内に侵入することで感染が成立する．ヒト−ヒト感染はない．人にマラリアを引き起こす原虫には，熱帯熱マラリア原虫，三日熱マラリア原虫，四日熱マラリア原虫，卵形マラリア原虫，サルマラリア原虫の5種類ある．

　WHOの報告によれば，2019年の世界のマラリア患者数は2億2,900万人，マラリアによる死亡者数は40万9,000人と推定されている（WHO, 2021）．

　5歳未満の子どもは，マラリアの影響をもっとも受けやすいグループである．2019年には世界のマラリアによる死亡者の67%（27万4,000人）を占めている．同じく2019年のデータによると，WHOアフリカ地域は，マラリアの症例と死亡者全体の94%を占めており，マラリア負担の高い地域となっている．

　マラリアの制御と撲滅のための資金総額は，2019年に推定30億米ドルに達している．流行国の政府自身からの拠出金は9億米ドルにのぼり，総資金の31%を占めている．流行国は低・中所得国が主体であり，決して資金が潤沢とはいえない流行国が多額の拠出をしているということは，それだけ当事国の対策への関心が高いということでもある．

　マラリア対策の課題は，ベクターとしての蚊の対策，マラリア原虫への対策と治療，そして予防としての人間の行動の3点に絞られる．

（1）ベクター（蚊）対策と課題
（a）対策

　マラリアを媒介する蚊を駆除するのが，もっとも確実な予防手段となる．そのためには蚊帳に殺

虫剤が練り込んだ殺虫剤処理の蚊帳（Insecticide-Treated bed Nets：ITN）と屋内残効性殺虫剤噴霧（Indoor Residual Spraying：IRS）という手段が提唱され，これらによって過去 20 年でマラリアによる死亡数は約半分に減少した．

（b）課題：殺虫剤耐性蚊の出現

ITN や IRS には，それまでピレスロイド系殺虫剤が使用されており，耐性がたびたび問題となっていた．そのため，2018 年に WHO は，ピレスロイド系の殺虫剤に加えてクロチアニジン（Clothianizine）を併用することを推奨した．しかし，2020 年の段階では，すでにクロチアニジン耐性が確認されるに至っている（Makoni, 2021）．殺虫剤開発と耐性獲得の課題は，今も続いている．

（2）マラリア原虫の課題

①特に人命を脅かす可能性のあるのが熱帯熱マラリア原虫（*P. falciparum*）と三日熱マラリア原虫（*P. vivax*）である．2018 年の WHO データによれば，熱帯熱マラリアは WHO アフリカ地域の全マラリア症例のうち，99.7% を占めている．また，3 日熱マラリアは WHO アメリカ地域の全マラリア症例のうち，75.0% を占めるといわれている（WHO, 2021）．

②近年，サルマラリア原虫の 1 種である *Plasmodium knowlesi* のヒトへの自然感染例が東南アジアの広い範囲で確認され，*P. knowlesi* 感染が「第 5 のヒトマラリア」と考えられるようになってきている（Kotepui, 2020）．

③薬剤耐性に関し，マラリア治療薬として長らく使われてきたキニーネ，プリマキンなどは，薬剤耐性のため治療効果の減弱がみられるようになった．2001 年より，WHO はアルテミシニン誘導体とその他の抗マラリア薬を併用する Artemisinin-based combination therapy（ACT）を推奨し，マラリア治療の世界標準となるに至っている．しかし，近年，アルテミシニンに対する耐性も確認され，特にメコン圏で大きな問題となっている．そこでこの耐性はメ

コン圏におけるマラリア撲滅が求められるきっかけとなっている（WHO, 2019）．

（3）人間の行動

①難民，移民：国連難民高等弁務官事務所（United Nations High Commissioner for Refugees：UNHCR）の 2021 年 7 月の報告書によると，マラリアは登録疾病例のうち 20% を占めており，難民や移民が経験する最多の疾病例であることがわかる（UNHCR, 2021）．蚊が発生しやすい不衛生な環境，蚊帳を使用した就眠環境が得られないことなどがそれには影響しているといわれている．また，季節労働，出稼ぎなどで移動している人口（Mobile Population）は，マラリアのリスク集団であることが明らかになっている（Chen, 2018）．

②感染しやすい行動：Nonaka らのラオス国セポン郡での調査によると，夜間の屋外での労働活動と屋外での就眠習慣に関して，マラリアの感染率の高い村の方が低い村より頻度が高く，また，住居家屋の正面に蚊が侵入しやすいオープンスペースが存在する頻度も高いことが示されている．このように，人間側の生活習慣，行動習慣を見ていくと，課題解決のきっかけがみえてくることがある（Inthavong, 2017）．

5）COVID-19

2019 年の年末に，中国武漢において初めて報告された新型コロナウイルス（SARS-CoV-2）による感染症（COVID-19）は，2021 年 8 月の段階で世界中に拡大している．COVID-19 はまさにグローバルヘルス課題である．人という乗り物に乗り，容易に国境を越え，またたく間に感染を拡大するからである（高橋, 2020）．COVID-19 は，他の疾病にも影響を及ぼしている．

新規 HIV 感染の 65% を占めるキーポピュレーション（HIV/AIDS の流行に大きな影響を受けている人口集団のこと）とその性パートナーは，HIV 対策と COVID-19 対策の両方へのアクセスができていない（UNAIDS, 2021）．COVID-19 によって，発見・治療される結核患者の数が 3 カ

月間で25〜50%減少するほどまでに医療サービスが妨げられると，世界の結核死亡者数は2020年だけでも約20〜40万人増加する可能性があると推計されている（WHO, 2020）．

【応用例（具体例）】

具体例としては，各分野においてさまざまなものがあるが，ここでは人の行動に着眼した事例を2つあげる．

1）HIV対策：健康教育による正しい知識の普及啓発の事例

タイ国でのコンドーム使用率の向上が，好事例の1つである．タイの政治家として長年活躍してきたミチャイ・ヴィラヴァイディア氏は，1970年代にタイの急激な人口増加に問題意識をもち，家族計画と避妊を推進すべきと考えた．しかし，家族との間で避妊や性行為について話すことがタブー視される風潮があったタイ国において，コンドームの使用の普及は課題であった．そこでミチャイ氏は，NGOを設立し，コンドームを路上や農村等で配布したり，女性用の避妊薬を配布したり，それらの使い方の講習会等を行った．

その後，1980〜1990年代にかけて，タイ国内においてHIV/AIDSの流行が顕著となった．性感染症であることが明らかとなっていたタイ国において，コンドームの普及が主要な課題となっていたが，コンドーム使用率は高まらなかった．そこでミチャイ氏は，HIV/AIDSについての知識を広め，性産業に従事する人々やその顧客といったHIV感染リスクの高い人々を対象にした予防プログラムを開始した．加えて，タクシー運転手，警官や僧侶にコンドームの配布を依頼したり，学校の教員にアプローチし，学校でコンドームの装着法を女子学生向けに講習した．風船のように膨らませたコンドームを子どもに配布するなどもして，コンドームへの忌避感を取り去ろうとした．さらには，小学3，4年生の学童に家庭訪問をさせ，コンドーム使用に関する知識普及とともに，

コンドームの配布を行った．「すべての活動にはシンボルが必要である」と考えていたミチャイ氏は，Captain Condomesといったシンボルも動員し，繁華街等に訪問させた．これらの活動は評価され，ミチャイ氏はミスターコンドームと呼ばれるようになった．ミチャイ氏の活動は，ビル＆メリンダ・ゲイツ財団のビル・ゲイツ氏も尊敬する人物として評価しているほどである．ミチャイ氏の肉声は，TEDでも視聴することができる（TEDx, 2010）．

2）マラリアの現状調査

マラリアに感染しやすい行動の部分であげた琉球大学のNonakaらのグループの着眼点は，ユニークかつ示唆に富むものである（Inthavong, 2017）．ラオス国の調査フィールドとのかかわりにおいて，農民の日常生活に着目し，その生活様式に関心を持ったNonakaらは，実際に農民の夜間労働に帯同し，野外での就眠も農民と一緒に行った．その時の経験にもとづいて，量的なデータ収集の調査を行い，疫学的にも意義のある調査知見を出すに至った．

この調査姿勢は，日常の生活習慣に着眼し，ともに生活を送ることから調査を成立させた，医療人類学的なアプローチともいえる．文献的な考察などからは明確にしえないFactを実体験にもとづいて明らかにする姿勢は，フィールドワーカーとしての現場志向の研究として学ぶべきものがある．まさに，「課題解決の端緒は，現場が教えてくれる」のである．グローバルヘルスの実践に必要な能力として，ミチャイ氏，Nonakaらの経験や，筆者自身のフィールド経験も重ねて，感染症対策の実践に必要なコンピテンシーとしては次のような内容があげられる．

①現場志向であり，現場の人々とかかわることができる：ミチャイ氏の僧侶，警官，学校の教員などへのかかわりも，最初は本人がかかわっている．また，Nonaka氏の農民とのかかわりも同様であり，現場の人々との信頼関係があるからこそできていることである．

②タブーを超えて，ステークホルダーを巻き込む
　ことができる：目的の達成のためには，それま
　で文化的タブーも超えて，新たなステークホル
　ダーを巻き込んでいる．
③データで戦略，成果を考えることができる：調
　査であれ，介入であれ，戦略立案の段階，最終
　的な評価の段階においてはデータでの評価が重
　要となる．

【文　献】

Chen TM et al.: Mobile population dynamics and malaria vulnerability: a modelling study in the China-Myanmar border region of Yunnan Province, China. Infect Dis Poverty, 7（1）：36, 2018.

稲場雅紀：「治療アクセスと知的財産権の闘い」の歴史と現在−映画「薬はだれのものか」から何を学ぶか −．2017．https://ajf.gr.jp/globalhealth/aids-treatment/history/

Inthavong N et al.: Individual and household factors associated with incidences of village malaria in Xepon district, Savannakhet province, Lao PDR. Trop Med Health, 45（36）, 2017.

加藤誠也：WHO結核閣僚級会議モスクワ宣言．複十字，379：10–1,2018.

Kotepui M et al.: Prevalence of severe Plasmodium knowlesi infection and risk factors related to severe complications compared with non-severe P. knowlesi and severe P. falciparum malaria: a systematic review and meta-analysis. Infect Dis Poverty, 9（1）：106, 2020.

Makoni M: Some mosquitoes already have resistance to the latest weapon against malaria. Science, 2021．https://www.science.org/news/2020/08/some-mosquitoes-already-have-resistance-latest-weapon-against-malaria

Patel MK et al.: Progress toward regional measles elimination-Worldwide, 2000-2019. MMWR, 69（45）：1700–1705, 2020.

高橋謙造：COVID-19は，グローバルヘルス課題である．国際保健医療，35（4）：239–240, 2020.

TEDx：ミスター・コンドームは，いかにしてタイの状況を改善したのか？．2010．https://www.ted.com/talks/mechai_viravaidya_how_mr_condom_made_thailand_a_better_place_for_life_and_love?language = ja#t-35115

UNAIDS: 2021 UNAIDS Global AIDS Update–Confronting inequalities–Lessons for pandemic responses from 40 years of AIDS. 2021.

UNHCR: 2020Annnual Public Health Global Review. 2021．https://www.unhcr.org/publications/brochures/60dc89e24/2020-annual-public-health-global-review.html

UNICEF: WHO and UNICEF congratulate Nigeria on ending wild poliovirus; call for strengthening of routine immunisation. 2020．https://www.unicef.org/nigeria/press-releases/who-and-unicef-congratulate-nigeria-ending-wild-poliovirus-call-strengthening

WHO: Global Tuberculosis Report 2020. 2020.

WHO: Malaria．2021．https://www.who.int/news-room/fact-sheets/detail/malaria

WHO: Tuberculosis．2020．https://www.who.int/news-room/fact-sheets/detail/tuberculosis

WHO：Mekong Malaria Elimination Program. 2019.

【高橋　謙造】

2．世界の非感染性疾患

死亡・障害を含む包括的かつ比較可能な保健指標としての疾病負荷の分析は，保健政策立案や保健介入，研究開発の優先順位決定に必須の情報である．DALY は，疾病やリスク因子に起因する死亡と障害に対する負荷を比較しうる形で総合的に勘案し，定量化するための指標として，WHO や世界銀行をはじめ国際的に政策や実践の優先順位決定に活用されている（Murray et al., 1996）．また，英国，米国，中国，インド，インドネシア，メキシコ，ルワンダ，ボツワナなどでは，政府レベルでの政策への活用もすでに行われている（Murray, 2017）．その先駆けは 1991 年に開始され，今日では筆者が日本のフォーカルポイントを務める世界の疾病負荷研究（GBD）である（IHME）．GBD は 150 以上の国・地域にから 5,000 人以上の共同研究者たちで構成されたグローバルネットワークにより実施されており，米国ワシントン大学保健指標・保健評価研究所が事務局を担っている．

2019 年末から世界中に拡散した COVID-19 は単にパンデミックというだけでなく，世界的に蔓延する非感染性疾患（Non-communicable diseases：NCDs）との「シンデミック（syndemic）」でもある（Horton, 2020）．シンデミックとは相互作用，つまり COVID-19 の重症化リスクでもある NCDs に対応するための強靱な医療システムの欠如，予防可能なリスク因子に対処するための公衆衛生対策の遅れも相まって（Kluge et al., 2020），その結果，人々における COVID-19 のような健康危機に対する脆弱性が高まっているということである（Clark, 2020）．ここでは，DALYs の概念を紹介した上で，最新の GBD にもとづく傷害を含む世界の NCDs およびリスク因子の最新の動向を解説する．2020 年に発表された最新の GBD では，8 万以上のデータソースをもとに，1990〜2019 年の 204 の国・地域における，369 の疾病・傷害,87 のリスク因子を分析している（GBD

2019 Demographics Collaborators；GBD 2019 Diseases and Injuries Collaborators, 2020；GBD 2019 Risk Factors Collaborators, 2020；GBD 2019 Viewpoint Collaborators, 2020）．特に断りのない限り，ここでの疾病負荷に関するすべてのデータは男女混合であり，自由に利用できる GBD のデータプラットフォームをから抽出されたものである（Institute for Health Metrics and Evaluation）．その詳細の推定方法に関しては，本文中で引用されている文献に記載がある（GBD 2019 Demographics Collaborators, 2020；GBD 2019 Diseases and Injuries Collaborators, 2020；GBD 2019 Risk Factors Collaborators, 2020）．

1）死亡と障害から疾病負荷を定量化

DALYs の概念の大きな強みは，死亡と障害による健康損失をさまざまな疾病や傷害間で比較できることである．DALY は，各疾病や傷害による早死に起因する損失時間と，各疾病や傷害による健康状態の違いに伴う障害の重さ（後述）を考慮して，障害を抱えたまま生活した時間を 1 つの尺度にまとめたものである（Murray et al., 1997）（図 2-8）．したがって，DALYs とはある時点である集団（年齢別，性別，地域別など）において，どの疾病や傷害が健康損失にもっとも大きく寄与しているかを調べる尺度である．あるいは主要な健康問題を特定し，理解し，資源配分・介入・サービス提供・研究・アドボカシーなどの健康政策上の関心事に優先的に取り組むための有用な尺度の 1 つともなる．

1DALY は，疾病や傷害によって「健康な」生活が 1 年間失われたことを表す．疾病や傷害の特定の要因に関する DALYs は，その要因による早死によって失われた年数である損失生存年数（years of life lost：YLL）と，障害を持ちながら生存した年数，すなわち健康状態が完全ではない状態で生活した期間としての障害生存年数（years-living with disability：YLDs）の合計として計算される（p. 40，総説参照）．

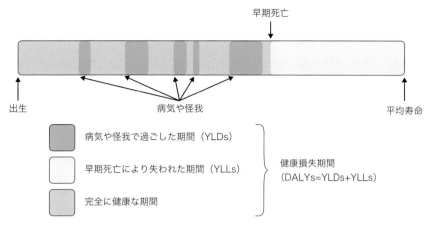

図2-8　ある個人の一生における DALYs の概念図

DALYs = YLLs + YLDs

YLL の指標は死亡者数に対し，死亡した年齢での標準寿命を乗じたものに相当する．ある要因に対する，ある集団の YLLs の基本的な計算式は次の通りである．

YLLs = N×L

ここで，N は死亡者数，L は死亡時の年齢での標準余命（年）を表す．標準生命表（標準寿命の計算の基礎となるもの）は，疾病負荷の概念の重要な要素であり，特定の目的や関心に応じて設定ができる．標準生命表は完全な健康状態にある個人の理想的な寿命に相当し，例えば関心のある集団の実際の生命表の場合もあれば，すべての国の中で観測された年齢と性別ごとのもっとも低い死亡率から構築することもできるし，もっとも長寿の国の生命表にもとづくこともある．

特定の期間における特定の要因に対する YLD を算出するには，発生率ベースのアプローチと有病率ベースのアプローチの2つの方法がある（Park et al., 2019）．発生率はある期間中の新規症例を対象とし，有病率はある時点の症例数を対象とする．発生率ベースの YLD では，一定期間の症例件数に対し，疾病や傷害の平均罹患期間と障害の重み（ウエイトファクター）を掛け合わせる．このウエイトファクターは，疾病や傷害の重症度を 0（完全な健康状態）から 1（死亡状

態）までの尺度で表したものである（Salomon, 2012）．発生率ベースの YLD の基本的な計算式は次の通りである．

YLDs = I×DW×L

ここで，I は症例数，DW はウエイトファクター，L は疾病・傷害の平均罹患期間（年）を示す．また，有病率ベースの YLD の場合は，次のようにある時点の有病者数にウエイトファクターをかけるのが基本的な計算式となる．

YLDs = P×DW

ここで，P は有病者数，DW はウエイトファクターを示す．YLD のウエイトファクターを推定するための概念的・方法論的基盤は，さまざまな反復を経て発展してきており（Salomon et al., 2015；Haagsma et al., 2015；Nomura et al., 2021），その妥当性についても活発な議論が今なお行われている（Haagsma et al., 2014）．例えば，GBD では複数の大規模研究（対面式の調査，電話調査，加えてオープンアクセスのウェブ調査）の結果が反映されている．仮想上の2人の人物の健康状態の主要な側面について平易な言葉で説明を受けた上で，「どちらが健康か」という質問をし，回答結果を評価する一対比較法（paired comparison）を用いている（GBD 2019 Diseases and Injuries Collaborators, 2020）．

	総DALYsに占める割合（2000）	
1	新生児障害	9.6%
2	下気道感染症	6.5%
3	下痢性疾患	5.8%
4	虚血性心疾患	5.3%
5	脳卒中	4.7%
6	HIV/AIDS	3.4%
7	交通事故	2.9%
8	結核	2.8%
9	先天性異常	2.7%
10	マラリア	2.6%
11	慢性閉塞性肺疾患（COPD）	2.5%
12	麻しん	2.0%
13	腰痛	1.8%
14	自傷行為	1.5%
15	肝硬変	1.5%
16	糖尿病	1.5%
17	蛋白エネルギー栄養障害	1.4%
18	うつ病性障害	1.4%
19	頭痛疾患	1.3%
20	肺がん	1.2%
24	慢性腎臓病	1.0%
25	加齢性難聴	1.0%
28	筋骨格系障害（その他）	0.9%

	総DALYsに占める割合（2019）		①	②
1	新生児障害	7.3%	-26.5%	-28.6%
2	虚血性心疾患	7.2%	31.3%	-20.7%
3	脳卒中	5.7%	15.8%	-29.2%
4	下気道感染症	3.8%	-43.4%	-50.8%
5	下痢性疾患	3.2%	-47.0%	-54.4%
6	慢性閉塞性肺疾患（COPD）	2.9%	13.6%	-31.9%
7	交通事故	2.9%	-3.9%	-25.6%
8	糖尿病	2.8%	83.3%	14.3%
9	腰痛	2.5%	34.1%	-6.8%
10	先天性異常	2.1%	-25.8%	-29.5%
11	HIV/AIDS	1.9%	-47.4%	-58.4%
12	結核	1.9%	-36.9%	-53.6%
13	うつ病性障害	1.8%	29.7%	-4.9%
14	マラリア	1.8%	-32.0%	-38.6%
15	頭痛疾患	1.8%	32.5%	2.0%
16	肝硬変	1.8%	15.9%	-21.7%
17	肺がん	1.8%	42.0%	-12.7%
18	慢性腎臓病	1.6%	51.4%	0.5%
19	筋骨格系障害（その他）	1.6%	66.6%	16.6%
20	加齢性難聴	1.6%	47.8%	-2.4%
22	自傷行為	1.3%	-15.8%	-35.4%
41	蛋白エネルギー栄養障害	0.6%	-58.9%	-63.8%
71	麻しん	0.3%	-86.4%	-87.2%

―――― ランキング順の上昇または一定　　　感染症・母体・新生児・栄養疾患
‥‥‥‥ ランキング順の下降　　　非感染性疾患
　　　傷害

図 2-9a　世界の DALYs の主要 20 要因（GBD 疾患分類症例レベル 3 の 169 要因中）と総 DALYs に占める割合（2000 年と 2019 年）【男女合計】
① DALYs の変化率（2000〜2019），②年齢標準化 DALY 率の変化率（2000〜2019）
（GBD のデータプラットフォーム（http://ghdx.healthdata.org/gbd-results-tool）からデータを抽出し作図）

2）NCDs が要因の障害の疾病負荷が全世界的に増加

これまで GBD では，完全に健康な状態で生活をする人はほとんどおらず，人々は年を重ねるにつれ健康問題を蓄積していることを示してきた（Vos et al., 2012）．世界の健康寿命は，2000 年の 58.6 歳から 2019 年の 63.7 歳へと 5.1 年伸びているのに対し（女性 59.8 歳から 64.9 歳，男性 57.4 歳から 62.6 歳），平均寿命は 67.2 歳から 73.5 歳へと 6.3 年伸びている（女性 69.8 歳から 76.14 歳，男性 64.8 から 71.0 歳）（GBD 2019 Demographics Collaborators, 2020）．健康寿命の増加が平均寿命の増加よりも小さいことは，人々が不健康な状態で生活する年数が増えていることを示している．

世界の全健康損失（すなわち DALYs）のうち，障害（YLDs）が占める割合が早期死亡（YLLs）よりも大きくなってきており，2000 年には約 4 分の 1（24.0%）であったのが 2019 年には 3 分の 1 を超えるほど（33.9%）に達している（GBD 2019 Diseases and Injuries Collaborators, 2020）．実際に同期間中，世界の総 YLLs は 16.5% の減少をみせたが，YDLs は 36.0% の増加が認められている．シンガポール，アイスランド，オーストラリア，スイス，アイルランド，ノルウェー，ニュージーランドを含めた 15 カ国では，今や DALYs の半分以上が YLDs によるものとなっている．医療の進歩や衛生面の改善，開発の進展によって早死は全世界的に減少しているものの，人口増加や高齢化に伴い，病気を抱えなが

#	総DALYsに占める割合（2000）			#	総DALYsに占める割合（2019）		①	②
1	新生児障害	8.9%		1	新生児障害	6.8%	-26.6%	-29.1%
2	下気道感染症	6.5%		2	虚血性心疾患	6.0%	29.7%	-22.2%
3	下痢性疾患	6.0%		3	脳卒中	5.6%	11.8%	-31.5%
4	脳卒中	4.8%		4	下気道感染症	3.9%	-43.1%	-50.7%
5	虚血性心疾患	4.5%		5	下痢性疾患	3.3%	-46.6%	-54.7%
6	HIV/AIDS	4.0%		6	腰痛	3.1%	35.4%	-6.5%
7	マラリア	2.8%		7	糖尿病	2.9%	78.4%	11.5%
8	先天性異常	2.6%		8	慢性閉塞性肺疾患（COPD）	2.7%	16.2%	-29.6%
9	結核	2.4%		9	婦人科系疾患	2.5%	24.4%	-5.2%
10	慢性閉塞性肺疾患（COPD）	2.3%		10	頭痛疾患	2.4%	31.8%	1.1%
11	腰痛	2.2%		11	うつ病性障害	2.4%	29.2%	-5.5%
12	麻しん	2.1%		12	筋骨格系障害（その他）	2.1%	64.5%	14.5%
13	婦人科系疾患	1.9%		13	HIV/AIDS	2.0%	-51.5%	-61.5%
14	うつ病性障害	1.8%		14	先天性異常	2.0%	-25.6%	-29.6%
15	頭痛疾患	1.8%		15	マラリア	1.9%	-33.3%	-39.8%
16	交通事故	1.7%		16	乳がん	1.7%	42.6%	-8.5%
17	糖尿病	1.6%		17	加齢性難聴	1.7%	48.8%	-1.9%
18	蛋白エネルギー栄養障害	1.5%		18	慢性腎臓病	1.6%	49.8%	-0.7%
19	母体障害	1.5%		19	交通事故	1.6%	-10.4%	-31.5%
20	鉄欠乏症	1.3%		20	不安障害	1.5%	25.4%	-3.9%
21	筋骨格系障害（その他）	1.2%		21	鉄欠乏症	1.5%	11.6%	-9.6%
23	乳がん	1.2%		22	結核	1.5%	-42.1%	-56.3%
24	不安障害	1.1%		28	母体障害	1.1%	-30.4%	-42.3%
26	加齢性難聴	1.1%		40	蛋白エネルギー栄養障害	0.6%	-58.4%	-63.3%
27	慢性腎臓病	1.1%		66	麻しん	0.3%	-86.8%	-87.6%

——— ランキング順の上昇または一定　　　感染症・母体・新生児・栄養疾患
……… ランキング順の下降　　　非感染性疾患
傷害

図 2-9b　世界の DALYs の主要 20 要因（GBD 疾患分類症例レベル 3 の 169 要因中）と総 DALYs に占める割合（2000 年と 2019 年）【女性】
① DALYs の変化率（2000〜2019），②年齢標準化 DALY 率の変化率（2000〜2019）
（GBD のデータプラットフォーム（http://ghdx.healthdata.org/gbd-results-tool）からデータを抽出し作図）

ら長生きする人が増えていることを示している．

2000 年当時，DALYs で測定される世界の健康損失のうち，NCDs によるものは 46.6% であったが，この 20 年でその寄与は増加を続け，今では健康損失の半分を超える 61.5% が NCDs に起因している（GBD 2019 Diseases and Injuries Collaborators, 2020）．この寄与の増加は，感染症対策や周産期医療に対する公衆衛生の取り組みが成功したことも大きいと示唆される．2000 年から 2019 年にかけて，5 歳未満の子どもたちの人口あたりの感染症による DALYs は 51.4% 減少している．

2019 年，世界の総 DALYs の上位 10 の要因には，主に高齢者が罹患する 5 つの疾病が含まれている．虚血性心疾患（2020 年から 31.3% 増），脳卒中（15.8% 増），慢性閉塞性肺疾患（COPD）（13.6% 増），糖尿病（83.3% 増），腰痛（34.1% 増）（図 2-9）．これらに加えて，特に高齢者においてはアルツハイマー病（70 歳以上で 98.3% 増），肺がん（64.9% 増），老年性難聴（73.6% 増），慢性腎臓病（91.8% 増）の 4 つが，健康損失の主要な要因となっている．これら要因の相対的な順位は女性と男性で異なるが，それぞれに同様の傾向がみられている．

3）NCDs の原因となるリスク因子の増加

GBD では行動リスク因子，代謝性リスク因子，環境・職業リスク因子について，比較リスク評

	総DALYsに占める割合（2000）			総DALYsに占める割合（2019）		①	②
1	新生児障害	10.2%	1	虚血性心疾患	8.2%	32.3%	-19.6%
2	下気道感染症	6.5%	2	新生児障害	7.8%	-26.5%	-28.3%
3	虚血性心疾患	6.0%	3	脳卒中	5.7%	19.4%	-27.2%
4	下痢性疾患	5.6%	4	交通事故	4.0%	-1.3%	-23.1%
5	脳卒中	4.6%	5	下気道感染症	3.8%	-43.7%	-50.7%
6	交通事故	3.9%	6	慢性閉塞性肺疾患（COPD）	3.1%	11.6%	-34.1%
7	結核	3.2%	7	下痢性疾患	3.0%	-47.4%	-54.2%
8	HIV/AIDS	2.9%	8	糖尿病	2.7%	88.3%	16.7%
9	先天性異常	2.8%	9	肝硬変	2.4%	16.9%	-20.9%
10	慢性閉塞性肺疾患（COPD）	2.7%	10	肺がん	2.3%	35.4%	-17.2%
11	マラリア	2.4%	11	結核	2.2%	-33.4%	-52.0%
12	肝硬変	1.9%	12	先天性異常	2.1%	-26.0%	-29.4%
13	麻しん	1.8%	13	腰痛	2.0%	32.4%	-7.2%
14	自傷行為	1.8%	14	マラリア	1.7%	-30.5%	-37.5%
15	肺がん	1.7%	15	HIV/AIDS	1.7%	-42.4%	-54.6%
16	対人暴力	1.6%	16	自傷行為	1.7%	-8.4%	-30.5%
17	腰痛	1.4%	17	転倒	1.7%	24.6%	-11.6%
18	糖尿病	1.4%	18	慢性腎臓病	1.6%	52.9%	0.9%
19	蛋白エネルギー栄養障害	1.3%	19	対人暴力	1.6%	-3.6%	-22.8%
20	転倒	1.3%	20	加齢性難聴	1.5%	46.7%	-3.0%
23	慢性腎臓病	1.0%	45	蛋白エネルギー栄養障害	0.6%	-59.5%	-64.2%
25	加齢性難聴	1.0%	73	麻しん	0.3%	-86.0%	-86.8%

—— ランキング順の上昇または一定　感染症・母体・新生児・栄養疾患
······ ランキング順の下降　非感染性疾患　傷害

図2-9c　世界のDALYsの主要20要因（GBD疾患分類症例レベル3の169要因中）と総DALYs に占める割合（2000年と2019年）【男性】
①DALYsの変化率（2000～2019），②年齢標準化DALY率の変化率（2000～2019）
（GBDのデータプラットフォーム（http://ghdx.healthdata.org/gbd-results-tool）からデータを抽出し作図）

価の方法論を用いて死亡やDALYsにそれぞれのリスク因子がどの程度寄与したかを推定している（Ezzati et al., 2002）．最新のGBDでは総DALYsの47.9%を計87のリスク因子で説明することに成功している（GBD 2019 Risk Factors Collaborators, 2020）．高収縮期血圧，高空腹時血糖値，高BMI，腎機能障害，高低密度リポタンパク質（LDL）コレステロール，低骨密度など，予防可能な代謝性リスク因子への曝露が増加しており，これらが傷害を含む世界のNCDsによるDALYsの増加につながっている（図2-10）．代謝性リスク因子を総合すると，2019年の傷害を含む世界のNCDsによるDALYsの24.6%を占めており，2000年（20.8%）から3.8%上昇している．代謝性リスク因子は世界全体で膨大な数の死亡にもつながっており，2019年には

高収縮期血圧が全死亡者数のおよそ5人に1人（1,100万人）に寄与している．その他，高血糖（死亡数650万人），高BMI（500万人），高コレステロール（440万人），腎機能障害（320万人）も重要な死亡のリスク因子である．
　潜在的に予防可能な行動リスク因子，例えばタバコ，アルコール使用，食習慣のリスクなども注目すべき問題である．傷害を含む世界のNCDsによるDALYsの行動リスク因子の中で，人口あたりのDALYsが大きく減少しているのはタバコだけである（7.9%減）．タバコは2019年では以前と世界，特に高所得国の主要なDALYsのリスク因子であるとともに，世界全体で870万人の死亡にも寄与している．その内男性が75.4%（650万人）を占めている．食習慣のリスクの中でもっともDALYsへの寄与が大きいのは，女性

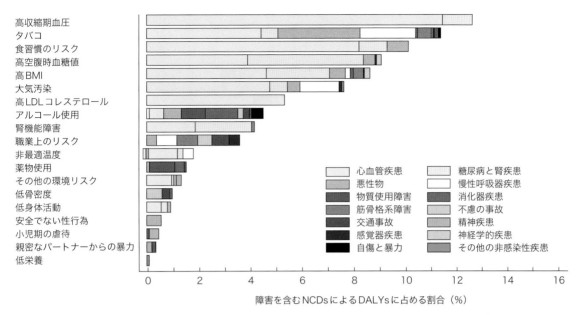

図 2-10a　リスク因子（GBD リスク因子分類症例レベル 2 の 2 因子）に起因する傷害を含む世界の NCDs の DALYs の割合，要因別（2019 年）【男女合計】
（GBD のデータプラットフォーム（http://ghdx.healthdata.org/gbd-results-tool）からデータを抽出し作図）

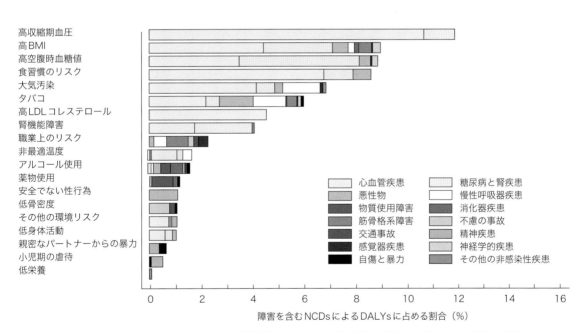

図 2-10b　リスク因子（GBD リスク因子分類症例レベル 2 の 2 因子）に起因する傷害を含む世界の NCDs の DALYs の割合，要因別（2019 年）【女性】
（GBD のデータプラットフォーム（http://ghdx.healthdata.org/gbd-results-tool）からデータを抽出し作図）

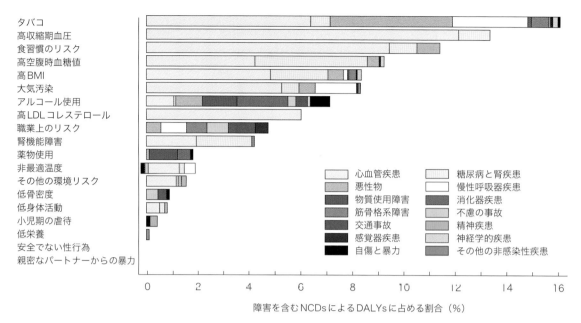

**図2-10c　リスク因子（GBDリスク因子分類症例レベル2の2因子）に起因する傷害を含む世界のNCDs
のDALYsの割合，要因別（2019年）【男性】**
（GBDのデータプラットフォーム（http://ghdx.healthdata.org/gbd-results-tool）からデータを抽出し作図）

男性ともに高塩分食，低全粒穀物食，低果物食で
ある.

4）NCDsの重要なリスク因子に対処するために，さらなるの公衆衛生努力が必要

　世界ではこれまで感染症による重篤で致死的な
疾患との壮絶な戦いが繰り広げてきた．元来感染
症が疾病構造の中心であった国々においても，今
ではNCDsが主要な段階へと変化している．こ
れを疫学転換という．今日では筋骨格系障害や感
覚器疾患など，必ずしも死に至らない非致死性の
NCDsによる障害も世界の大きな課題である．こ
のような人口増加や高齢化に伴う不健康の増加
は，保健システムの人的・費用的負担に影響を
及ぼす（Sakamoto et al., 2018）．さらなる平
均寿命の延伸に伴い，健康寿命との差が拡大すれ
ば，医療・介護費の多くを消費する期間が増大す
ることにもなる．NCDsに伴うDALYsの世界的
な増加の傾向は，予防対策やリスク因子の削減な
ど，さらなる公衆衛生努力が必要であることを示
している（GBD 2019 Viewpoint Collaborators,

2020）．代謝性リスク因子，タバコ，アルコー
ル使用や食習慣のリスクなど，いくつかのNCDs
のリスク因子の影響を軽減するためには，生活習
慣や食生活の改善，血糖降下剤の効果的な適用範
囲の拡大など，包括的な予防パッケージが必要と
なる.

　2013年，WHOはNCDsの予防とコント
ロールの推進を目的として，NCDsグローバ
ルモニタリングフレームワーク（NCD Global
Monitoring Framework）を策定し（WHO,
2014），その中で6つのリスク因子に対する
世界各国の達成目標を設定した．6つの目標
のうち，食習慣のリスクに関する唯一の具体
的な目標は，2025年まで塩分摂取量を2010
年比較で30%削減することをめざすことである．
その後，世界各地で多くの減塩キャンペーン
が開始され（Santos, 2021），世界的な減塩運
動が加速しているものの，その30%削減目標
を達成した国は2021年時点で今のところな
い（Independent Expert Group of the Global
Nutrition Report, 2021）．いくつかの先行研究

では，高塩分食を含む食生活のリスク因子が寄与するDALYsの将来的な変化を，さまざまな将来の摂取シナリオの下で予測している（Nomura et al., 2020）．シナリオ間の将来の推定された人口あたりのDALYsには大きなギャップがあることが確認され，これは集団内のリスク因子を対象とした将来のポリシーミックスが，人々のリスク因子プロファイルの将来の軌跡とそれに伴う健康損失に大きな影響を与える可能性があることを意味している．

NCDsとその背景にあるリスク因子は，COVID-19の重症化リスクと共通することが知られている（Williamson et al., 2020）．これらのリスク因子に対処するための公衆衛生の取り組みを強化することが，緊急に必要であることが強調されている（Kluge et al., 2020；Khunti et al., 2021）．NCDsは世界的に蔓延する中，予防可能なリスク因子の増加を抑制するための公衆衛生上の取り組みが十分でないため，人々はCOVID-19パンデミックのような急性の健康危機に対して脆弱である．NCDsやCOVID-19のシンデミックに対抗し，より強固な医療システムを構築し，人々の健康を向上させ，将来の健康危機への耐性を強化するための緊急対策が必要である．

5）実践的な疾病負荷の活用が戦略的な政策立案の基盤となるエビデンスを生む

昨今の少子高齢社会では，健康上の問題（障害）がない期間の延伸（すなわち健康寿命の延伸）が保健政策の大きな柱となっている．そして世界経済が低迷している現代において，限りある資源をどこに配分するのが最善かを知ることは必須である．公衆衛生上のニーズを反映した包括的な健康指標であるDALYsの実践的な活用は，意思決定のための研究と行動の優先順位を検討する上で，重要な役割を果たす．

例えば，健康に関する研究開発への投資と公衆衛生上のニーズを一致させる必要性は，公衆衛生上のもっとも重要な政策課題の1つである（Rottingen et al., 2013）．日本の最近の疾病負荷研究においては，公的機関からの競争的資金の疾患分類別配分とそれら疾患のDALYsとの間の整合性が限定的であるということが明らかにされた（Nomura et al., 2020）．特に，人口増加や高齢化に伴いますますその健康損失への寄与が大きくなる筋骨格系障害に対する資金配分は，総DALYsに占める割合と比較して相対的に低い水準であった．同様の健康に関する研究開発資金と疾病負荷の限定的な整合性は，米国や英国，インドなどの他の国でも最近報告されている（Gillum et al., 2011；Head et al., 2016）．

さらに，保健医療のための開発援助（Development assistance for health：DAH）は，低・中所得国との外交を促進し，被援助国の健康改善，国際社会の福祉に貢献するためのもっとも重要な手段の1つであり，その効率的な配分については長い間議論されてきた．DAHは補助金や低金利の融資，物品やサービスの形で提供され，被援助国の保健システムの資金調達や基本的な医療サービス提供のための国内資源を補完するものである．その配分は歴史的・伝統的な外交関係，地理的近接性，戦略的互恵関係，貿易関連の配慮など，特に二国間の援助においては多くの要因に影響される．しかしながら，それらは必ずしも被援助国の公衆衛生上課題と一致するものではないことが最近の疾病負荷研究によって示された（Dieleman et al., 2019）．

感染症が疾病構造の中心であった低・中所得国の多くが今では疫学転換を迎えている．2018年時点で被援助国のDALYsで測定される健康損失の半分をNCDsが占めていたが，特定の疾病分類に割り当てられたDAHのうち，わずか2%がNCDsを対象とした支援であったことが示された（Dieleman et al., 2019）．

先のエボラウイルス病のアウトブレイクや今日のCOVID-19パンデミックに際し，競合するさまざまな政策課題の中で，人間の安全保障の実現が地球規模でその重要性を増してきた．グローバルヘルスの推進はCOVID-19のような健康危

機に対する備えと，世界的な高齢化で加速する
NCDs による疾病負荷の増大に耐えうる保健シス
テムの構築に資する．引き続き多額の資金と，益々
の国・行政の強力な関与と協調した世界的な取り
組みが必要であり，それは同時により一層質の高
いデータに裏付けられた説明責任・透明性が求め
られることになる．その上で，死亡と障害を包括
的に定量化できる疾病負荷は，透明性の高い政策
立案に向けたエビデンス形成のための基盤の強化
に役立つ．

　今後，疾病負荷の文脈においては，世界共通の
課題（リスク因子,医療費,投資配分,健康格差等）
の突破口となる仮説を立て，アウトカムを重視し
た評価基準にもとづき検証しエビデンスを生むと
いった，実際の政策に役立つための実践的な視点
が大切となる．

【文　献】

Clark A et al.: Global, regional, and national estimates of the population at increased risk of severe COVID-19 due to underlying health conditions in 2020: a modelling study. Lancet Glob Health, 8 (8)：e1003–e17, 2020.

Dieleman JL et al.: The G20 and development assistance for health: historical trends and crucial questions to inform a new era. Lancet, 394 (10193)：173–183, 2019.

Ezzati M et al.: Selected major risk factors and global and regional burden of disease. Lancet, 360 (9343)：1347–1360, 2002.

GBD 2019 Demographics Collaborators: Global age-sex-specific fertility, mortality, healthy life expectancy (HALE), and population estimates in 204 countries and territories, 1950-2019: a comprehensive demographic analysis for the Global Burden of Disease Study 2019. Lancet, 396 (10258)：1160–1203, 2020.

GBD 2019 Diseases and Injuries Collaborators: Global burden of 369 diseases and injuries in 204 countries and territories, 1990-2019: a systematic analysis for the Global Burden of Disease Study 2019. Lancet, 396 (10258)：1204–1222, 2020.

GBD 2019 Risk Factors Collaborators: Global burden of 87 risk factors in 204 countries and territories, 1990-2019: a systematic analysis for the Global Burden of Disease Study 2019. Lancet, 396 (10258)：1223–1249, 2020.

GBD 2019 Viewpoint Collaborators: Five insights from the Global Burden of Disease Study 2019. Lancet, 396 (10258)：1135–1159, 2020.

Gillum LA et al.: NIH disease funding levels and burden of disease. PLoS One 6 (2)：e16837, 2011.

Haagsma JA et al.: Assessing disability weights based on the responses of 30,660 people from four European countries. Popul Health Metr, 13：10, 2015.

Haagsma JA et al.: Review of disability weight studies: comparison of methodological choices and values. Popul Health Metr, 12：20, 2014.

Head MG et al.: Research Investments in Global Health: A Systematic Analysis of UK Infectious Disease Research Funding and Global Health Metrics, 1997-2013. EBioMedicine, 3：180–190, 2016.

Horton R: Offline: COVID-19 is not a pandemic. Lancet, 396 (10255)：874, 2020.

IHME: GBD History．http://www.healthdata.org/gbd/about/history

Independent Expert Group of the Global Nutrition Report: 2021 Global Nutrition Report: The state of global nutrition. Development Initiatives, 2021.

Institute for Health Metrics and Evaluation: GBD Results Tool．http://ghdx.healthdata.org/gbd-results-tool

Khunti K et al.: Long COVID - metabolic risk factors and novel therapeutic management. Nat Rev Endocrinol, 17 (7)：379–380, 2021.

Kluge HHP et al.: Prevention and control of non-communicable diseases in the COVID-19 response. Lancet, 395 (10238)：1678–1680, 2020.

Murray CJ et al.: The Global burden of disease : a comprehensive assessment of mortality and disability from diseases, injuries, and risk factors in 1990 and projected to 2020. WHO, 1996.

Murray CJ et al.: Understanding DALYs (disability-adjusted life years). J Health Econ, 16 (6)：703–730, 1997.

Murray CJL et al.: Measuring global health: motivation and evolution of the Global Burden of Disease Study. Lancet 390 (10100)：1460–1464, 2017.

Nomura S et al.: Forecasting disability-adjusted life years for chronic diseases: reference and alternative scenarios of salt intake for 2017-2040 in Japan. BMC Public Health, 20 (1)：1475, 2020.

Nomura S et al.: How do Japanese rate the severity of different diseases and injuries?-an assessment of disability weights for 231 health states by 37,318 Japanese respondents. Popul Health Metr, 19（1）：21, 2021.

Nomura S et al.: Limited alignment of publicly competitive disease funding with disease burden in Japan. PLoS One, 15（2）：e0228542, 2020.

Park B et al.: Incidence-based versus prevalence-based approaches on measuring disability-adjusted life years for injury. J Korean Med Sci, 34（Suppl 1）：e69, 2019.

Rottingen JA et al.: Mapping of available health research and development data: what's there, what's missing, and what role is there for a global observatory? Lancet, 382（9900）：1286–1307, 2013.

Sakamoto H et al.: Japan health system review. New Delhi: World Health Organization. Regional Office for South-East Asia, 2018.

Salomon JA et al.: Common values in assessing health outcomes from disease and injury: disability weights measurement study for the Global Burden of Disease Study 2010. Lancet, 380（9859）：2129–2143, 2012.

Salomon JA et al.: Disability weights for the Global Burden of Disease 2013 study. Lancet Glob Health, 3（11）：e712–e723, 2015.

Santos JA et al.: A systematic review of salt reduction initiatives around the world: a midterm evaluation of progress towards the 2025global non-communicable diseases salt reduction target. Adv Nutr, 2021.

Vos T et al.: Years lived with disability（YLDs）for 1160 sequelae of 289 diseases and injuries 1990-2010: a systematic analysis for the Global Burden of Disease Study 2010. Lancet, 380（9859）：2163–2196, 2012.

WHO: Noncommunicable diseases global monitoring framework: indicator definitions and specifications. 2014.

Williamson EJ et al.: Factors associated with COVID-19-related death using OpenSAFELY. Nature, 584（7821）：430–436, 2020.

【野村　周平】

▶▶▶ III　健康の決定要因

【総　論】

1）歴　史

　健康の決定要因は多彩である．紀元前2000年頃の先史時代，古代都市にはすでに給水や排水の施設があった．安全な水がいかに健康と生存にとって重要か，それは当時からの関心事だったに違いない．ギリシアの医学者であり，衛生学の祖とも言われるHippocratesの時代（460〜377 B.C.）となると，気候，土壌，水，生活様式，栄養等が疾病との因果関係において記述されるようになる．この頃から健康の決定要因は，ある程度観察されていたといってもよい．

　その後のローマ時代には下水道網や浴場も建設される．A.D.500年からA.D.1500年頃の中世となると都市衛生環境改善への関心が高まり，とりわけ1350年前後の黒死病（腺ペスト）の流行に代表される感染症への対策が新たに始まる．当時始まった検疫，港の閉鎖，患者の隔離所の設置等は，2019年から猛威をふるっているCOVID-19対策としても，有効な手段である．

　1500年から1750年の重商主義の時代，その後1850年頃までの啓発思想の時代を経て，フランス革命・産業革命の時代が終わろうとする頃，世界最初の公衆衛生法（Public Health Act）が英国で成立した（1848年8月）．1800年代後半，この流れは欧米各地に広まり，法を取り込んだ近代公衆衛生が確立されるようになる（橋本，1981）．

　ここに至るまで，すでに「健康の決定要因」という用語を用いてきた．しかし，近代公衆衛生が世界に広がるまでは，むしろ「病気」の要因を特定し，診断・治療によって死亡を減らす，という点に重心があった．病気と健康との境界は黒と白のようにはっきりしているわけではない．しかし1900年代，特に1945年以降，健康への関心が高まり，1948年にはWHOが健康の定義を世界に向けて発信した．では，その「健康」の決定要因とは何か．そこに行く前に，少し寄り道をして，健康の疫学について簡単に復習しておきたい．

2）健康の疫学

　本書の旧版（国際保健医療学 第3版）でも用いられている「人の病気の度数の分布とそれの規定因子を研究する学問」という疫学の定義は，MacMahonとPughによるものである（金子，1972）．両者による「疫学－原理と方法－」が日本で出版されたのが1972年（英語初版は1970年）．それから5年後には重松（1977）が，専門家以外の一般読者向けに「疫学とはなにか－原因追及の科学－」を出版している．その中に「健康の疫学」という章がある．世の中にいるのは病人だけではない，いわゆる健康な人もいる，そこで「人間集団の中で健康人も調べることによって，はじめて疫学は完結する」という発想のもと，健康の原因に挑む「健康の疫学」テキストが1953年に出版されていた（Galdston，1953）．同章において，重松はその紹介をしつつ，以下のように述べている．

　「人間集団の中の病人だけでなく真の健康者を調べることによって，健康となるには何が必要かが明らかになれば，今度はより健康になるためには『…をせよ』，という積極的なアドバイスができるにちがいない．ここに『健康の疫学』の大きな意義と役割がありそうだ」

　そしていくつかの具体的事例を示した後に，かつて日本で大きな社会問題であった，イタイイタイ病等の原因となった環境汚染防止対策に加え，健康に役立つ環境づくりが重要であると述べている（重松，1977）．

3）新たな疫学の定義

　MacMahonとPughによる疫学の定義が用いられる一方で，1996年に日本疫学会は「疫学－基

礎から学ぶために−」の中で，疫学を次のように定義した．

　すなわち，疫学とは「明確に規定された人間集団の中で出現する健康関連のいろいろな事象の頻度と分布およびそれらに影響を与える要因を明らかにして，健康関連の諸問題に対する有効な対策樹立に役立てるための科学」というものである（日本疫学会，1996）．

　この定義からは病気という言葉が消えている．代わりに健康関連の諸事象，諸問題という表現が用いられている．病気はその中の 1 つに過ぎない．ここでは，病気だけではなく，健康関連の諸事象の分布や決定要因の特定が重要となり，喫煙，飲酒，運動習慣等が疫学の対象とされている．

4）健康生成論

　ところが，「健康の疫学」という用語を用いた論文も著書も，その後はほとんどみられなくなる．その一方で，1970 年代後半，健康社会学者 Antonovsky による「健康生成論」が注目されるようになった．発想の原点となったのは第二次世界大戦中の強制収容所経験である．収容所に入れば，健康状態は悪くなると想定される．しかし，約 30 ％の人々は，症状もなく健康状態が良好であった（Antonovsky，1979；日本健康教育学会，2019）．何が彼らのストレスを和らげ，健康にしたのか．何が健康をつくりあげるのか．この発想は「健康の疫学」の発想と同じである．そして，健康をつくりあげる要因解明の学問を健康生成論（Salutogenesis）と称し，疾病の要因解明を目的とする疾病生成論（Pathogenesis）と対比させた．

　健康生成論の研究において，Antonovsky は健康をつくりあげる諸要因を特定した．内的資源としての人の特性，性格，行動等，外的資源としての組織，環境等である．そして，それらをまとめて汎抵抗資源と称した．Antonovsky は汎抵抗資源を「ストレッサーの回避や処理に役立つ，世のなかにあまねく存在するもの」と定義している．さらに，諸要因としての汎抵抗資源を動員して健康に生きるための核となる要因を首尾一貫感覚

（Sense of Coherence：SOC）と称した．詳細は成書に譲りたい（Mittelmark, 2016）．

5）ヘルスプロモーションと健康の決定要因

　疫学の対象が病気のみならず健康関連の諸事象をも含むようになり，かつ健康生成論の研究が進む中で，1986 年のオタワ憲章を契機に，ヘルスプロモーション活動が世界中で実践されるようになった．

　疾病予防のゴールが疾病に罹患しないことであるのに対し，ヘルスプロモーションは，生活の質やウェルビーイング（well-being）の向上をゴールとする．したがって，ヘルスプロモーションにとって，「健康の決定要因」は重要なキーワードである．2021 年に出版されたヘルスプロモーション用語集によれば，「健康の決定要因」は「個人と集団の健康寿命（healthy life expectancy）を決定する一連の個人的，社会的，経済的，環境的要因」と定義されている（Nutbeam, 2021）．

　この定義は，1998 年に出された用語集の改訂版である．1998 年の用語集の中で，「健康の決定要因」は「個人と集団の健康状態（health status）を決定する一連の個人的，社会的，経済的，環境的要因」と定義されていた（WHO, 1998）．

　大きな変更点として，「健康状態」が「健康寿命」となっている．世界規模で高齢化が進み，健康に生ききることの重要性が反映されたためである．また，この新たな定義の注においては，変更可能要因（modifiable factors）の重要性が指摘されている．健康の決定要因は変更不可能なものと可能なものとに分けられる．前者には，年齢，出生場所，遺伝的属性等がある．一方，後者には所得，教育，仕事，保健サービスへのアクセス，その他多くの環境要因等が含まれる．ヘルスプロモーション活動を実践する際には，この変更可能要因が重要である．健康問題を抱えている当事者もまたその要因を変えるべく，健康格差是正のための活動に参画できるからである．

　さて，この変更可能要因のうち，特に所得，教育，仕事等は「健康の社会的決定要因」（Social

Determinants of Health：SDH）といわれている．本章の各論に示す「健康の社会的決定要因」に関する学術研究が進む中で，さまざまな健康の決定要因に関する科学的根拠づくりが始まっている．まずは「健康の政治的決定要因」（Political Determinants of Health），さらに，「健康の商業的決定要因」（Commercial Determinants of Health），「健康のエモーショナルな決定要因」（Emotional Determinants of Health），「健康の生態学的決定要因」（Ecological Determinants of Health），「健康の法的決定要因」（Legal Determinants of Health）（Gostin et al., 2019）である．

本章の総論では，さまざまな健康の決定要因についてそのさきがけとなった「健康の社会的決定要因」の始まりのストーリーを紹介する．次いで，「健康の政治的決定要因」，「健康の商業的決定要因」，「健康のエモーショナルな決定要因」について紹介する．各論では，「健康の社会的決定要因」に次いで「健康の生態学的決定要因」も取り上げる．生態学的決定要因の1つとしての気候変動が，グローバルヘルス分野で極めて重要な課題とされているからである．

6）健康の社会的決定要因：始まりのストーリー

健康の社会的決定要因が学術的に認識されるようになったのは，Michael Marmot による功績が大きい．2015 年に出版された「The Health Gap」（邦訳版は「健康格差（2017）」）に書かれてあるストーリーの抜粋を紹介したい．Marmot にとっての「健康の社会的決定要因」の出発点は 1960 年代にまでさかのぼる．当時医学生としてシドニー大学・教育病院の精神科外来で見学していた時のこと．外来にうつ状態の女性が受診し，精神科の担当医に実情を訴えた．

「夫は酒ばかり飲んであたしを殴るし，息子はまた刑務所に入るし，十代の娘は妊娠しているし，あたしは泣いてばかりで，何もする気力がなくて，なかなか眠れません．生きる価値はあるのでしょうか」

担当医は，話を聞いた上で，それまでその女性が飲んでいた青い錠剤をやめて赤い錠剤を試すようにと言った．そしてそれだけだった．Marmot は失望した．精神科への興味を捨て，やがて病気の社会的原因を探求する道を選んだ．

病気の原因はタバコとか過度の飲酒だけではない．その原因となる原因（the causes of the causes）がある．上流の原因に取り組まない限り，健康の確保は難しい．しかしながら，そうは思っていても，当時，Marmot は自分の主張を納得させる術を知らなかった．

哀れな女性のストーリーを述べた後，Marmot はこう語っている

「だがそのとき，私には反論するための科学的根拠がなかった．今ならある．精神生活と回避可能な病気の関連を示す科学的根拠が本書（The Health Gap）を貫いている」

医学部を卒業度，Marmot は研修医として呼吸器科で働いた．「原因の原因」に関心をもち続けていたせいか，指導医からは煙たがられた．そして，疫学分野に追い出された．ところが，その疫学が科学的根拠を次から次へと生み出すツールとなった．

疫学によって「健康の社会的決定要因」に関する科学的根拠を次々とつくりあげ，その成果をもとに世界各地に研究が広がっていった．では「健康の社会的決定要因」の中身は何か．2014 年に Marmot は英国における次の6つの重点領域をあげている．①幼少期の経験の質，②教育と個人・コミュニティレベルでのレジリエンス，③良質の就労と労働条件，④健康的な暮らしを送るための十分な収入，⑤健康に良い環境，⑥優先的な公衆衛生の条件（Marmot, 2014）．重点領域は国によって異なる．しかし，おおむね中身は重複している．その詳細については各論に譲りたい．

7）健康の政治的決定要因

「健康の社会的決定要因」研究を世界規模で進めていく際に，その推進をさまたげているものとして Marmot は政治を指摘している（Marmot,

表 2–7　健康が政治的である理由

- ・社会集団間で健康格差があること.
- ・「健康の社会的決定要因」は政治によって緩和できるため，健康は政治行動に左右されること.
- ・健康であるための生活水準の確保は人権や市民権の一部であること.

表 2–8　健康の政治的決定要因：グローバルな健康格差と政治

- ・国内外の許しがたい健康格差は，保健セクターだけでは解決できない．テクニカルな方策だけでは解決できず，1つの国レベルでの解決も難しい．国際政治による解決が必要である.
- ・国境を越えたやり取りの中で,健康格差の原因となる規範,政策,実践活動が生じてくる．これらは「健康の政治的決定要因」として理解されるべきである.
- ・権力の不均衡，地球規模での社会規範（「市場経済重視」や「（個人の治療に重きを置く）生物医学アプローチ重視」等）は，健康格差是正の障害となっている．グローバル・ガバナンスの機能不全によってこの障害はより大きなものとなる．この点に留意し，すべての政策領域において,注意を怠ってはならない.
- ・健康格差を是正し，健康の害となるグローバルなレベルでの政治圧力に立ち向かうためには，独立したモニタリングによって，改善の進捗度を知るべきである.
- ・グローバル・ポリシーにかかわる国家利害関係者と国家から独立した利害関係者は，密接に連携をとるべきである．健康関連の意思決定において，透明性のある政策対話を行うためである.
- ・健康のためのグローバル・ガバナンスは，世界的な連帯と共同責任へのコミットメントに根ざしてなくてはならない．持続可能かつ健康的な開発のためには，健康な地球上に住む健康な人々のコミュニティのために役立つ,国際的な政治経済システムが必要である.

2014）．そしてその延長線上に，「健康の社会的決定要因」の一要素としての政治に注目した「健康の政治的決定要因」についての議論が起こった．日本語の総説としては柴沼（2015）による論文が参考になる.

その中にもあるように，まず健康が政治的である理由については表 2–7 に示した Bambra らの分析が参考になる（Bambra et al., 2005）.

健康は政治的であるにもかかわらず，政治力をもってして健康格差を是正することは容易なことではない．政府やその他の関係者の能力不足，さらには政治的意思の欠如と利害対立がそれを妨げているからである（柴沼，2015）.

次いで，「健康の政治的決定要因」をグローバルな観点から論じた論文もある（Ottersen, 2014）．表 2–8 はその論点のサマリーである.

この論文を読み進めていくと，グローバルな「健康の政治的決定要因」の具体例として多国籍企業による野放図な活動の実態が示されている．それは後に「健康の商業的決定要因」として学術的に取り上げられることになる.

8）健康の商業的決定要因

1996 年，ジャカルタで WHO 主催の第 4 回ヘルスプロモーション国際会議が開催された．テーマは「来るべき時代の新たな担い手たち―ヘルスプロモーションを 21 世紀に導くために」というものである．ここで来るべき時代とは 21 世紀.「新たな担い手」として注目を浴びたのは民間企業であった（鳩野ほか，1997）．それ以前からも，民間企業が「健康」に及ぼす影響は大きいことは経験的に知られていた．しかし，ジャカルタ宣言以降，QOL やウェルビーイングをめざすヘルスプロモーションの担い手として，民間企業の役割

は強く認識されるようになった.

とりわけ，NCDs が地球規模で主要死因となっている今日，民間企業の果たす役割は大きい．タバコ等，健康に悪い影響をもたらす商品を売る企業は数多くある．そこで，Kickbusch ら（2016）は「営利目的の商業活動が健康に及ぼす諸要因」という「健康の商業的決定要因」の古い定義を批判し，健康への悪影響に注目した新たな定義を示した．「健康に悪い製品や選択を推進する民間企業の戦略とアプローチ」というものである.

民間企業のプラス面での貢献にも注目すべきではある．例えば，野菜や果物等，健康に良い商品の推進は悪いことではない．しかし，全体的にはマイナス効果が大きすぎるのであり，そこにこそ注目すべきであるとの見解である．この定義を示した論文の中で，データは少ないといいながらも次のデータが示されている．すなわち，2009〜2015 年，コカ・コーラ，ペプシコ，アメリカ飲料協会は政府レベルでのロビー活動に 114 億ド

ル（約 1,250 億円）使ったという．それによって，民間企業の政治力は高まる．その経済力ならびにロビー活動を介して手に入れた強い政治力は侮れない．「健康の商業的決定要因」を議論するにあたっては，権力という観点から，民間企業が人口集団の健康に及ぼす影響を分析すべきであるという論文もある（Wood, 2021）．

民間企業のこのようなロビー活動によって，政治家や官僚は金銭やその他もろもろのインセンティブになびきやすい．そこで「強い感情」が生じ，政策や政治的決断に影響が及ぶことがある．こうして「健康のエモーショナルな決定要因」についての研究もまた始められるようになってきた．

9）健康のエモーショナルな決定要因

エモーション（emotion）とは単なる感情ではない．感動や感激を伴う強い感情である．一方，普通の感情を示す英語は feeling となる．ここではカタカナでエモーショナルを用いる．この「健康のエモーショナルな決定要因」に関する研究が，始まっている（Larson et al., 2020）．その紹介記事では，先に紹介した 3 つの健康の決定要因が簡潔にレビューされている．

第 1 に，「健康の社会的決定要因」は人々が生まれ，育ち，日々の暮らしを営み，働き，老いていく条件に関するものであり，これらがいかに健康に影響を及ぼすかを取り扱っている．第 2 に，「健康の政治的決定要因」は，健康というものがいかに本質的に政治的なものであり，政治的解決がいかに健康に影響を及ぼすかを扱う．最後に「健康の商業的決定要因」は，前述したように，健康に悪い製品や選択を推進する民間企業の戦略とアプローチを取り扱う．

では，なぜエモーションによる決定要因が重要かというと，合理的に正しいと思っていても人間は必ずしも合理的には行動しないからである．希望，恐怖，不安，心配，共感と感情等は社会的決定要因や政治的決定要因にも影響しうる．直観的にそのことはわかる．では，その科学的根拠はどうかとなると，十分とは言えない．学術誌である

Lancet 誌はロンドン大学衛生熱帯医学大学院の協力により，今後新たに科学的根拠を積み上げていこうとしている（Larson et al., 2020）．今後の成果に期待したい．

冒頭に述べたように，紀元前 2000 年頃の先史時代から「健康の決定要因」に関連した取り組みはあった．その後，細菌などの生物学的要因との闘いが繰り返され，やがて「健康の社会学的決定要因」研究が始まった．多くの要因が疫学によって特定され，健康格差是正のための介入にも応用されるようになってきている．「健康の決定要因」に関する科学的根拠特定の試みは，その後，政治的，生態学的，商業的，法的決定要因にも及んでいる．今後さらに「健康のエモーショナルな決定要因」研究が進めば，いずれ「健康の宗教的決定要因」とか「健康の霊的決定要因」といった研究成果もまとめあげられるかもしれない．

そこで留意したいのは，研究を研究として終わらせないことである．

Marmot（2006）も言っている．「知識を得たのなら，それをもとにした社会アクションもまた私たちには必要である」．さらに「The Health Gap」の最終章は「Do something. Do more. Do it better」と締めくくられている（栗林，2017）．

【文 献】
Antonovsky A: Health, Stress and Coping. Jossey-Bass Publishers, 1979.
Bambra C et al.: Towards a politics of health. Health Promot Int, 20（2）：187–193, 2005.
Galdston I: The Epidemiology of Health. Health Education Council, 1953.
Gostin LO et al.: The legal determinants of health: harnessing the power of law for global health and sustainable development. Lancet, 393（10183）：1857–1910, 2019.
橋本正己：公衆衛生現代史論．光生館，pp. 9–91, 1981.
鳩野洋子ほか：ジャカルタ宣言−21 世紀にむけたヘルスプロモーション−．公衆衛生，61（11）：841–845, 1997.
Kickbusch I et al.: The commercial determinants of health. Lancet Glob Health, 4（12）：e895–e896, 2016.

Larson H et al.: The emotional determinants of health: The Lancet-London School of Hygiene & Tropical Medicine Commission. Lancet, 395 (10226)：768-769, 2020.

MacMahon B, Pugh TF 著, 金子義徳ほか訳：疫学-原理と方法-. 丸善, p. 1, 1972.

Marmot M et al.: Social Determinants of Health 2nd edition. Oxford University Press, p. 5, 2006.

Marmot M et al.: Social determinants of health equity. Am J Public Health, 104 (Suppl 4)：S517-519, 2014.

Marmot M 著, 栗林寛幸監訳：健康格差-不平等な世界への挑戦-. 日本評論社, 2017.

Mittelmark MB et al.: The Handbook of Salutogenesis. Springer, 2016.

日本疫学会：疫学-基礎からまなぶために-. 南江堂, p. 1, 1996.

日本健康教育学会：健康行動理論による研究と実践. 医学書院, pp. 80-87, 2019.

Nutbeam D et al.: Health promotion glossary 2021. Health Promot Int, 36 (6)：1811, 2021.

Ottersen OP et al.: The political origins of health inequity: Prospects for change. Lancet, 383 (9917)：630-667, 2014.

柴沼晃：健康の政治的決定要因-注目される背景と研究の可能性-. 日本健康教育学会誌, 23 (1)：50-55, 2015.

重松逸造：疫学とはなにか-原因追及の科学-. 講談社, 1977.

WHO: Health promotion glossary. 1998. https://www.who.int/healthpromotion/about/HPR%20Glossary%201998.pdf

Wood B et al.: Conceptualising the commercial determinants of health using a power lens: A review and synthesis of existing frameworks. Int J Health Policy Manag. 2021. Online ahead of print.

【神馬　征峰】

1．健康の社会的決定要因と健康格差

　経済的な困窮は，劣悪な住環境や栄養状態を引き起こし，感染症のリスクとなる．近年では，糖尿病や虚血性心疾患といった NCDs も低・中所得国へ広がってきており，その健康格差対策もグローバルヘルスの重要テーマとなっている．非感染性疾患の多くは喫煙，栄養，運動といった個人の生活習慣が関与しているが，そういった習慣を変えるのは簡単ではない．特に，毎日を精一杯過ごしているような，社会経済的に不利な状況に置かれている人々にとってはなおさら難しい．

　そこで近年，健康を決定しているより根本的な要因として，個人を取り巻く社会環境にアプローチすることの重要性が認識され，疾病予防戦略の世界的な潮流となりつつある．すなわち「健康の社会的決定要因」へのアプローチである．

1）基礎知識①：社会的要因と健康格差
（1）健康は多重レベルの要因の影響を受ける

　個人の健康は多重レベルの社会的要因の影響を受けている（図2-11）．まず，貧困，学歴，職業（雇用条件や職位など）といった個人レベルの「社会経済状況」や，周囲の人々との「社会関係」，居住地域の治安，交通といったコミュニティレベルの「生活環境」がある．そして国や地域の文化や制度，所得や学歴などの社会格差，経済動向といった，国レベルのマクロな社会環境の影響も大きい．さらには，次項で説明するように地球規模の自然環境や，感染症パンデミックによる社会的混乱の影響も，今を生きる私たちだけでなく，世代を越えた健康に影響を与える要因として重要である．このように，多くの社会的要因が幾重にも重なり，それぞれが関係し合いながら個人の健康に影響を与える．

（2）健康格差とは

　個人を取り巻く前述のような社会的要因により健康状態が異なることを「健康格差」という．地域・所得・学歴・職業・雇用形態・人種など，さまざまな社会的要因の違いにより健康格差が生じ

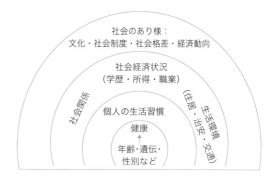

図2-11　多重レベルにわたる健康の決定要因

る．健康格差を完全に取り去ることは難しい．しかし，個人の努力で解決できず，人権等の観点から許容できない健康格差は是正する必要がある．

2）基礎知識②：さまざまな社会的要因と健康の関係
（1）所　得

　所得や資産と健康との関係は極めて明確である．図2-12に示したように，所得が大きな国ほど平均寿命が長い．個人単位のデータを分析しても，ほとんどの健康指標について，同様の傾向がある．所得は物質的な豊かさを表すため，グローバルヘルスや国際開発にとって極めて重要な指標である．

（2）貧　困

　所得と関連する重要概念が（経済的）貧困である．貧困の撲滅は MDGs から，SDGs にも引き継がれ，是正に向けた取り組みが進められている．

　貧困は，絶対貧困と相対貧困に分けられる．絶対貧困とは，衣・食・住に事欠き生存が危ぶまれる状況である．一方，相対貧困は，衣食住は足りているものの，人々が一般的に行っている活動を行えないような状態は，もはや社会的にまっとうな暮らしをしているとはいえない（相対的に剥奪されている）という考え方にもとづく．例えば，知人とお茶を楽しむとか，冠婚葬祭に着て行く礼服が買えない，といったことである．

（3）所得・貧困と疫学転換

　図2-12を振り返ってみよう．おおむね5,000ドル付近までは，所得と健康の間に極めて強い関

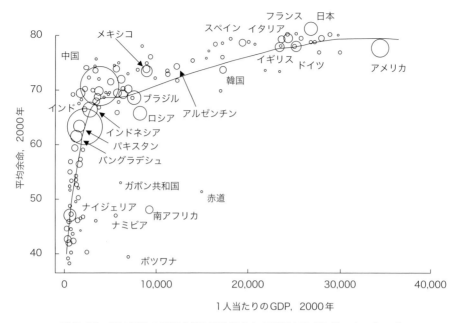

図 2-12　国の平均の所得水準と平均寿命との関係を表す「プレストンカーブ」
円の大きさは人口を表す．GDP per capita は 1 人当たりの国内総生産．
（WHO, 2008, p. 37）

係がある．これらの国の多くでは，絶対貧困が未だ大きな公衆衛生上の課題となっており，主な死因は感染症である．逆に解釈すれば，これらの国においては，経済開発と絶対貧困の解決により得られる恩恵が極めて大きいともいえる．

中所得国になると，急激に所得と平均寿命との関係が薄れる．絶対貧困の影響が薄れ，疾病構造が感染症から NCDs へと変わる疫学転換が起きている．疫学転換後の国々では，NCDs も低所得者に多くみられるようになる．

（4）教育歴と健康

受けた教育の質と量は「人的資本」を測る指標として重視される．人的資本は，生涯にわたるその他の資本形成に不可欠といえる．まず，教育を受けることで経済資本を得られやすくなる．つまり良い職に就いて稼ぐことができる．また，教育の場を通じた交流によって，人々とよい関係，つまり社会関係資本（ソーシャル・キャピタル）を醸成できる．そして教育は，健康資本の獲得にも不可欠である．周囲の資源や情報を活用し，健康を維持するために必要なヘルスリテラシーの育成にも欠かせないからである．

（5）職業・雇用形態と健康

職業にはそれぞれに特有の要因があり，特有の健康問題と関連することがある．坑夫であれば生き埋め等，坑内での深刻な事故のリスクが大きいし，デスクワークの多い職業であれば運動量が少なく生活習慣病のリスクが上がる．また，正規雇用か否かといった雇用形態や，勤め先の企業規模によって，社会保障や保健サービスに格差が生じる．さらに，職業や職位は本人の社会的ステータスを示し，ステータスの低い人は，劣等感や妬みといった「相対的はく奪感」にさいなまれる機会が多く，これがストレスホルモンによる血圧や血糖の慢性的な上昇や免疫力の低下のリスクとなる．ストレスが増えれば，喫煙や多量飲酒といったストレスによる不健康な習慣にもつながりやすい．

（6）社会関係

人と人とのつながりを社会関係という．家族，近隣，職場といった，個人を取り巻くあらゆる社会関係が健康に影響を与える．人と人とがどのようにつながっているのかという，その「構造」を示すのが「社会的ネットワーク」であり，ネット

ワークを通じて「社会的サポート」や「関係性による負担」（例えばいじめや虐待）という「機能」が授受されることで，健康に影響を与える．

社会的ネットワークやサポートに加え，近年注目されている概念にソーシャルキャピタルがある．上記が社会関係の「構造」と「機能」を示す一方，ソーシャルキャピタルは，その資源的側面を示す（杉澤ほか，2015）．ソーシャルキャピタルにはいくつかの定義があるが，保健の領域ではPutnamの「メンバーの信頼，助け合いの規範，結束のといった「社会凝集性」を高めるようなグループの特性」といった定義やカワチらによる「社会関係によってアクセスできる資源」（高尾ほか，2017）が知られている．ソーシャルキャピタルが豊かな社会やグループでは，①協調行動をとりやすく，健康施策を進めやすい，②対人関係によるストレスが少ない，③健康に良い規範の形成とその監視が行われるといったことにより，健康へ良い方向へ働きやすいと考えられている．ただし，ソーシャルキャピタルには負の側面，つまり健康に悪影響を与える場合もある．

（7）出身国や人種・民族

同じ国に暮らしていながら，人種や民族，あるいは出身国により健康格差がある．福祉国家である北欧諸国でも，近年の移民の増加により移民の健康問題が顕在化している（Kanamori et al., 2020）．出身国等によって社会経済状況や言語スキルが異なることに加え，偏見やスティグマの問題もある．人種や民族を外観や遺伝子で分類することは不可能であり，「人種」は社会が定義するものである．

（8）マクロな経済状況

マクロな経済状況は強力な健康の決定要因である．景気が低迷すると，所得の低下や雇用機会の喪失により，もともと社会経済的に不利で不健康な集団が一層不利になり，健康格差は拡大する場合が多い．雇用規制の緩和や税制改革等の経済対策が健康に与える影響も無視できない．所得等における社会格差が広がれば，相対的に貧困となる者が増え，健康に悪影響を与えるだけでなく，治安の悪化や政策の不効率により富裕層の健康をも脅かされ得る（Kondo et al., 2009）．

（9）建造環境

公共交通・公園・道路・医療機関・災害対策インフラ（堤防など）・学校・小売店舗など，社会的な取り組みによりつくられた環境を「建造環境（built environment）」と呼ぶ．建造環境も健康に影響を与える．健康行動や保健サービスへのアクセス，災害への脆弱性などに関連するからである．自然災害は，実際は「人災」の側面が大きく，建造環境や社会システムが災害に耐えうるものであるか否かによって，被害の大きさが変わってくる．

3）応用：健康の社会的決定要因へアプローチし，健康格差を是正する

WHOは2008年に出版した「健康の社会的決定要因に関する特別委員会」の報告書の中で，①生活環境の改善，②不公正な資源分配を是正するためのガバナンス（部門間連携）の構築，③社会の多様な活動が健康格差に及ぼす影響のアセスメントと対応，という3点を推奨している（WHO, 2008）．これらを，地域コミュニティ・国・グローバルという各レベルで実施していくべきと強調している．この3点を掘り下げよう．

（1）生活環境の改善

健康づくりというと，「運動しましょう」「食べ過ぎに注意しましょう」「食事の前に手を洗いましょう」といった個人への啓発活動に終始してしまいがちである．しかし，そもそも運動できる環境や健康的な食品，衛生的な水が手に入る環境になければ，これらは実施できない．健康づくりのメッセージの前に，まずは生活環境を整えることが不可欠である．

物質的な豊かさが確保され，これらの最低限のインフラが整ったとしても，その中から適切な選択を行うのは時に難しい．人々が持つ知識をフル稼働して合理的で適切な選択を行わなければ健康になれないような社会環境ではなく，生活しているだけで自然と健康的な生活ができるような環境

のデザインをめざすべきである．社会関係の力を活用したり近年注目される「ナッジ」等の行動科学を応用することも，健康格差是正の観点で重要である（近藤，2016）．

　例えば，人々や地域のソーシャルキャピタルを高めることで，健康づくりを進められる．低・中所得国で盛んなマイクロクレジットは，互いに信頼し合う関係を持つ女性グループに，グループ単位で少額無担保貸し付けをすることで，グループを「金銭」と「社会関係」という2つの資本の面で支えるアプローチといえる．ただし，前述のように社会関係には負の側面もあるため，個人にかかる責任が重すぎるようなグループ参加が健康に悪影響を与えたり，マイクロクレジットプログラムにより新たに構築された社会関係によってHIV感染が増えるといった「副作用」も報告されている（Kondo et al., 2012；Pronyk et al., 2008）．ソーシャルキャピタルを高める地域介入を実施する際には，対象地域の慣習や制度について十分理解し，試行を繰り返しながら慎重に進めることが必要である．

（2）ガバナンスの構築

　教育や経済状況といった健康の社会的決定要因に対して，保健医療の専門家が直接介入することはできない．健康のための社会づくりは，多様な連携により，社会のさまざまなプレーヤーを「ワンチーム」の様に組織化していくことが求められる．これを「コミュニティの組織化」という（Minkler, 2012）．WHOは「すべての政策に健康の視点を」（Health in All Policies：HiAP）とのメッセージを掲げ，さまざまなレベルでのコミュニティの組織化を推奨している．

　世界的な高齢化が著しい中，国連やWHOはHealthy Ageingプログラムを進めているが，そこで重視しているのは「包括的ケア」である．高齢者が生活機能を維持するために必要な社会的資源にアクセスしやすいように，コミュニティ内の多様な組織連携を進めよう，というアプローチである．日本では地域包括ケアシステムとして知られるアプローチであり，同システム構築支援が男

性高齢者の健康行動改善に貢献する可能性などが示されている（Haseda et al., 2019）．高齢化先進国である日本の経験をもとに，世界的な高齢化に立ち向かう学び合いが進むことが期待される．

（3）活動が健康格差に及ぼす影響のアセスメントと対応

　HiAPの具体的な推進のための枠組みとして，健康影響予測評価（Health Impact Assessment）がある．空港の建設や教育制度改革といった大きな事業から，近隣での清掃活動といったローカルなものまで，あらゆる取り組みをアセスメントできる．行政・企業・市民といった多くのステークホルダーを巻き込んだ評価と議論を繰り返すことで，健康で公正な事業を展開することと，ステークホルダー間の合意形成を促すことを主なねらいとしている．データにもとづき健康格差の実態を「見える化」し，ステークホルダー間で共有・議論を進めていることが重要である．

4）グローバルヘルスを進めるためのコンペテンシー

　最後に，以上の解説を踏まえて，グローバルヘルスの取り組みを進めるために踏まえてほしい2つのメッセージを提示したい．まず，多重レベルの社会環境要因同士が関係し合い，健康に影響を与えることを踏まえてほしい．健康を自己責任ととらえ，健康的な生活をしようとしない個人を諭すような戦略だけでは公正で健康な世界はつくれない．地域・国・世界といったさまざまなレベルで，まず社会環境を改善することを健康づくりの第一歩としてほしい．2つ目に，社会環境への介入は，常に良い効果をすべての人にもたらすとは限らないことを伝えたい．人々の持つ条件や特性によって介入の効果が異なる．介入する際には，介入の効果が集団によって異なることを想定し，①事前に多様な属性による効果の違い，できれば当事者らとともに予測し，②小さく取り組みをはじめ，③取り組みを工夫しながら効果的な介入のコンセプトを決定（proof of concept）し，④社会属性ごとの効果をモニタリングしながら徐々に

拡大していく，というアプローチが有益かつ安全
である．

【文　献】

Berkman ほか著，高尾総司ほか訳：社会疫学（上・下）．大修館書店，2017.

Haseda M et al.: Effectiveness of community organizing interventions on social activities among older residents in Japan: A JAGES quasi-experimental study. Soc Sci Med, 240：112527, 2019.

Kanamori M et al.: Rural life and suicide: Does the effect of the community context vary by country of birth? A Swedish registry-based multilevel cohort study. Soc Sci Med, 253：112958, 2020.

Kondo N et al.: Income inequality, mortality, and self rated health: meta-analysis of multilevel studies. BMJ, 339：b4471, 2009.

Kondo N et al.: Positive and negative effects of finance-based social capital on incident functional disability and mortality: an 8-year prospective study of elderly Japanese. J Epidemiol, 22 (6)：543–550, 2012.

近藤尚己：健康格差対策の進め方–効果をもたらす5つの視点–．医学書院，2016.

Marmot 著，鏡森定信ほか訳：ステータス症候群–社会格差という病–．日本評論社，2007.

Minkler M: Community Organizing and Community Building for Health and Welfare 3rd eds. Rutgers University Press, 2012.

Pronyk PM et al.: Is social capital associated with HIV risk in rural South Africa? Soc Sci Med, 66 (9)：1999–2010, 2008.

杉澤秀博ほか：社会関係と健康．pp. 209–232（川上憲人ほか編：社会と健康–健康格差解消に向けた統合科学的アプローチ–．東京大学出版会，2015.）．

WHO: Closing the gap in a generation: health equity through action on the social determinants of health. 2008.

【近藤　尚己】

2. 健康の生態学的決定要因，プラネタリーヘルス

1）プラネタリー・バウンダリーズ

　人類の祖先が誕生した250万年前，地球の気候は氷期と間氷期を繰り返す更新世であった．およそ1万2千年前に完新世が始まると，気候が暖かくなり農耕が始まり安定して食料の調達が可能となった．18世紀後半に産業革命が始まると，化石燃料を燃焼し大量生産・大量消費を可能とする社会が到来した．大気中の二酸化炭素濃度が上昇し温暖化が進み，生態系が破壊されるなど人類による地球環境の変化に象徴される人新世（anthropocene）と呼ばれる地質時代に入ったといわれている．

　産業革命以来の人間活動が地球環境に負荷を与え続けた結果，地球システムが不可逆的かつ急激な変化の転換点，プラネタリー・バウンダリーズ（Planetary boundaries）を越えつつある（Rockström et al., 2009；Steffen et al., 2015）．

　プラネタリー・バウンダリーズの構成要素として，9つの領域（①気候変動，②生物圏の一体性，③土地利用変化，④淡水利用，⑤生物地球化学的循環，⑥海洋酸性化，⑦大気エアロゾルの負荷，⑧成層圏オゾンの破壊，⑨新規化学物質）が特定されている．このうち種の絶滅の速度（生物多様性の損失）と窒素・リンの循環（生物地球化学的循環）については，不確実性の範囲を超えて不可逆的変化が起こる高リスクの範囲にあり，土地利用の変化と気候変動は安全な機能空間の限界点を超えリスクが増大する不確実性のゾーンに達していると考えられている（図2-13）．

　気候変動に関する政府間パネル（Intergovernmental Panel on Climate Change: IPCC）の最新の報告書によると，大気中の二酸化炭素濃度は18世紀後半の産業革命以前には280ppmであった．それが2019年には年平均値が410ppmとなっており（IPCC, 2021），プラネタリーバウンダリーの350ppmをはるかに超えている．今世紀初めの20年間（2001～2020年）の気温は産業革命前（1850～1900年）に比べ，0.99℃上昇し（IPCC, 2021），これは人間活動によって引き起こされたことに疑う余地がない．

　高所得国・富裕層（グローバル・ノース）の豊

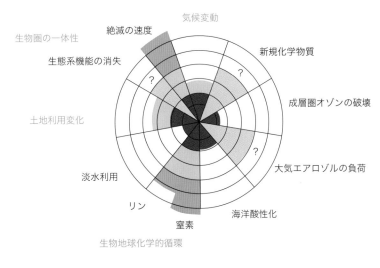

図2-13　プラネタリー・バウンダリーズ(Steffen et al., 2015)

かな生活レベルは低・中所得国・貧困層（グローバル・サウス）からの資源と安価な労働力に支えられている面があり，地域間公平性の観点から見直す余地がある．また，現世代の福利の追及が将来世代の福利と相反する状況を生んでおり，世代間公平性の問題が生じている．

今後の技術革新により，再生可能エネルギーや情報技術が発展し，経済成長と同時に二酸化炭素排出の抑制が可能となるという考えもある（緑の経済成長，グリーン・ニューディール）．一方，資本主義システムのもと，経済成長を至上命題とする社会のありようを続けていては，こうした地球環境問題を解決することは不可能であるという議論もある．

2）プラネタリーヘルス

プラネタリー・バウンダリーズの内側でも，人類の健康・福利は安泰といえるわけではない．われわれの健康を規定する人間・社会システムは生物圏システムと密接に関連し，地球システムの基盤の上になり立っている．気候変動，生物多様性，海洋酸性化，化学物質汚染，土地利用の変化，大気や水質汚染などの地球規模の環境問題は，人の健康にかかわる食料と栄養，感染症，非感染性疾患，移民・紛争，メンタルヘルスと密接に関連している（Whitmee et al., 2015）．2009年のLancet誌の特集号は，気候変動は21世紀のグローバルヘルス課題において最大の脅威であると強調した（Costello et al., 2009）．

人新世におけるこうした地球規模の健康問題を背景として，プラネタリーヘルスという新たな視座に関心が広がっている．米国のロックフェラー財団とLancet誌の共同で設けられたプラネタリーヘルス委員会によれば，プラネタリーヘルスとは「人類の未来を形作る政治，経済，社会などの人間システムと，人類が繁栄できる安全な環境限界を規定する地球の自然システムに賢明な配慮をすることで，世界で達成可能な最高水準の健康，福利，公正を実現すること」である（Whitmee et al., 2015）．それは，食料，燃料，水，住居など，人類文明にとって必要不可欠な基本的サービス（essential services）を提供する，自然システムの侵食という代償の上にわれわれの健康がなり立っている現状への強い危機感と反省から生まれた．

地球上のある人口集団が環境を非持続的に利用して一定の健康レベルを達成したとすれば，それは他の人口集団や将来世代の健康を犠牲にしている可能性があり，したがって集団の健康状態を評価する際には，必ず環境への負荷を考慮する必要がある．生態系がいかに人間の健康を支えているか理解を深め，医学や公衆衛生学のみならず，環境学，生態学，気象学，社会学，政治経済学など，既存の専門分野を超えた多面的・学際的なアプローチの重要性をプラネタリーヘルスは重視する（Whitmee et al., 2015）．

人間とその文明の生存（存在）基盤である地球環境や生態系の保全と人類の健康との併存を重視する点，現世代のみならず将来世代の健康と福利を強調する点は，従来の公衆衛生，国際保健（International Health），グローバルヘルス（Global Health）では強調されなかった視点である．地球生態系の中の人間社会という視点を価値規範，行動基準として持つ必要が，これまでのどの時代よりも強く求められる．

3）気候変動

今世紀末（2081～2100年）の世界平均気温は，産業革命前（1850～1900年）と比較して，温室効果ガス（GHG）排出が非常に少ないシナリオ（SSP1-1.9）では1.0～1.8℃，GHG排出が中程度のシナリオ（SSP2-4.5）では2.1～3.5℃，GHG排出が非常に多いシナリオ（SSP5-8.5）では3.3～5.7℃高くなる可能性が非常に高いと予測されている（図2-14）．

（1）現在までの影響

気候変動による直接的健康影響として，暑熱による熱中症や熱関連死亡，洪水や暴風雨による溺水や外傷などがある．世界の高齢者が熱波に曝露した延べ日数は，近年増加傾向にある（図2-

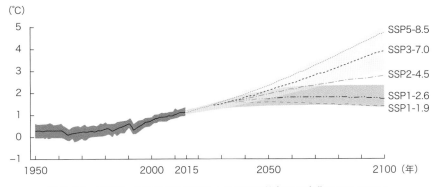

図 2-14　1850〜1900 年を基準とした世界平均気温の変化(IPCC, 2021)

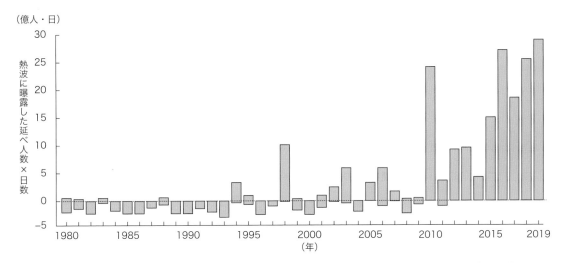

図 2-15　65 歳以上の高齢者が熱波に曝露した年間延べ人日数（1986〜2005 年を基準とする）の推移
（Watts et al., 2020）

15）．これは，熱波の頻度増加による他，社会の高齢化も要因としてあげられる．2019 年には 1986〜2005 年と比較して，世界で 29 億人日の過剰な熱波への曝露があったと推定された．

　その他，気候変動の間接的影響として，水および食物由来の感染症（下痢症など）の増加，蚊やマダニなど病原体を媒介する生物の生息域拡大による節足動物媒介感染症（マラリア，デング熱など）の流行域拡大，生活用水や食料の不足による栄養性疾患の増加，光化学オキシダント濃度の上昇による呼吸器疾患の増加，自然災害後のメンタルヘルスの障害の増加などがあげられる．（図 2-16）

　デング熱の病原体であるデングウイルスを媒介するネッタイシマカとヒトスジシマカの分布域は気温により規定されるが，WHO が定義する両媒介蚊の媒介能（vectorial capacity）を 1950〜2018 年までの期間観察すると，経時的に上昇しており，2018 年にはそれまでの最高値を示した（図 2-17（a））．WHO の 5 地域のうち 4 地域の高地において，1950 年代以降，熱帯熱マラリアの流行に適する環境指標を満たす月数が有意に増えており，2015〜2019 年には西太平洋地域で 150%，アフリカ地域で 39% 増えていることが報告されている（図 2-17（b））．

　世界疾病負荷研究では，非至適気温（non-optimal temperature）による 2019 年の死亡者数は，女性が 94 万 6 千人，男性が 101 万人で

74

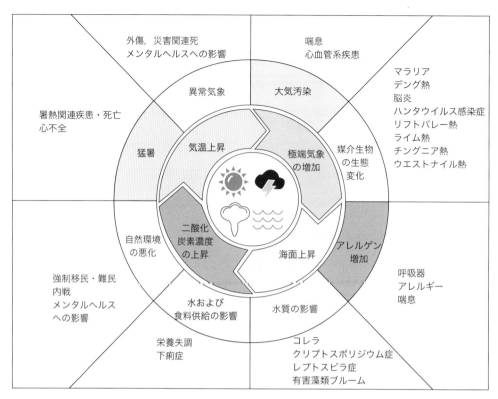

図 2-16　気候変動により影響を受ける疾患・健康問題（CDC をもとに筆者改変）

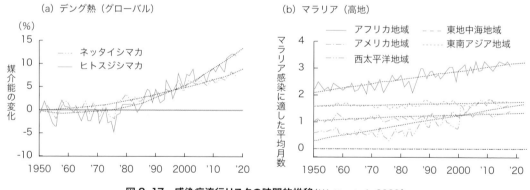

図 2-17　感染症流行リスクの時間的推移（Watts et al., 2020）

主要リスク因子のうち，それぞれ 10 位と 11 位であると報告された（GBD 2019 Risk Factors Collaborators, 2020）（図 2-18）．ここでいう非至適気温とは，「健康リスクが最低レベルとなる気温以外の気温」のことを指し，高気温（暑さ）のみならず低気温（寒さ）も含まれる．たばこや高血圧，大気汚染などによる死者数よりは少ないものの，水・衛生・手洗い（unsafe water, sanitation, and handwashing）や運動不足（low physical activity）に起因する死者数よりも多いことになる．しかし，この推計値は気温の直接影響として限られた疾患のみを対象としており，間接影響とされる節足動物媒介感染症や水系感染症，低栄養などへの影響は考慮されていない．温暖化の進行に伴い，寒さによる健康影響は減少するのではないかという議論があるが，さらなる知

見の蓄積が必要である.

（2）将来の影響予測

WHOの予測では，有効な温室効果ガス排出抑制策が不十分なまま社会の高成長が持続した場合（A1bシナリオ），温暖化が進行しなかったと仮定した場合と比べて，2030〜2050年に年間約25万人の過剰死亡が発生すると推計した（Hales et al., 2014）．サハラ砂漠以南のアフリカ，南アジア地域で小児の低栄養，マラリア，下痢症による過剰死亡が多く（Chua et al., 2021）（図2–19），高所得国では，主に高齢者の暑熱関連死亡が問題と指摘されている.

（3）気候変動に対する取り組み

これまでの気候変動対策は，原因となる温室効果ガスの排出を削減する緩和策を中心に進められてきた．2015年にパリで開かれた「第21回国連気候変動枠組条約締約国会議（通称COP21）」で合意されたパリ協定では，世界の平均気温上昇を産業革命以前に比べて2℃より十分低く保ち，1.5℃に抑える努力をすること，そのためできる限り早く世界の温室効果ガス排出削減に取り組み，今世紀後半には温室効果ガス排出量と（森林などによる）吸収量のバランスをとる「カーボンニュートラル」を実現することが合意された.

これを受けて2018年に発表されたIPCC「1.5度特別報告書」では，1.5度努力目標を達成するためには，2050年頃までにカーボンニュートラルが必要と報告された（IPCC, 2018）．保健医療セクターも，医療施設からのGHG排出，使用する電気等のエネルギー生成時のGHG排出，医薬品・医療機器等の製造，輸送，廃棄などサプライチェーンを通じてGHGを排出しており，その量は全排出量の4.4%（世界の主要43カ国平均，日本は6.4%）を占めると推定されている（Health Care Without Harm, 2019）.

しかし，世界が早急に緩和策に取り組んだとしても，気候変動を完全に制御することはできないと考えられており，その影響を最小限に抑える適

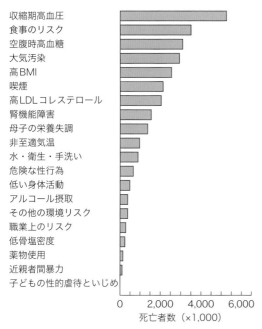

図2-18　主要リスク因子と死亡者数（女性，2019）
（GBD 2019 Risk Factors Collaborators, 2020）

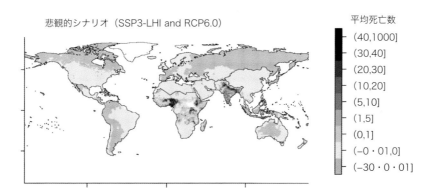

図2-19　下痢症による過剰死亡の将来予測（2080〜2095年）
（Chua PLC et al., 2021）

応策が，緩和策に加えて重視されている．私たちの生活・行動様式の変容，気候変動の影響を軽減・抑制する技術の研究開発，防災への投資など，自然や社会のあり方を変化する環境に合わせて調節することで，気候変動による悪影響を軽減する対策を適応策という．緩和策と適応策は気候変動対策の車の両輪の関係であり，同時に進めていくことが重要である．また，緩和策とヘルスプロモーションを同時に進める Health co-benefits は，健康分野での温暖化対策として重要な方策である（Future Earth, The Earth League, WCRP, 2021）．

例えば，自動車の代わりに自転車を使うことは，自動車から排出される温室効果ガスと大気汚染物質を減らし（緩和策），自転車を漕ぐことで心肺機能が高まり健康の増進につながる（IPCC, 2014）．肉食を減らし，野菜食を中心にすることは，家畜の飼料生産と輸送に消費されるエネルギーを減らし，飼育過程で糞尿などから大量に排出されるメタンの排出を抑制すると同時に，健康の増進につながる（Springmann et al., 2016）．さらには，気候変動対策がSDGs実現など，よりよい社会の実現にどのように貢献できるかといった視点が重要である．

【文　献】

CDC：Impact of Climate Change on Human Health. https://www.cdc.gov/climateandhealth/effects/default.htm

Chua PLC et al.: Global projections of temperature-attributable mortality due to enteric infections: a modelling study. Lancet Planetary Health, 5（7）: e436–e445, 2021.

Costello A et al.: Managing the health effects of climate change: Lancet and University College London Institute for Global Health Commission. Lancet, 16 : 373（9676）: 1693–1733, 2009.

Future Earth, The Earth League, WCRP: 10 New Insights in Climate Science 2021. 2021. Stockholm. https://doi.org/10.5281/zenodo.5639539

GBD 2019 Risk Factors Collaborators: Global burden of 87 risk factors in 204 countries and territories, 1990-2019: a systematic analysis for the Global Burden of Disease Study 2019. Lancet, 396（10258）: 1223–1249, 2020.

Health Care Without Harm: Health care's climate footprint: how the health sector contributes to the global climate crisis and opportunities for action. 2019. https://noharm-global.org/sites/default/files/documents-files/5961/HealthCaresClimateFootprint_090619.pdf

IPCC: Climate Change 2014: Impacts, Adaptation, and Vulnerability. Part A: Global and Sectoral Aspects. Contribution of Working Group II to the Fifth Assessment Report of the Intergovernmental Panel on Climate Change. Cambridge, United Kingdom and New York NY, 2014.

IPCC: Climate Change 2021: The Physical Science Basis. Contribution of Working Group I to the Sixth Assessment Report of the Intergovernmental Panel on Climate Change. Cambridge University Press, 2021.

IPCC: Global Warming of 1.5°C: An IPCC Special Report on the Impacts of Global Warming of 1.5°C Above Pre-Industrial Levels and Related Global Greenhouse Gas Emission Pathways, in the Context of Strengthening the Global Response to the Threat of Climate Change, Sustainable Development, and Efforts to Eradicate Poverty. World Meteorological Organization, Geneva, 2018.

Rockström J et al.: Planetary boundaries: exploring the safe operating space for humanity. Ecology and Society, 14（2）: 32 2009.

Springmann M et al.: Analysis and valuation of the health and climate change cobenefits of dietary change. Proceedings of the National Academy of Sciences of the United States of America, 113（15）: 4146–4151, 2016.

Steffen W et al.: Planetary boundaries: guiding human development on a changing planet. Science, 13 : 347（6223）: 1259855, 2015.

Watts N et al.: The 2020 report of The Lancet Countdown on health and climate change: responding to converging crises. Lancet, 397（10269）:129–170, 2020.

Whitmee S et al.: Safeguarding human health in the Anthropocene epoch: report of The Rockefeller Foundation-Lancet Commission on planetary health. Lancet, 386（10007）: 1973–2028, 2015.

WHO: Quantitative risk assessment of the effects of climate change on selected causes of death, 2030s and 2050s. WHO, pp. 1–128, 2014.

【橋爪　真弘】

第3章　文化・社会的コンピテンシー

【総　論】

　グローバルヘルスにおける社会・文化的コンピテンシーとは，第1に，社会・文化的要因がどのように健康にかかわる考えや行動に影響を与えるか，またそれが保健医療サービスシステムの各段階でどのように関連してくるかを理解する能力のことである．第2に，そのような理解を前提に，文化的，社会的に多様な集団に属するすべての人々が良質な保健医療サービスへアクセスできるよう，それぞれの特徴に配慮した公衆衛生プログラムを立案，実施，評価する能力を指す．第3に，グローバルヘルス分野で働く人々には，政策立案，研究，実践活動の場で，多様な社会，文化的背景を有する人々と協働作業をする能力も求められる（Al-Shakarchi et al., 2019；Withers et al., 2019；Zahirdddin et al., 2020）．

　社会的，文化的諸要因が健康問題にどのような影響を与えるかということを考えるとき，宗教，習慣，ライフスタイルなどが文化の例として取り上げられることが多い．しかしそれ以外にも重要な視点がある．例えば，植民地主義，帝国主義，人種差別などが人々や国の健康状態をつくり出し，健康格差に寄与してきた（Zahirdddin, 2020）．文化は空白に存在するものではなく，政治，経済，歴史的環境などの文脈を踏まえた理解が必要となる．コロナ禍においては，国内あるいはグローバルに存在する分断，格差，差別が今まで以上に鮮明化し，あるいは新たに生じている．皆が等しくリスクを経験するはずの感染症を通じて，社会，世代，職業，雇用形態，ジェンダー，エスニックグループなどにより，感染状況，治療へのアクセス，ワクチン普及状況をめぐる健康格差の問題を改めて考える契機となっている．

　ここでは，「医療人類学」において，文化・社会的コンピテンシーの学術的基礎となる考え方を概観する．まず，医療人類学の定義や健康や病いを考える上での重要な分析概念である医療の多元性や説明モデルについて論じる．グローバルヘルスの実践においては，医療人類学の「応用」的側面に注目が集まりがちである．ここでは，もう1つの重要な側面である近代医学を相対化する「批判」的役割をも考察する．そして，ある社会における健康や病いを，政治的，経済的，社会・文化的な文脈の中に位置づけて考えることの重要性にふれる．このような健康問題に対する複眼的視座は，実践の場において一見「近代医学」の見地からは自明の理にみえる「健康問題」や「優先順位」が，その対策活動の被益者とされる現場の住民のそれと必ずしも一致しない背景を理解するヒントとなるかもしれない．

　「ヘルスコミュニケーション」においては，社会の多様な文化背景を持つグループと健康にかかわるさまざまな事柄を共有するということに関して考察を深める．ここでは双方向性のコミュニケーションが文化的背景を理解した上でなり立つことや，コミュニケーションの3つの側面，効果的なコミュニケーションの原則，特に在来知という「人々が自然，社会環境と日々かかわる中で形成される実践的，経験的な知」を聴き取り蓄積し，評価し，知識として構築する重要性を議論する．

　「ダイバーシティ（多様性）」では，多様性，マイノリティ，包摂などのキーワードをめぐって健康についての洞察を深める．ここでは，ジェンダー的視点から政治的，社会的，文化的マイノリティである女性，性的指向・性自認（sexual orientation and gender identity：SOGI）マイ

ノリティ，障害者，エイジズムを受ける高齢者と
いうグループを事例に，それぞれの特徴を通じ
て，社会的にマイノリティというカテゴリーに属
する人々がどのような健康格差に直面しているか
を検討する．また，ダイバーシティという視点か
らの現状分析を踏まえて，当事者のエンパワーメ
ントの重要性や健康格差を解消するための方策も
論じていく．グローバルヘルスが多様性を包摂す
る共生社会をめざすのは，SDGs のゴール 3 にお
いて謳われるユニバーサル・ヘルス・カバレッジ
の「誰も取り残さない」という理念と一致する．

　「グローバルヘルスの経済学」においては，保
健医療分野における希少資源をどう利用し，管理
し，分配するかを，人々，組織，社会がどのよう
に最善の選択をするかを研究する学問である経済
学の観点から考察する．経済学は，保健医療分野
の多岐に渡るテーマを分析対象とする．ここでは
「保健医療人材」，「ユニバーサル・ヘルス・カバ
レッジ」，「公平性の分析」の 3 つに焦点をあて，
低所得国における具体的な取り組みを通して検証
する．経済学は重要な分析視座を提示する一方で，
保健医療サービスや財が，一般の財やサービスと
異なり，公共性，公益性，情報の非対称性など独
自の特徴を持つことを指摘し，経済理論の単純な
応用に注意を喚起している．

【文　献】
Al-Shakarchi N et al.: Global health competencies in UK postgraduate medical training: a scoping review and curricular content analysis. BMJ Open, 9：e027577, 2019.
Withers M et al.: Establishing Competencies for a Global Health Workforce: Recommendations from the Association of Pacific Rim Universities. Ann Glob Health, 85 (1)：1–11, 2019.
Zahirdddin QS et al.: Cultural competency framework for Masters of Public Health (MPH) Program: Calling for Action. Med Sci, 24 (102)：776–785, 2020.

【松山　章子】

▶▶▶ Ⅰ　医療人類学

1．医療人類学とは何か

　医療人類学については，Foster GM と Anderson BG による次のような古典的定義が知られている．「人間行動の生物学的及び社会文化的の両方の視点に関連した，生物文化的分野である（略）．特にこれらの二方向のものが，健康と疾病とに影響する人間の歴史を通じて，相互に作用してきたし，現在もそうであるとする立場に関わっていく分野である（略）．」（中川，1987）

　波平は，具体的な研究対象を「病気とは何か，それはどのような状態を指し，また何が原因で病気になったかについての人々の考え方である疾病観念，病気になったとき，人や周囲の人々がとる対処の方法，およびその知識，特定の治療者が治療行為をすることを認めたり，新たな治療者を養成する制度，疾病観念や治療方法と直接結びつく身体観念など」（波平，1994）としている．

　人々が，健康，死，病気，性，などをどう捉え，どういう行動をとるかは，その人々がその中で育ち習得した文化の中で物事をどう理解するかという，いわゆる世界観と密接に関係する．世界観とは，世界の認知の方法であり，文化のレンズ（眼鏡）（辻内，2018）ともいわれる．また，文化以外にも，健康に関する信念や行動に影響を与えるものとして個人的要素（年齢，性別，体格，性格，経験など），教育的要素（公的教育，民間教育，宗教的・民族的教育など），社会・経済的要素（貧困，社会階級，人種差別，社会的援助ネットワークなど），環境的要素（天候，人口密度，環境汚染，医療を含めた社会的インフラなど）があげられる（辻内，2018）．文化は決して単独で存在するわけではない．文化の置かれている背景，つまり文脈の中で読み解くことが必要となる．さらに，文化は，常に周りの文化集団との交流を通して，あるいは国内あるいは国際情勢などの政治・経済的状況の中で変化し続けるダイナミックなものである．このことは，例えば紛争や迫害から逃れる難民，あるいは経済的理由で頭脳流出をする医療人材の国境を越えた移動が起きる場合，他の文化との接触や交流により在来の文化のレンズに影響を与えることを考えると明らかであろう．同時に，このような影響は一方通行ではなく，彼らを受け入れる社会に住む人々の文化のレンズにも影響を与えるのである．

2．多元的医療の世界に住む私たち

　高度に工業化された社会に住む私たちは，近代医療のその政治的，経済的優位性から，健康や病気を考える際に近代医学が普遍的なものと捉えがちである．しかし，後述するように，医療人類学の相対化の視点は近代医療も複数の医療体系の1つに過ぎず，日本や欧米社会も含め，私たちは皆「多元的医療体系」の社会に住んでいることを明らかにしている．このような考え方は「医療的多元論」（Leslie, 1976；池田，2001）と呼ばれる．具体的には，民間セクター（popular sector），民俗セクター（folk sector），専門職セクター（professional sector）という3つのセクターが相互に関連しあいながら存在する（Kleinman, 1980）．

　民間セクターにおける病気のケアは，主に「家庭」がその舞台となり，心身の不調への対応を一般の人々が行う．家庭でしばらく様子をみる，市販薬や置き薬を飲む，昔からの言い伝えによる自家療法によって手当てする，親戚，友人等のアドバイスを求めたり手当てを受ける，教会，新興宗教団体，自助グループにおけるヒーリングや相互ケアを受ける，お守り，護符，宗教的メダルなどを身につける，などがこのセクターに含まれる．

　民俗セクターは，特に伝統的社会において大きいセクターである．しかし，高度に工業化した国々においても例外ではなく，他のセクターと時には

競合し，時には共存する形で存在する．宗教的であったり世俗的であったり，あるいは両者の混合形であったりと様式は多様である．このセクターに属する治療師は，基本的には公的なシステムには組み込まれない．主な治療師としては，骨接ぎ師，産婆，抜歯師，薬草師，心霊治療師，スピリチュアルヒーラー，透視能力者，シャーマンなどの伝統医療師などであり，世界中に存在している．村医者（village doctor）やブッシュドクターの中には，有資格医師のもとで非公式の訓練（見習い）や簡単な研修を受けた元ヘルス・ワーカーなどもいるが，その多くは正式な訓練を受けていない．自ら市場や薬局で手に入れた医薬品や注射器，簡単な外科道具を使って患者に対して治療を行うことが多々ある．

　このような民俗治療師は，心身の不調の起源，意味，治療に関する信念を含めて，自分たちが暮らすコミュニティの文化的価値や世界観を共有している（辻内，2018）．特に宗教的民俗治療師（いわゆる伝統医療師）の多くは，患者の病いを単に身体的痛みだけではなく，感情的症状も含めて，他者との関係，自然環境との関係，超自然力との関係など総合的な観点から診て治療をする．また，このセクターの治療師は，病人やその家族にとっては，時間を気にせず相談に訪れることが可能である．専門用語を使わずわかりやすい説明を受けることができ，支払いも現金ではなく物資でもよい．あるいはつけがきくという点でも親しみやすい．元来このセクターに入る中国医学，アーユルヴェーダ（ヒンドゥー医学），ユナニ（イスラム医学），ホメオパシー（ドイツ発祥の同種療法）などは，土着的特徴を持つ．一方で，国によっては近代医学と同じような正当性と住民の支持を得てかなりの程度専門職化され，政府の認可する大学や専門学校での教育プログラムに組み込まれている場合もある．なお，補完代替医療（Complementary and Alternative Medicine）として世界の広い地域に広がっている鍼灸治療，カイロプラクティック，整骨，薬草（漢方），自然療法，スピリチュアルヒーリング，マッサージ療法，瞑想療法なども，民俗セクターと専門職セクターにまたがっている．

　専門職セクターは，組織化され法的に認可された医療専門職によって構成され，代表的なものが近代医療（西洋科学的医療，生物医療）である（辻内，2018）．このセクターに属する専門職には，医師，看護師，助産師，保健師，理学療法士，薬剤師，その他ヘルス・ワーカーなどの保健医療人材が含まれる．

　人々はこのように多元的医療体系の中の複数の医療体系（セクター）を併用，あるいはAが効かない場合はBを試すなど横断的に利用している．具体的な事例は後述するが，人々が持つ病因論にもとづいて治療を求めるだけではなく，治療へのアクセスや，そのセクターの治療者との関係，サービスの質や個別の治療効果の評価など，複合的な要因がその利用行動に影響を与えている．

　多元的医療体系の社会において，人はそれぞれ病気に関する「説明モデル」を持つ．説明モデルとは，病いがパターン化され，解釈され，治療されるプロセスを見るための方法である．主に病いの5つの側面，すなわち病気の原因（病因論），発病の経緯，病気のメカニズムとプロセス，病気の経緯と重症度，その状態に対する適切な治療について説明を与える（Kleinman, 1980）．病人と治療者の双方が，それぞれの社会・文化的，あるいは専門的教育の影響を受けたモデルを有している．

3. グローバルヘルス実践における医療人類学の役割：応用と批判

　グローバルヘルスの実践の場においては，近代医療を基盤とする公衆衛生プログラムを住民に受け入れてもらうために，医療人類学的研究により地域の住民の内なる（エミック）観点（波平，2011）を明らかにし取り入れるという「応用」的側面が強調されがちである．一方，医療人類学のもう1つの側面である近代医療を相対化する「批判」的役割にも注目したい．

例えば，中央アフリカ地域でエボラウイルス病が大流行した際，国際社会は大規模な援助を実施した．しかし，なかなか地元の人々の協力が得られず，国連・政府や国際NGOのエボラウイルス病対策のための診療所が襲撃に遭ったことも記憶に新しい．コンゴで焼き討ちにあった国境なき医師団診療所のヨーロッパ人スタッフが，なぜ地元の人々はこのような怒りや敵意を抱いているのかと現地スタッフに尋ねると，「私の夫は（コンゴ紛争時に起きた）虐殺によって命を落とした．2人の息子もマラリアで死んだ．エボラウイルス病は『あなたたち（欧米社会）の優先事項』だ．『私たちの優先事項』は子どもたちを病気から守り，きれいな水や衛生状態を手に入れ，家族と安全に安心して暮らすことだ．」と述べた（NHK，2020）．彼女の言葉は，エボラウイルス病という疾病を圧制するために，宇宙服のような防護服に身を包み現地に入っていった政府や援助関係者と，十分な説明も受けられないままエボラウイルス病で亡くなった家族と引き離され，伝統的な喪の儀式さえ禁じられた現地の人々との断絶を端的に表している．その根底には，自分たちが苦しんできた虐殺や性暴力を国際社会は放置してきたにもかかわらず，ひとたびエボラウイルス病という疾病が国境を越え国際的な脅威となったとたん，現地の人々の伝統的な文化や価値観を無視してでも強権的にプログラムを押し付ける外部者への不信感があったといわれる．

健康や病いというものが，人々の日常世界の中に位置づけられるとき，それが当事者にとってどういう意味を持つのかをより広い文脈で理解することは，グローバルヘルスを実践する時に大事な視点である．その際には，経済的，政治的背景を始め，ジェンダー分析など，家族，コミュニティ，地域，国家間で権力関係なども考慮することが重要である．

4．健康と病気の事例：医療人類学的考察

ここでは，医療人類学の知見がどのようにグローバルヘルスの研究や実践に貢献するのか，具体的事例を通じて考察する．それぞれの事例は，医療人類学の下位領域[注1]である「民族医学（Ethnomedicine）」（事例1と3），「生態学的医療人類学（Ecological Medical Anthropology）」（事例2）をその理論的基盤としている．また，前述のコンゴにおけるエボラウイルス病の事例のように，健康問題をマルクス主義，従属論，ジェンダー研究の視点から政治・経済的権力構造との関係で批判的に論じる「批判的医療人類学（Critical Medical Anthropology）」（Hans et al., 1997；池田，2001）もある．医療人類学の下位領域の理論は，単一の理論的基盤で分析を行うというより，時には複数の理論が相互に影響しながら複雑な事象の分析視座を提示することもある．

事例1：カメルーンにおけるブルーリ潰瘍に対する病因論と治療希求行動

アフリカで感染者の多いブルーリ潰瘍（Buruli ulcer）に関する多元的医療行動の研究（Grietens, 2012）では，インタビューや観察によって，住民のブルーリ潰瘍に対する病因論が主に神秘論的（mystical）なものと自然的（natural）[注2]なものがあることがわかった．神秘論的病因論は，ブルーリ潰瘍への感染を，盗みを働く，田畑の境界を超えるなど社会的秩序に反する行動，他人あるいは呪術師を介して呪術をかけた場合などにその原因を求める．一方，自然的病因論では，その原

注1）医療人類学の下位領域として，この他にも「文化とパーソナリティ研究」，「臨床医療人類学」，「栄養人類学」など，さまざまなものがある（中川，1987；池田，2001）.

注2）Foster GMとAnderson BGは，非西洋社会における一般の人々の病因論を「人格的（Personalistic）システム」と「自然環境（Naturalistic）システム」に分類した．前者は超自然的存在（神），非人間的な存在（幽霊，祖霊，精霊など），人間（呪術師，妖術師など）によって引き起こされる．後者は，自然の力や，寒さ，風，湿気といった状態，個人的な不均衡や社会的不均衡といった非人間的要因によって説明される．「不均衡」には四体液説，中国伝統医学の陰陽システムなども含まれる（中川，1987；池田，2007）.

因を昆虫が媒介する感染，汚染水による感染や細菌によるものとする．神秘的病因論，自然的病因は相互に排他的ではなく，例えば病気を運ぶ昆虫は呪術により遣わされたと説明する．また，基本的には近代医学と同じく，感染の原因は細菌であるとしながらも，人によって感染したりしなかったりする理由を，反社会的行為や呪術によって説明するなど，2つの病因論を重ね合わせることも多い．

　加えて，このような病因論は固定されたものではない．病状の変化，感染頻度，特定の病因論にもとづいて希求した治療の効果に関する認識，治療へのアクセス（医療施設，伝統医療師までの距離，財政的負担，家族，親戚，コミュニティからの支援の有無など），医療スタッフの傲慢な態度に対して患者側が反発しているなど，さまざまな要因が複合的に関係し，その後の治療希求行動に影響を与えている．

事例2：鎌状赤血球貧血

　米国の黒人に多い鎌状赤血球貧血は，異常ヘモグロビンが過剰となることで極度の貧血を起こし，適切な医療処置がとられなければ子どもの多くは成人に達する前に亡くなってしまう．しかし，彼らのルーツである西アフリカの人々の40％近くは，この赤血球内の異常ヘモグロビンにより，熱帯熱マラリア寄生体の代謝と再生産と阻害し，その結果マラリアに感染しても重篤にならずにすむ（丸井，1995）．

　自然人類学の流れをくむ生態医療人類学は，健康と病気を，無生物的環境，生物的環境，文化的環境を全生態系の中で捉える．健康は環境への適応の尺度（中川，1987；池田，2001；丸井，1995）であるとするのが基本理念である．人間集団が特定の環境にいかに適応したか，あるいは逆に適応できずにいるかが健康や病気の状態としてあらわれるとする．人間が生活を営む生態系がどのようなシステムになっているのか，人間が環境や資源をどのように認識し利用するのか，産業・技術の進歩や人口増加に伴う環境の変化が疾病構造にどのような影響を与えるかなどの分析の

視点を提供する．

事例3：英国における多元的ヘルスケア

　近代医療を基礎とする公衆衛生プログラムが住民に受け入れられないことがある．その場合，伝統的社会の人々の「知識の欠如」が原因であると，患者（病人）側が阻害要因を抱えているかのように表現されがちである．しかし，離床現場の医療者であれば，一見近代医療がその趨勢を極めているように見える日本や欧米諸国においても，患者（病人）は必ずしも医師の期待通りには行動しないことを知っているであろう．

　この事例を英国における多元的な医療・ヘルスケアの状況を通じて察してみよう．英国内には，身体の不快感や精神的苦痛の軽減や予防に対応したあらゆる治療の選択肢がある．「ヘルマン医療人類学」（辻内，2018）によると，まず，英国・国民保健サービス（National Health Service：NHS）下には，病院医師や家庭医，開業医や民間病院勤務医，看護師，助産師，保健師，ソーシャルワーカー，その他の各種専門職の保健医療従事者が属する「専門職セクター」がある．「民間セクター」には，グループセラピスト，自助グループ，ヨーガや瞑想グループ，健康食品店店員，美容セラピスト，クリスチャン・ヒーリング組合などを含めた20種類ほどの方法（治療師）が存在する．家族，友人，知人など「健康に詳しいお隣さん（over the fence physicians）」としてふるまう人々もいる．

　1972年に実施された調査では，高熱，頭痛，消化不良や喉の痛みに対して自己処方した薬の使用が，正式に処方された薬の処方の2倍みられた．メディア（テレビ，雑誌など）も情報源として重要な地位を占め，昨今ではインターネットやSNSなどを通じた出所不明の情報も含めて健康や病気の情報が氾濫している．近年その数が増加している自助グループは，「苦悩の共同体」として機能しており，災厄により精神的苦痛を経験している人々が会員となる．自助グループが人々の支持を得る理由として，現在の医療・社会サービスが人々のニーズに応えていないこと，コミュニ

ティ内における相互支援の価値や，内部で共有されている問題を周知するメディアの役割を理解していること，匿名化が進む産業社会の中でスティグマ化されていたり，周縁的な社会的属性を持つ人々のための対処メカニズムとして，コミュニティへの帰属意識が高まること，自助グループがあることで，より個人的な形で災厄を説明でき対処することができる点などが指摘されている．

これらに加えて「民俗セクター」においては，地域の信仰にもとづく治療師やジプシー，占い師，透視能力者，霊能者，薬草師，「魔女（wise woman）」などが農村部では今でも存在する．エスニック・マイノリティや移民の中には自分たちの文化にある伝統医療師の治療を受診し続ける人も多い．イスラム教のハキム，ヒンドゥー教のヴァイドヤ，中国伝統医療師，アフリカ系マラブー，オービア（呪術師），カリブ系スピリチュアリストなどがいる．補完代替治療師（鍼治療，ホメオパシー，カイロプラクティック，薬草治療，スピリチュアルヒーリングなど）も数多く存在している．ある調査（1996年）では，英国内に5万人の補完代替医療従事者がいると推定され，この数は家庭医の総数より60％多い．

このように多元的医療体系の社会に住むわれわれは，病人となった場合に単に受け身に情報や治療を受けるのではなく，自分の身体的，精神的，感情的，社会的苦痛を自分の世界観にそって説明し不調を回復する道を探し，選択するのである．その過程には，個人の経済状況や，家族やコミュニティの支援の有無，政治的・宗教的信念，治療師との信頼関係，なども大きく影響している．

5．医療人類学的視座を実践の場で活かすために必要な能力

グローバルヘルスの実践において，医療人類学的な見方を応用するためには，以下の能力が必要である．

①社会的，文化的諸要因が健康や病いにどのように影響しているか，人々の生活世界に関心を向

けて現状分析する能力がある．

②植民地主義，人種差別，ジェンダー問題を含む多様な権力や差別の問題が，国内およびグローバルなレベルで人々，地域，国家の健康や健康格差を形づくっているという視点から考察ができる．

③周縁化された人々（エスニック・マイノリティ，貧困層，性的マイノリティー，障害者など），政策決定者，メディア関係者，企業関係者を含む専門家グループと，社会の多様なグループのそれぞれの文化的特徴に考慮しながら健康課題に関して情報を共有し対話を行うことができる．

④現地の言語や文化を学ぶ知的好奇心と意欲がある．

【文　献】

Foster GM, Anderson BG 著，中川米造訳：医療人類学．1987.

Grietens KP et al.: What Role Do Traditional Beliefs Play in Treatment Seeking and Delay for Buruli Ulcer Disease?-Insights from Mixed Method Study in Cameroon. PLos One, 7（5）: e36954, 2012.

Hans A et al.: Medical Anthropology and the World System: A Critical Perspective. Bergin & Garvey, 1997.

Helman C 著，辻内琢也訳：ヘルマン医療人類学－文化・健康・病い－．金剛出版，2018.

池田光穂：実践の医療人類学－中央アメリカ・ヘルスケアシステムにおける医療の地政学的展開－．世界思想社，2001.

池田光穂ほか：医療人類学のレッスン－病をめぐる文化を探る．学陽書房，2007.

Kleinman A: Patients and Healers in the Context of Culture.University of California Press, pp. 104–118, 1980.

Leslie C: Asian Medical Systems. University of California Press, 1976.

McElroy A ほか著，丸井英二訳：医療人類学－世界の健康問題を解き明かす－．大修館書店，1995.

波平恵美子：医療人類学入門．朝日新聞，1994.

波平恵美子：文化人類学【カレッジ版】第3版．医学書院，2011.

NHK：ETV シリーズ「パンデミックが変える世界紛争地からのSOS」2020年9月19日放送．

【松山　章子】

▶▶▶ II　ヘルスコミュニケーション

1．基礎知識 (現状)

1) ヘルスコミュニケーションの捉え方

「ヘルスコミュニケーション」は、「ヘルス」と「コミュニケーション」がそれぞれ何を意味するかによって、捉え方が変わる複雑な概念である。WHO の健康の定義によれば「健康とは、病気ではないとか、弱っていないということではなく、肉体的にも、精神的にも、そして社会的にも、すべてが満たされた状態にあること」である (日本WHO 協会)。その後、Huber ら (2016) が、疾病よりも人を中心として「人生の身体的、感情的、社会的課題の観点から、順応し自己管理する能力としての健康」と再定義を試みている。この定義から、身体的な機能、心の機能、スピリチュアル・存在論的側面、クオリティ・オブ・ライフ、社会参加、日常機能の 6 つの軸で内省する指標を紹介し、「物事に対処できるか」を基盤とした評価の視点を提示している。

2016 年と 2018 年に全世界向けに出版された新しい WHO の妊娠期・分娩期ケアのガイドラインは、妊婦の身体的、社会文化的「正常」を保ち、母児の健康を促進し、女性の「体験」をポジティブにするようにケアの質の改善を推奨している (WHO, 2016；2018)。このようにヘルス (健康) が何を意味し、何を改善しようとするものかは、その扱う分野や環境、時代によっても多様である。

コミュニケーションとは、もともと「共有する」という意味を持つラテン語の「communicare」「communus」を語源とし、単に伝えるということだけではなく、それによって何かが共有されていく過程であり (石川、2020)、共有されている状態を生み出すことが期待される。したがって、ヘルスコミュニケーションというとき、「健康」として扱うもの、またそれに寄与するものを「共有」することであることは基本として捉えられる。

そしてヘルス (健康) が何であり、コミュニケーションによってどう共有しようとするものなのかによって、ヘルスコミュニケーションはさまざまなものを含みうる。

2) ヘルスコミュニケーションによって、何を果たすのか

コミュニケーションには大きく分けて、一方向型、双方向型、プラットフォーム型がある。例えば、メーリングリストや携帯電話のショートメッセージを用いてお知らせを届けるようなものは一方向である。一方、相談窓口に電話をしてやりとりをするようなものは双方向であり、ソーシャルメディアのような多数の人がやりとりするようなものはプラットフォーム型である。一方向で、自分が伝える、共有する内容を通して相手の認識や感情・行動を変えようとする目的で行うコミュニケーションは、送り手が受け手の前提や準備度 (レディネス) に合わせて情報を発信する必要がある。双方向、プラットフォーム型のコミュニケーションでは、経験、知識、感情、意見を共有したり、場や時間を共有することで、社会的なリアリティを形成することができる。情報や前提、準備度もお互いに共有するものであるところが一方向のコミュニケーションと異なる。

また、コミュニケーションが何を果たすのかは一通りではない。単純にコミュニケーションを通し、情報を伝搬するということに加え、人が社会的なコミュニティのメンバーであるということを反映した儀式的な機能も果たす場合がある (Rimal et al., 2009)。例えば、低・中所得国の市場に行くと、商品に値札がついていないことがよくある。「いくら？」と尋ねると、値段が伝えられるという情報伝達が起こる。それによって買い手はその値段を知ることができる。しかしその社会のメンバーであれば、その値段がこれからなされるであろう交渉を踏まえて高く設定されてい

るものなのか，最終的な値段なのかも判断がつき，必要に応じて交渉を行う．筆者はインドの市場でこうした交渉をしながら，「値札をつけておけばそんなやり取りは必要ないのに，なんでわざわざ交渉させるのか」と聞いたことがある．そのとき，「コミュニケーションを取りたいんだよ」といわれたことをよく覚えている．値札は一方的にこの品物がいくらであるかを伝え，買うか買わないかはその人次第である．値段を決めていないことは，社会情勢や相手の懐具合によって値段を調整できるということでもある．ここで行われるコミュニケーションは，一方的な値段という情報の伝搬に留まらず，相手の懐具合を知ったり，それに伴って条件を変えて買うか買わないかにお互いが寄与しており，一定の交渉としてのやりとりが行われるという点で儀式的でもある．

　臨床の現場においても，医療者が患者に保健指導するという一方向型と，長期的なケア内容を相談しながら進める双方向型，また患者会のようなプラットフォーム型があるだろう．それぞれにかかる時間もコストも異なり，何を果たしたいのかによって，向き不向きがある．

3) ヘルスコミュニケーションの鍵

　Rimal ら（2009）は，ヘルスコミュニケーションの文脈の中で，コミュニケーションには以下の3つの側面があると指摘している．1つめは，コミュニケーションは単純にそのまま伝わるものではないということである．人は何に出会うかを選んでいる（selective exposure）．そして出会った場のコミュニケーションから何を受け取るのかも選んでいる（selective perception）．それは個人の過去の経験や信条，知識にもよるし，社会的な人間関係や文化，社会的規範にもよる．

　2つめは，伝搬されたメッセージと受け取られるメッセージに差があるということである．情報との出会い方にも違いがあるし，どう解釈するのかという点でも違いが起こる．この点で，情報が意図と異なって伝わっていないか，逆の意味に捉えられていないか，意味のないものになっていな

いか，十分に吟味する必要がある．

　3つめは，コミュニケーションというのは動きのあるプロセス（dynamic process）で，情報源と受け手が絶えず入れ替わることである．誰か1人がずっと情報を発したり，逆にずっと情報を受けているわけではない．

　この3つの側面から，ヘルスコミュニケーションとはいかに複雑かが理解できる．では，効果的に情報を伝えるには，何を工夫すれば良いのか．WHO は効果的なコミュニケーションの原則として，アクセスできる（accessible），行動できる（actionable），信頼できる（credible），関連がある（relevant），良い時期に（timely），理解できる（understandable）の6つをあげている（WHO，2021）．これは，対個人の教育や政策決定者へのアドボカシーなど，情報の伝搬を目的としたコミュニケーションでイメージしやすいが，プラットフォーム型のコミュニケーションでも，どの情報に人が多く反応するかに応用可能である．

　これらを踏まえ，ヘルスコミュニケーションの鍵となるのは，事前にヘルスコミュニケーションを実施する対象に関する十分なアセスメントを行うことと，共有する内容のプレテスト（試験的な実施）である．実施しようとするヘルスコミュニケーションが，対象にとってこの6つの原則を満たすものかを評価する必要がある．

4) ヘルスコミュニケーションの発展

　米国のSociety for Health Communicationは，ヘルスコミュニケーションの定義として次の2つを示している．1つめは，ここでも扱っている「健康」を「共有」する概念として「人々と大衆の健康とウェルビーイングを発展させるためにコミュニケーションを使う科学とアート」としている．2つめは，学術分野としてのヘルスコミュニケーションを捉えた「人々と大衆の健康とウェルビーイングを発展させるための行動，政策，実践を促進するためにコミュニケーションのエビデンス，戦略，理論，創造性を応用する学際的な学

術と実践分野」である．1つめの「科学とアート」の表現から，科学的なエビデンスと，人々の感情や直感，感性や文化といった主観的な要素の両立を重要視していることがわかる．主観的な要素は，2つめの定義に含まれる「行動，政策，実践」といった現実社会の人々に影響を与え，変容するために重要である．また，直感や感性はそもそもエビデンスを生み出す研究や創造性を保つためにも必須である．

　人類学の分野では，「在来知」という考え方がある．在来知は，「人々が自然・社会環境と日々関わるなかで形成される実践的，経験的な知」（重田，2013）と定義される．この視点で医療に関しても，対象となる人が日常を生きる中で，「健康」をどのように捉え，行動しているのかを知恵・知識として蓄積し，「医療在来知」と呼んでいる（Shimpuku et al., 2021）．グローバルヘルスの中で，科学的に吟味されたガイドラインをある国に適応するとき，「アート」つまり主観的な要素を含め「何がこの地域では健康と捉えられているのか」「どのようなシステムがこの地域ではうまくいくのか」などを聴くことで蓄積した在来知と融合させ，その国の人々に最適な医療を考える必要がある．

　冒頭に述べた通り，近年 WHO は妊産婦のケアをその対象のポジティブな経験（positive experience）を主軸にガイドラインを出版している．その中で重要視されている妊婦を正常に保つこと，もしくはより健康になることについて，助産師はその土地の風習や文化を取り入れたさまざまな知恵を構築している．例えば，産痛緩和のマッサージ，体を温めるなどのケア，地産の野菜を用いた食事指導，その土地の女性の動静に合わせた運動指導などがある．

　今後，そうした助産師が経験的に得てきた知恵を「在来知」として捉え直し，これまで科学的に検証がされてこなかったケアについても，その効果を質的に評価し，知識を構築していくことが求められる．学術分野としてのヘルスコミュニケーションにおいて，特にグローバルヘルスのコンテ

クストでは，この科学知と在来知の融合という考え方が非常に重要である．

2．応用例（具体例）

1）アフリカにおけるヘルスコミュニケーション

　こうした基礎知識をベースに，東アフリカの一国であるタンザニアで展開している教育研究活動を紹介する．タンザニアは 2015 年の妊産婦死亡率が出産 10 万対 556 と高く，医療施設で出産する割合は全体の半数程度である（NBS, OCGS, ICF, 2016）．筆者はこの状況で，病院で出産している女性はどのように出産を経験し，どのようなことを望んでいるのかという研究疑問を持ち，まず聴くことに取り組んだ．人材，薬剤，資材がすべて不足している出産現場で，女性が陣痛中に1人で耐え，生まれるときにやっと助産師が来るような状況で，女性が何を感じ，何を得て，何を得たいと思っていたのに得られなかったか，ということを知りたいと思ったからである．筆者が初めてタンザニアに渡航した当時，グローバルヘルスの世界的なアジェンダとして MDGs が進行中で，そのゴール5として妊産婦の健康は最優先課題とされていた．しかしながら，「施設分娩率を上昇させること」に力点が置かれており，その施設で提供されるケアの質はどうなのか，女性がどのように感じ，何が不足していて，それにもとづいて何を改善すべきかという議論は抜け落ちていた．

　研究の主な結果としては，多くの女性がいざというときの医療的な介入を求めて医療施設で出産することを選んでおり，「自分も赤ちゃんも生きていたから良かった」と語った（Shimpuku et al., 2013）．これは周囲に妊娠・出産で亡くなる女性が多いことが背景にあることが考えられた．この認識が強いため，なかなか「何が不足していたのか」を聴くことは難しかった．それでもインタビューを続けるうち，「痛いと言っているのに看護師が通り過ぎていくのが辛かった」「誰も助けてくれないからもう病院には来たくないし，子

どもも産みたくない」という声が聴かれた．助産師不足の中，特に農村部では出産数が多く，また来院者には合併症も多い．助産師の手が行き渡らずに女性がこうした経験をすることを減らしていくためには，少しでも出産が順調に進むよう，女性と家族に妊娠経過が正常を保てるような健康教育を行うこと，それによって出産への準備度を向上することが重要である．

2）家族に焦点を当てた集団健康教育

　健康教育という形式をとったヘルスコミュニケーションとして，安全で安心な出産を促進するため，女性や家族の視点から理解しやすく，行動につながるような教育プログラムの開発を試みた．先の調査による対象と地域のアセスメントによって，一般的に農村部住民の最終学歴は初等教育であり，医療者の専門的な説明は難しいであろうことが理解できていた．農村部の医療者不足から診察の時間も限られ，妊婦健診で個別に女性や家族に時間をかけて教育することは難しいこともわかった．Sarker ら（2010）は，妊婦健診を受けた女性のうち，医療にアクセスすべき合併症のサインについて1つでも述べることができたのは，54% に留まっていたことを報告した．Magoma ら（2010）は，妊娠期教育の質を向上するため，医療者にトレーニングを施したが，妊婦健診における合併症のサインや安全な分娩についての説明は大きく改善されなかった．すでに多忙な医療者に役割を加えるアプローチに限界があることを示唆していた．

　タンザニアの文化や背景を反映した教育プログラムとして，Madeni ら（2011）は，タンザニア都市部の思春期の生徒に紙芝居を用いた性教育を実施し，知識と行動のスコアが向上したことを報告している．教育レベルが都市部よりも低く，伝統的な風習の残る農村部においても，絵と語りで伝えられる教育プログラムは有効性を期待することができ，妊婦・家族に対して効果的に正しい情報を伝えられる可能性があった．また，集団教育とすることで，保健指導という側面に加え，教育

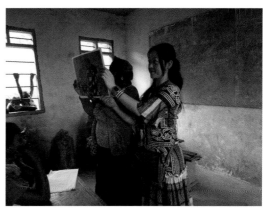

写真 3-1　タンザニアの農村部で教育している様子

を受けた妊婦と家族がコミュニティとして妊婦をサポートするような体制をつくりあげることも意図していた．

3）紙芝居教材での教育効果

　先行研究を踏まえ，農村部で活用可能な紙芝居教材を作成・実施し，女性と家族の出産準備度の変化を評価した（Shimpuku et al., 2018）．教育前後で，女性・家族の知識が向上し，家族のサポートと金銭・食料の準備の認識が向上した．家族においては，出産準備度と医療介入への認識が向上した．引き続き，この教育が実際の出産準備と出産アウトカムに影響しうるかを評価するため，教育を受けた人と受けなかった人を1年後にフォローアップして出産準備と出産アウトカムを評価した（Shimpuku et al., 2019）．教育を受けた人の方が出産準備度として，緊急時の搬送施設の準備，病院までの付添者の準備，女性を含めての出産場所の決定，4回以上妊婦健診の受診を行った者が多く，出血や痙攣などの合併症，帝王切開，新生児の合併症が少なかった．教育介入で家族とともに妊婦の健康を守る出産準備をコンテクストに沿って説明することによって，行動変容が促され，出産アウトカムに影響を及ぼしうることが示唆できた（写真 3-1）．

4）アプリ教材開発

　紙芝居教材で一定の教育効果が得られたため，

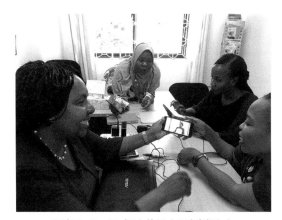

写真 3–2　アプリを使用する助産師たち

より広く教育を届けるためにはどうするべきか．次のステップとして，タンザニアで普及が進んだスマートフォンのアプリを応用して，助産師の教材に展開した（写真 3–2）．そうすれば，現地の助産師がいつでもどこでも新しいエビデンスを学び，その保健指導にアプリを用いることができるからである．特にアプリは双方向およびプラットフォーム型のコミュニケーションとしてデザインすることができる．モバイルデバイスを用いた健康教育を mHealth と呼ぶが，一方向の妊婦健診のリマインダーや教育内容が送られてくるスタイルの mHealth が一般的な中，ケニアにおける mHealth のランダム化比較研究が参考になった（Sellen et al., 2014）．同研究では母乳育児支援において 3 つの方法，①双方向型の mHealth を通したピアサポート，②ひと月ごとの対面のピアサポート，③医療施設での支援を比較しており，①の双方向型の mHealth がもっとも母乳育児継続に効果を出したと報告された．これは mHealth による頻繁なピアからのアドバイスの効果によるものと考えられており，開発した助産師教育アプリも助産師が知恵を共有し，アドバイスし合う，つまり双方向のつながりと交流を促進することで，効果がことが考えられた．

　紙芝居教材をスワヒリ語で動画化し，前述の新しい WHO の妊娠期・分娩期ケアのガイドラインとともに，なぜそれが重要なのか，助産師が日々のケアにどのように反映させることができるのか

を，アフリカの女性や新生児，手に入る食材などに即したイラストで説明したコンテンツをアプリ内に作成した．助産師が妊婦健診の際に，妊娠週数に応じて必要な検査や健康教育を調べられるように，実践的な「妊娠週数別」ガイドを作成した．また，助産師の理解度をチェックするためのミニクイズも作成した．また，各コンテンツにはコメントや「いいね！」を付けるスペースを設け，助産師同士，また開発者とコミュニケーションを取れるようにした．2022 年，実装研究を遂行中である．

3．グローバルヘルスの実践に必要な能力

　以上の考察と実践経験，また WHO のコアコンピテンシー（WHO Global Competency Model）から，ヘルスコミュニケーションには次の 3 つの能力が重要であると考える．

1）相手を理解しようとする力

　医療者における対患者関係と同じく，グローバルヘルスで行うヘルスコミュニケーションにおいても，まず相手に対する関心を持ち，相手のことを聴き，理解しようとする力が求められる．WHO は，コアコンピテンシーに Communicating in a credible and effective way（信頼される効果的なコミュニケーションを取る）を提唱している（WHO）．その内容には "listen actively（積極的に聴くこと）" が含まれている．自国で行っている医療や教育の視点から伝えるのでは，相手の受け止め方が異なる，そもそも聞く耳を持ってもらえないなどの可能性を考慮し，相手についてよく聴き理解するコミュニケーションが求められる．

2）心を開いてもらう力

　相手を理解するために必要な情報を聴くには，相手がこちらを信用し，必要な情報を伝えてくれる関係性を構築する必要がある．場合によっては，相手が善意から，こちらの喜ぶことをいって

あげようということも起こりうる．相手にとっての真実を語ってもらうには，相手を尊重し，「この人になら話しても良い」という心理的安全性を提供することが必要である．WHO も，コアコンピテンシーに "Respecting and promoting individual and cultural differences"（個人的と文化的違いを尊重し，促進する）を示している（WHO）．直接話せる言語能力があれば理想的であるが，まず相手の言語の挨拶を学び，実際に挨拶することで，尊重する態度を示すことができる．

3）その地域にとっての最適と持続可能性を考える力

ヘルスコミュニケーションの原則や特性，在来知という概念を理解し，自国の医療やガイドラインを押し付けず，文化や習慣や価値観をふまえて，その国や地域で得られる資源で現地に根付くことができる技術を用いて，最適な医療とは何かを知ることが重要である．WHO のコアコンピテンシーには "Moving forward in a changing environment"（変化する環境の中で前進する）とある（WHO）．既存の枠にとらわれず，変化に対応できる柔軟性が真に重要な何かを見抜き発案することにつながる．個々の実践家，研究者がこれを基盤に活動を行っていくことで，より持続可能なグローバルヘルスの実践につながるであろう．

【文　献】

Huber M et al.: Towards a 'patient-centred' operationalisation of the new dynamic concept of health: a mixed methods study. BMJ Open, 6 (1): e010091, 2016.

石川ひろの：ヘルスコミュニケーション入門．大修館書店，2020．

Madeni F et al.: Evaluation of a reproductive health awareness program for adolescence in urban Tanzania--a quasi-experimental pre-test post-test research. Reprod Health, 8: 21, 2011.

Magoma M et al.: High ANC coverage and low skilled attendance in a rural Tanzanian district: a case for implementing a birth plan intervention. BMC Pregnancy Childbirth, 10 (1): 13, 2010.

NBS, OCGS, ICF: Tanzania demographic and health survey and malaria indicator survey (TDHS-MIS) 2015-16. 2016.

日本 WHO 協会：世界保健機関（WHO）憲章とは．https://japan-who.or.jp/about/who-what/charter/

Rimal RN et al.: Why health communication is important in public health. Bull World Health Organ, 87 (4): 247—247a, 2009.

Sarker M et al.: Quality of antenatal care in rural southern Tanzania: a reality check. BMC Res Notes, 3: 209, 2010.

Sellen DM et al.: Cell phone based peer counselling can support exclusive breastfeeding: a randomized controlled trial in Kenya. FASEB J, 28 (1): 2014.

重田真義：ZAIRAICHI 刊行によせて．ZAIRAICHI, 1, 2013.

Shimpuku Y et al.: Women's Perceptions of Childbirth Experience at a Hospital in Rural Tanzania. Health Care Women Int, 34 (6): 461–481, 2013.

Shimpuku Y et al.: Evaluation of a family-oriented antenatal group educational program in rural Tanzania: A pre-test/post-test study. Reprod Health, 15 (1): 117, 2018.

Shimpuku Y et al.: A family-oriented antenatal education program to improve birth preparedness and maternal-infant birth outcomes: A cross-sectional evaluation study. Reprod Health, 16 (107): 2019.

Shimpuku Y et al.: Report of the International Workshop on Medical ZAIRAICHI, A Medical-Local Knowledge on Research Network. J Afr Stud, 99: 21–28, 2021.

Society for Health Communication: Health communication is the science and art of using communication to advance the health and well-being of people and populations. https://www.societyforhealthcommunication.org/what-is-health-communication

WHO: WHO Global Competency Model. 2016. https://www.who.int/employment/competencies/WHO_competencies_EN.pdf

WHO: WHO principles for effective communities. https://www.who.int/about/communications/principles

WHO: WHO recommendations on antenatal care for a positive pregnancy experience. 2016. https://apps.who.int/iris/bitstream/handle/10665/250796/9789241549912-eng.pdf?sequence = 1

WHO: WHO recommendations on intrapartum

care for a positive childbirth experience. 2018.
https://www.who.int/reproductivehealth/
publications/intrapartum-care-guidelines/en/
Accessed

【新福　洋子】

▶▶▶ III　ダイバーシティ

1．ダイバーシティ

1）ダイバーシティとは何か

　ダイバーシティ（diversity：多様性）とは，ある集団に，年齢，性別，民族など，さまざまな属性の人が集まった状態をいう．1950〜1960年代に，米国で人権問題や雇用機会不均等を解決しようとする中でダイバーシティという考え方が導入され，1980〜1990年代になると，多様な人材を登用して能力を発揮させることにより，企業や組織の生産性や競争力を高める戦略として認知されるようになった．ダイバーシティとあわせて使われるインクルージョン（inclusion：包括・包摂）とは，ある集団内に多種多様な人たちが含まれていて，互いの違いや個性を受け入れて共存共栄することである（The World Bank, 2013）．

　これらの考え方の背景には，マイノリティ（minority：少数派）あるいは社会的弱者と称される人たち，すなわち，社会や組織の主流から外れ，権利が十分に尊重されず差別されてきた人たちの存在がある．マイノリティを区分するのに用いられてきた社会的カテゴリーの代表的なものが，ジェンダー（gender：社会的性別），クラス（class：社会階層），エスニシティ（ethnicity：民族）である．マイノリティとは，これらの社会的カテゴリーによってその社会の主流でない集団に区分された人たちのことであり，障害者や高齢者も含まれる．

2）ダイバーシティ，インクルージョンと開発

　複数の民族からなる社会が，ダイバーシティとインクルージョンを進めるには，人権や社会正義を求める当事者たちの運動，政府による法整備，さらに市民や企業の意識変化が有効であった．代表的な例としては，1950〜1960年代の米国での，アフリカ系アメリカ人に対する差別に反対する公民権運動があげられる．1964年には公民権法が制定され，アファーマティブ・アクション（affirmative action：積極的格差是正措置）政策が進められた．

3）ダイバーシティと健康

　ダイバーシティと健康とのかかわりについて，第1に，マイノリティに焦点をあてた介入により，健康格差（health inequity）を削減することがあげられる．健康格差とは，健康状態や保健医療に使える資金・人材が，集団ごとに体系的に異なっていることをいう（WHO, 2018）．低所得国では高所得国に比べ死亡率や疾病負担がより大きく，同じ国内でも，社会的カテゴリーによって大きな健康格差が認められる．健康格差の根本的原因は，不平等な富の分配や意思決定権の不公平にあり，教育，職業，住居などの社会環境や保健医療サービスへのアクセスなどに影響を及ぼし，これらは個人の努力だけでは容易に変えられない（Nakkeeran et al., 2018）．また，災害や感染症パンデミックなどの健康危機に対しても，ダイバーシティの観点からの対策が求められる．

　第2に，保健医療に携わる人材のダイバーシティにより，コミュニティのニーズに応え，文化的に適切なサービスが提供でき，サービスがより公平に行き渡ることがあげられる（Bradley, 2020）．保健医療専門職をめざすマイノリティの人たちに，目標を与えることもできる．

2．ジェンダー

1）ジェンダーとは何か

　ジェンダー（gender）とは，社会・文化的な意味での性別のことで，女性であるか男性であるかによって社会的に期待される役割や行動様式を意味している（The World Bank, 2001；青山ほか，2001）．ジェンダーは，社会階層，エスニシティと並ぶ，社会的カテゴリーの1つであり，

個人の人生の選択肢や機会，社会・経済活動への参加の仕方についての，大部分を規定している．あらゆる社会において，さまざまな度合いで，ジェンダー・バイアス（gender bias：ジェンダーにもとづく偏見），ジェンダー・ギャップ（gender gap：ジェンダーによる格差）やジェンダー差別が認められる．

2）ジェンダーと開発

　ジェンダーの公平を推進するために，国際社会はさまざまなイニシアティブを遂行してきた．国連は1946年に女性の地位委員会を設置，1948年に男女同権を明文化した世界人権宣言を採択，1975年を国際女性年，1976〜1985年を国連女性の十年と定めた．1993年の国連世界人権会議では「女性の権利は人権である」が合言葉となり，1995年の国連社会開発サミットでは，貧困は女性にもっとも甚大な影響を及ぼしていること（貧困の女性化）が指摘された．2010年には，国連の4機関を統合して，国連女性機関（UN Women）が設立された．

　開発協力の分野でも1970年代以降，ジェンダー視点が取り入れられるようになった．開発と女性（women in development：WID）は，開発の過程への女性の参加，および開発の成果が女性にも公平に及ぶことをめざす概念であった．1980年代からは，女性のエンパワーメント（empowerment），すなわち，自助・自立を通して女性たちが力をつけ変革の主体となっていくことをめざすことが重視されるようになり，開発とジェンダー（gender and development：GAD）という考え方が生まれた．GADは，女性と男性の相対的で流動的な社会的関係（ジェンダー関係）を重視し，女性は男性と同等の立場で，開発プログラムの計画から実施まで参画することが期待された．さらに，1995年の北京・第4回世界女性会議にて，ジェンダー・メインストリーミング（gender mainstreaming：ジェンダーの主流化）が提唱された．これは，あらゆる分野の政策・施策にジェンダー視点を取り入れてジェンダーの平等をはかることであり，2000年代以降，各国の国内政策や開発プログラムにとりいれられている（The World Bank, 2011）．また，世界各国のジェンダー状況を比較する指標として，UNDPによるジェンダー不平等指数（Gender Inequality Index：GII），世界経済フォーラムによるジェンダー・ギャップ指数（Gender Gap Index：GGI）などが用いられている．

3）ジェンダーと健康

　生物学的性差が，疾病の発症や経過に影響することは医学的に認められているが，1980年代に米国で，病態や疾患に関する女性のデータがあまりにも少ないことが問題視され，性差医療（gender-sensitive medicine）が導入された．性差医療とは，発症率や経過などに大きく男女差のある疾患などを対象とするという医学的側面，およびジェンダーと健康の関連という社会的側面に関して，研究を進め診断・治療・予防に反映することで，ジェンダー的に適正な医学研究やジェンダーに配慮した疾患の見方を進めるものである．

　ジェンダーは，健康に影響を及ぼす重要な社会・文化的要因であり，ジェンダーにもとづく社会的役割や文化的規範によって，さまざまな健康問題が生じている．例えば，換気の悪い台所で薪を燃やして調理するのが女性の役割であれば女性に呼吸器の問題が生じるであろうし，女性の喫煙が文化的に容認されなければ喫煙が原因となる疾患は男性に多くなるであろう．女性は夫の許可がないと病院に行けないといった社会規範があれば，女性が保健医療サービスにアクセスする妨げとなる．また，女性は食物や飲み水を準備したり家族の世話をしたりする役割を果たすことが多いため，ジェンダー要因は子どもや家族の健康にも影響する．貧困者，少数民族，障害者などマイノリティとされる人たちは，健康状態がより悪いことが知られているが，その中でも，女性はより困難な状況におかれるという二重の負担を被っている．

　ジェンダー・ベースド・バイオレンス

（gender-based violence）とは，ジェンダーに
もとづく身体的・精神的・性的暴力のことであ
り，ドメスティック・バイオレンス（domestic
violence（DV）：家庭内暴力）もその1つである．
被害者となるのは圧倒的に女性が多いため，女性
に対する暴力と称されることも多い．また，紛争
や災害による避難民・被災者の中でも女性はより
困難な状況におかれることが多く，女性に対する
暴力も頻発している．

　リプロダクティブ・ヘルス/ライツ
（reproductive health/rights：性と生殖に関す
る健康と権利）とは，性と生殖に関して身体的・
精神的・社会的に良好な状態にあり，個人・カッ
プルが決定権を有することを表し，1994年のカ
イロ国際人口開発会議で国際的に認知された．よ
り幅広いセクシュアル・ヘルス（sexual health：
性の健康）と，あわせて用いられることも多い．
具体的な課題としては，家族計画，妊産婦ケ
ア，危険な妊娠中絶，不妊・生殖医療，性感染症
（sexually transmitted infection：STI）/生殖器
感染症（reproductive tract infection: RTI），乳
がん・子宮がんなど生殖器系悪性腫瘍，女性性器
切除などの有害行為，女性に対する暴力など，広
範に及んでいる．生殖年齢の女性ばかりではなく，
思春期，更年期，男性など，性別，年齢を問わず
すべての人たちが対象となる．

3．SOGI

1）SOGIとは何か
　SOGI（sexual orientation and gender
identity：性的指向・性自認）とは，性的指向が
異性，同性，あるいはその両方であるか，自身
が認識する性が男性，女性，あるいはどちらで
もないかという属性を示すものである．LGBTI，
あるいはLGBTQとは性的マイノリティを示し
ており，レズビアン（lesbian：女性同性愛者），
ゲイ（gay：男性同性愛者），バイセクシュア
ル（bisexual：両性愛者），トランスジェンダー
（transgender：性自認が身体的性別と異なる

人），インターセックス（intersex：性分化疾患），
クイア（queer：特定の枠に属さない人）の頭文
字で表している．性的マイノリティの人たちは，
差別や暴力の対象となりがちで，教育や就業など
が妨げられ，経済的に困窮することも多い．

2）SOGIインクルージョン
　性的マイノリティに対する差別は，当事者だけ
でなく社会や経済にとって悪影響を及ぼしてお
り，国際機関も差別解消に積極的に取り組んでい
る．世界銀行は，公正な司法，教育，保健医療，
労働・金融市場へのアクセスを確保し，いじめや
暴力を防止することによって，SOGIインクルー
ジョン（SOGI inclusion）を推進している．また，
グローバルファンドは，2009年にSOGI戦略を
採択している（The Global Fund to Fight AIDS,
Tuberculosis and Malaria, 2009）．

3）SOGIと健康
　SOGIと健康に関しては，第1に，性的マイノ
リティ特有のニーズへの対応があげられ，HIV/
AIDS治療と予防，性感染症の診断と治療，トラ
ンスジェンダーのホルモン療法へのアクセスなど
が含まれる．HIV/AIDSは流行当初に男性同性
愛者の疾患とされた経緯があり，性的マイノリ
ティの権利を求める活動を拡大させる要因となっ
た．第2に，他のマイノリティと同様，保健医
療サービスや情報へのアクセスの問題がある．性
的マイノリティは公的施設の受診をためらうこと
も多く，また家族とのつながりが少なく，民間の
支援を頼ることが多い．

4．障害者

1）障害者とは何か
　国際社会は障害者（persons with disabilities）
の権利に関して継続的に取り組んでおり，1975
年・国連障害者権利宣言，1981年・国際障害者
年，1983〜1992年・国連障害者の10年などの
取り組みがなされ，2006年・国連総会では，障

害者の権利に関する条約（Convention on the Rights of Persons with Disabilities（CRPD）：障害者権利条約）が採択された．この条約に，障害者とは，長期的な身体的，精神的，知的又は感覚的な障害を有するものであり，さまざまな障壁との相互作用により他の者と平等に完全かつ効果的に社会に参加することを妨げられることのあるものであると定義されている．すなわち，障害とは，個人の健康状態と環境的要因の相互作用によるもので，インクルージョンを妨げる環境障壁を取り除くことが強調されている．

障害のある人は世界で10億人以上，すなわち世界人口の約15％存在し，そのうち1～2億人は非常に困難な状況におかれている（WHO/The World Bank, 2011）．また，人口の高齢化と慢性疾患増加により，多くの人たちが，一時的・恒久的な障害を経験している．障害は，女性，高齢者，貧困者により多く，低所得国の方が高頻度である．

2）ノーマライゼーションとインクルージョン

ノーマライゼーション（normalization）とは，障害者の日常生活様式を，通常の社会環境や生活様式に可能な限り近づけることを意味し，生活条件を改善し，社会環境を整備して，障害者が自己確立し社会的役割を果たせるよう支援することである．1950年代にデンマークで，知的障害者ができるだけノーマルな生活を送れるようにすることが法制化されたのが始まりである．1970年代には米国で自立生活運動が起こり，障害者が地域で生活し，自らの意思で援助を選択・管理して自己尊厳を回復するとともに，障害者への偏見をなくす意識改革を進めた．1980年代には，米国の障害児教育においてインクルージョンの理念が普及し，障害児も普通学級で教育を受ける権利を有すると認識されるようになった．

障害者をとりまく環境には，社会参加を妨げているバリア（barrier：障壁）が存在しており，バリアフリー（barrier free：社会的障壁のない状態）とする必要がある．例えば，段差をなくすな

どの合理的配慮（reasonable accommodation）により，障害者は健常者と同じ教育・医療・雇用などの社会サービスが利用できるようになり，人権の観点のみならず経済的にも効率がよい（WHO/The World Bank, 2011）．また，リハビリテーション，生活支援，職業訓練など障害者に対する特別なプログラムによって，障害者のもつ機能を改善し自立と社会参加を推進することも必要とされる．

3）障害者と保健医療

障害者と保健医療に関しては，第1に，リハビリテーションなど障害者特有のニーズへの対応があげられる（WHO, 2020）．障害は多様で，保健医療サービスのニーズも多様であるが，質の良いサービスを提供している国は少なく，特に地方では不十分である．保健医療における障害者のインクルージョンと，PHCにおけるリハビリテーションなど障害者へのサービス拡充が，緊急に必要とされる．地域に根ざしたリハビリテーション（community-based rehabilitation：CBR）とは，すべての障害者・障害児のリハビリテーション，機会均等化，および社会統合に向けた地域社会開発における戦略の1つであり，1980年代から低・中所得国農村部などで，当事者，家族，コミュニティ，保健医療サービス提供者らの協力によって取り組まれている（WHO/ILO/UNESCO/IDDC, 2010）．

第2に，障害者にも健常者と同様の保健医療ニーズがあるのに，既存のサービスへのアクセスを妨げるさまざまなバリアが存在することである．建物内外の段差，駐車場，トイレ，出入口の広さ，表示，医療機械・器具の仕様などの物理的障壁のほか，医療従事者の知識技術不足による不適切な治療や診療拒否，高額の医療費などがある．障害者の経済的負担を軽減し，ニーズに対応できる保健医療人材を育成し，障害者のエンパワーメントを進め適切な情報やサポートが得られるようにする必要がある．

5．エイジズム

1）エイジズムとは何か

　エイジズム（ageism：年齢差別）とは，年齢を理由として，高齢者を組織的に1つの型にはめて差別することである．特に女性は，若さで価値付けられることが多いため二重の差別を被る．退職の強制，就業差別，居住家屋からの退去，医療の抑制などのほか，保護対象とみなされて意思決定に介入されたり，無能力者とみなされて子どものように扱われたり，言動をステレオタイプ化して蔑視されたりする．

2）エイジズムと格差

　エイジズムは，人種差別などより頻繁にみられ，偏見ある態度，差別的行動，年齢差別の考え方を永続させる政策などいろいろな形で社会サービスの質をおとしている（WHO, 2021）．しかし，生物学的な老化は年齢と必ずしも一致しておらず，遺伝的要因もあるものの，ほとんどはこれまでの生活状況，社会環境や，健康管理状況などに影響されている．

3）エイジズムと保健医療

　高齢者は，複数の慢性病態すなわち加齢に伴った多岐にわたる心身の諸症状（geriatric syndrome：老年症候群）を示すことが多いが，ほとんどの医療システムは高齢者のニーズに対応していない．各種ケアの統合や能力維持に重点をおいた治療など，医療システムを再検討する必要がある．ヘルシー・エイジング（healthy ageing：健康に年齢を重ねる）とは，疾病がないということでなく，本人にとって重要なことを高齢になってからも継続できるということである．年齢と健康との関連を根本的に考え直し，高齢者に対する保健医療サービスは，社会の負担でなく高齢者が社会貢献を継続するための投資と捉えるべきである．また，すべての国に，介護（long-term care）制度の整備が必要とされる．

【文　献】
青山温子ほか：開発と健康－ジェンダーの視点から．有斐閣，2001．
Bradley EH: Diversity, inclusive leadership, and health outcomes. Int J Health Policy Manag, 9（7）：266–268, 2020.
Nakkeeran N et al.: Disability, mental health, sexual orientation and gender identity: understanding health inequity through experience and difference. Health Res Policy Syst, 16（suppl 1）：97, 2018.
The Global Fund to Fight AIDS, Tuberculosis and Malaria：The Global Fund strategy in relation to sexual orientation and gender identities. The Global Fund to Fight AIDS, Tuberculosis and Malaria, 2009.
The World Bank: Engendering development through gender equality in rights, resources, and voice. The World Bank, 2001.
The World Bank: Inclusion matters: The foundation for shared prosperity. The World Bank, 2013.
The World Bank：World development report 2012: Gender equality and development. The World Bank, 2011.
WHO/ILO/UNESCO/IDDC：Community-based rehabilitation: CBR guidelines. WHO, Geneva, 2010.
WHO/The World Bank：World report on disability 2011. WHO, 2011.
WHO：Health inequities and their causes. 2018．https://www.who.int/news-room/facts-in-pictures/detail/health-inequities-and-their-causes
WHO：Disability and health. 2020. https://www.who.int/news-room/fact-sheets/detail/disability-and-health
WHO：Global report on ageism. WHO, 2021.

【青山　温子】

▶▶▶ Ⅳ　グローバルヘルスの経済学

　「グローバルヘルスの諸問題に，経済学は何ができるか？」と問われる方も多いのではないだろうか．はじめに，経済学の根底にある考え方を紹介し，保健・医療の経済学が扱う領域について概説する．続いて，ヘルス・システム[注1]で生じる課題への応用例を「保健・医療人材」，「ユニバーサル・ヘルス・カバレッジ（UHC）」，「公平性の分析」と，3つのテーマから紹介する．最後に，グローバルヘルスの実践で求められる適性（コンピテンシー）についてまとめる．

1．保健・医療の経済学とは？

1）経済学の考え方

　経済学は「選択」を研究する学問ともいわれる（Krugman et al., 2015）．経済学の根底には，資源の希少性という考え方がある．土地，資本，人材等，何か別のものを生産するために使用できる資源の量は，人々，組織，社会が希望する諸々の用途のすべてを満たすことはできない．資源が限られているため，いくつかの選択肢から，資源の用途を選択しなくてはならない．選択の結果，「機会費用」（ある選択肢を採るために諦めなくてはならないもの）が発生し，選択の過程で「トレードオフ」（選択肢の費用と便益の比較）を行う．経済学は，人々，組織，社会が，希少な資源をどのように利用し，管理し，分配するかについて解明し，最善の選択をするために有用な考え方を提供する．

2）保健・医療と経済学：何ができるか？

　保健・医療の経済学とは，概して，経済学の概念，理論，分析ツールの，保健・医療分野への応用である（McPake et al., 2020）．保健・医療の分野でも，高齢化，感染症の流行等，諸々の要因で，サービスの提供に人材や資金が不足し，資源の希少性が課題となることは想像に難くない．限られた資源を活用し，どのような診療サービスを，誰に，どのような方法で提供するか，合理的な判断（選択）が必要となる．一方，保健・医療サービスやそれに関連する財（薬剤，ワクチン等）は，「公共性」，「共有性」[注2]，「情報の非対称性」等，一般の財やサービスと異なる興味深い特性を有している場合が多い．このため一般的な経済モデルの拙速な応用には注意が必要である（McPake et al., 2020）．

　概して，経済分析は，実証的アプローチ（記述分析）と，規範的アプローチ（価値基準を用いた判断）に分けられる．グローバルヘルスでは，政府やその他の公的機関を支援し，保健・医療政策の目的の達成を促すために経済学の知見を応用する場合が多い．政策の策定や実施にかかわる関係者・組織と，実証研究の結果や，効率性，公平性等，価値基準を用いた考え方を共有することにより，人々の健康に資するヘルス・システムづくりに貢献できることをめざしている．

3）保健・医療の経済学が扱う領域

　これまで，保健・医療の経済学の領域で行われてきた研究は，非常に幅広いが，概ね，次の8つの領域に分類できる（Culyer, 2014）．①健康の価値，②健康の社会・経済要因，③保健・医療サービスの需要，④保健・医療サービスの供給，⑤保健・医療市場，⑥保健・医療制度の財政，⑦

注1）　本稿では，「ヘルス・システム」を，WHOの定義に準拠し，健康の促進，回復，維持を主な目的としたすべての組織，人，活動からなる仕組みを意味する用語として使用する．WHO（2007）は，ヘルス・システムの主な構成要素として，サービス，人材，情報，科学技術（薬剤，医療資材を含む），財政，ガバナンスをあげている．

注2）　経済学では「公共財」は，制限を受けることなく多数の人が消費でき（非排除性），ある人の消費が他の人の消費を減少させることのない財やサービス（非競合性）を指し，「共有資源」は，非排除性を有するが，消費において競合的な財やサービスを意味する．

表 3-1　保健・医療の経済学が扱う領域の主な研究テーマ

領域	主な研究テーマ
健康の価値	健康の価値の測定，手法の開発
健康の社会経済要因	人々の健康の決定要因，社会経済要因との関係
保健・医療サービスの需要	人々の受療行動，保健・医療サービス需要の決定要因，アクセスの阻害要因，需要と必要性との差
保健・医療サービスの供給	保健・医療人材，施設の特性，サービス提供に要するコスト，インプット（労働，薬剤，資機材，等）の市場の特性
保健・医療市場	保健・医療サービスの需要と供給の関係，保健・医療サービスの性質と市場の失敗，政策介入の影響
保健・医療制度の財政	財源，資源プール，保健・医療サービスへの支払い
経済評価	保健・医療サービス，政策介入，プログラムのコストと結果の分析（費用最小化分析，費用効果分析，費用効用分析，費用便益分析）
効率性と公平性	制度，政策のヘルス・システム全体への影響の評価，効率性，公平性等，概念の定義，測定手法の開発

（Culyer, 2014 より作表）

経済評価，⑧効率性と公平性の分析．各領域が独立して研究を行うというより，相互に関連し，重複する部分もある．表 3-1 は，領域ごとの主な研究テーマを示している．

2．グローバルヘルスへの応用例

　前述の通り，保健・医療の経済学が扱う領域は多岐にわたる．ここでは，グローバルヘルスの観点から，近年，特に重要な政策課題のうち，「保健・医療人材」，「UHC」，「公平性の分析」の 3 つのテーマを取り上げ，現行の議論や応用例を紹介したい．

1）サービス提供の要となる保健・医療人材

　保健・医療人材は，健康の増進を目的とした活動に従事するすべての人々と定義され，医師，看護師，保健師，助産師，コミュニティ・ヘルスワーカー，行政官，等，保健・医療サービスの提供と，管理・運営に重要な役割を担う（WHO, 2006）．現在，多くの低・中所得国で，保健・医療人材の不足が指摘されている．例えば，人口 1,000 人あたりの医師数は，低所得国で 0.3 人，高所得国で 3 人，人口 1,000 人あたりの看護師数は，低所得国で 0.9 人，高所得国で 11 人である（図 3

-1）（World Bank, 2021）．保健分野の持続可能な開発目標を達成するには，人口 1,000 人あたりの保健・医療有資格者数が 4.45 人必要と推計されており（WHO, 2016），人材不足が，低・中所得国の保健・医療サービス提供の阻害要因となっている．低・中所得国で，保健・医療人材が不足する主な要因として，①有資格者の教育機会の不足，②雇用レベル（有資格者が失業，または他の職種に就業），③地域，公立・民間セクター等での保健・医療人材の偏在，④労働条件，職場環境の課題，が指摘されている（Soucat et al., 2013）．

　人材不足が一因で，低・中所得国では，保健・医療サービスの質や量に課題が生じている．課題解決の 1 つのアプローチとして，経済インセンティブ（有形の報酬）を用いて，保健・医療人材の一定の行動を促す試みが採られてきた．例えば「成果にもとづく報酬」は，事前に定められた測定可能な成果目標の達成を条件に報酬が支払われる仕組みである（Eichler, 2006）．2000 年代中頃から，社会的に優先度が高い保健・医療サービス（母子保健，リプロダクティブ・ヘルス等）の質と量の向上を図るため，革新的な取り組みとして，アフガニスタン，カンボジア，ルワンダ等，いくつもの国で導入されてきた（Diaconu et al.,

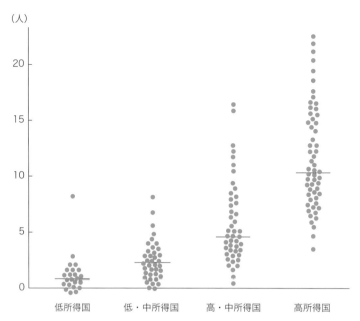

（人）

図 3-1　人口 1,000 人当たりの医師・看護師数（国の所得分類別）
（World Bank: Atlas of Sustainable Development Goals 2020.）

2021）．「成果にもとづく報酬」は，保健・医療サービスの提供に関する説明責任の強化や，地域社会で優先度の高い保健・医療サービスへの資源配分の確保にもつながる．このような利点もある一方で（Meessen et al., 2011），制度設計や実施プロセスに拠って効果の発現が異なり，正確な成果測定が難しいことに加え，情報システム整備の課題，成果報酬の財源の持続可能性等，多くの懸念も指摘されている（Witter et al., 2012）．

　保健・医療人材の職場環境や労働条件を改善し，公衆衛生上の課題を克服するため，近年，当事者の「声」を聞く分析ツールとして（Ryan et al., 2001），「離散選択実験」を用いた研究が増加している（Mandeville et al., 2014）．離散選択実験は，人々の選択は，財やサービスの属性によって決まるという理論をもとに，人々の嗜好や価値を計量的に分析する手法で，反実仮想の設定で質問票調査を行う（Ryan et al., 2008）．例えば，労働条件をどのように変えると，医師や看護師の遠隔地勤務を促すことができるかといった政策課題について，保健・医療人材の立場から分析し，課題解決の糸口を見つける（Ryan et al., 2012）．職場環境，労働条件の要点（保健・医療

人材が何に価値を置くか）は，当該国の社会背景や，保健・医療人材の属性の違い（年齢，職種，勤務経験，等）によって異なることが指摘されている（Mandeville et al., 2014）．個人の労働条件の改善（手当，住居，教育機会の提供等），勤務先の職場環境の整備（サービスを提供するために必要な資機材の整備等），社会基盤の整備（保健・医療施設内での電力，安全な水の確保等）を組み合わせ，保健・医療人材のモチベーションの向上を図るために必要な施策について議論が続いている（Honda et al., 2019）．

2）ユニバーサル・ヘルス・カバレッジと保健・医療制度の財政

　UHC の達成は，SDGs のゴール 3 にも掲げられ，グローバルヘルスの優先課題である．保健・医療サービスの経済的アクセスの確保は，UHC の概念を構成する側面の 1 つで，高額な保健・医療費の自己負担から人々を保護する制度の構築が求められている．具体的には，公的医療保険，税方式，等，保健・医療費の財源への事前払い方式を導入し，制度設計では，①プール機能による資源の再配分，②制度加入の義務化，③保

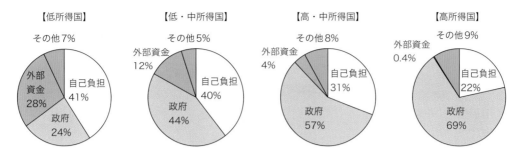

図 3-2　国の所得別，保健医療費の財源の割合（2017）
（WHO: Global Spending on Health 2019.）

健・医療機関への支払い制度を「戦略的」に設計し（Strategic Purchasing），効率的で良質な保健・医療サービスの提供を図ることが要件となる（Kutzin et al., 2017）．

　保健・医療制度が整っていない国では，保健・医療費の自己負担（サービス利用の際，患者が保健・医療機関に直接支払う費用）が高額となる（Catastrophic payments）．必要に応じた保健・医療サービスのアクセスが阻害されるだけでなく，高額な保健・医療費の支払いが原因で，世帯が貧困化（Impoverishment effect）する可能性もある．図 3-2 は，国の所得別に，保健・医療費の財源の割合を示している．低所得国，低・中所得国では，患者の自己負担が保健医療支出の 4割を超え，公的支出（公費（国，自治体），公的医療保険による支出）の割合が低いことから，概して公的制度の未整備が示唆される．

　高額な医療費の自己負担は，世帯の保健・医療支出（自己負担）と支払い能力の対比で測定され，自己負担額が家計支出の 10％，または食費を除いた家計支出の 40％ を超えると，基礎的な生活に必要な資源が不足すると捉えられている（Wagstaff et al., 2003；Xu, 2003）．WHO・世界銀行の推計によると，2015 年，約 9.3 億人が世帯支出の 10％ を超える保健・医療費を負担

した（WHO, World Bank, 2020）．保健・医療費の自己負担による貧困化は，保健・医療関連の支出が増大し，世帯が貧困ライン[注3]以下の生活を余儀なくされる状態を指す．前述の推計によると，2015 年，約 9 千万人が，保健・医療費の自己負担が原因で貧困化（1 人当たり 1 日 1.9 ドルの国際貧困ラインを使用）したと推計されている（WHO, The World Bank, 2020）．高額な保健・医療費の自己負担と，保健・医療費の自己負担による貧困化の発生は，国の保健・医療支出総額に占める公的支出（公的医療保険，税方式等による保健・医療支出）の割合が高くなるほど低下する（Wagstaff et al., 2018；Wagstaff et al., 2018）．このことからも保健・医療サービスの経済的アクセスの確保には，公的制度の整備が重要である．

3）保健・医療の公平性の分析

　資源の分配，健康状態，保健・医療サービスの利用に関する「公平性」は，重要な政策課題の 1 つである．特に，UHC の達成に向けた議論により，政策介入や制度が，保健・医療への支払いと，サービス利用の公平性の確保に貢献しているかどうかが，注目されるようになった．保健・医療の公平性は，保健・医療の財源への支払い

注3）　貧困ラインは，貧困を定義するために用いられる指標．「貧困」の定義は，「相対的貧困」と「絶対的貧困」に分けられ，貧困ラインの算出も定義により異なる．相対的貧困は，特定の国や地域で，大多数より貧しい状態のことを意味し，世帯の所得がその国（または地域）の等価可処分所得の中央値の半分（貧困ライン）に満たない状態を指す．絶対的貧困は，生きる上で必要最低限の生活水準が満たされていない状態を意味し，生活に最低限必要な物資を購入できる所得または支出水準（貧困ライン）に達していない状態を指す．医療費の自己負担による貧困化の推計には，相対的貧困ラインと，絶対的貧困ラインの両方が使用される．

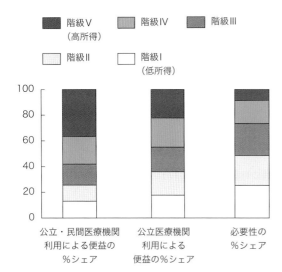

図3–3　保健・医療サービスから得られる便益と，保健・医療サービスの必要性の比較（南アフリカ，所得五分位階級別）

が各人の支払い能力に応じているか（支払いの累進性），保健・医療サービスの利用が必要（健康状態）に応じているかという観点から測定される（O'Donnell et al., 2008）．

　ガーナ，南アフリカ，タンザニアで，保健・医療財源への支払い（直接税，間接税，自己負担，公的医療保険，民間共済組合）の公平性について分析した研究がある．同研究では3カ国に共通して保健・医療費の自己負担は逆進的で（所得に占める負担率が，低所得層の方が，高所得層に比べ高い），ガーナ，タンザニアではインフォーマル・セクターの世帯が支払う保険料も逆進的であることがわかった（Mills et al., 2012）．インフォーマル・セクターの保険料の逆進性は，世帯の支払い能力にかかわらず，一律の保険料が課されていることに起因している（Macha et al., 2012）．

　南アフリカでは，保健・医療サービス利用の公平性が検証されている．保健・医療の必要性（健康状態の自己申告に拠る推計）は高所得層より低所得層の方が高いにもかかわらず，高所得層の方が，低所得層に比べ，公立，民間セクター両方で，保健・医療サービスから得られる便益が高く（公立一次医療機関は除く），保健・医療サービスの利用による便益の分配が「必要性（健康状態）」に

応じていないことが示された（図3–3）（Ataguba et al., 2013）．なお，この研究では，公立医療機関の一次医療サービスから得られる便益は低所得層の方が高いことも示された．この結果は公立一次医療機関で提供されるサービスの質と合わせて考える必要がある（Honda, 2015）．しかし，これまで多くの研究で指摘されているように，一次医療サービスを含む，PHCの拡充が公平な保健・医療サービスのアクセスに貢献することも示唆している（井伊，2018；WHO, 2018；WHO, UNICEF, 2018）．

　インドネシアは2024年までにUHCを達成するため，2014年，公的医療保険（Jaminan Kesehatan Nasional：JKN）を導入した．JKNのもとで，保健・医療サービス利用の公平性を検証したところ，サービス利用が高所得層に偏っているだけでなく，都市部とジャワ，バリなど，比較的豊かな島嶼部に偏っていることがわかった（Sambodo et al., 2021）．カンボジアでの類似研究では，公立医療機関の利用は「必要性」にもとづいているが，民間医療機関の利用は高所得層に大きく偏っていることが示された（Asante et al., 2019）．カンボジアでは，保健・医療支出の50%を民間セクターが占めており，民間医療機関が保健・医療サービスの提供に重要な役割を担っていることから，同国のUHC達成に向けた制度改革の中で，民間医療機関とのルールづくりが課題となっている．

　現在，多くの低・中所得国が，UHCの達成に向け，保健・医療制度改革を行っている．保健・医療への支払いと，サービス利用の公平性の分析は，改革の内容を見直し，より良い制度設計を促すために有用な情報を提供する（Mills et al., 2012；Asante et al., 2019）．いくつもの研究で，保健・医療サービスの利用が高所得層に偏っている結果となった背景には，保健・医療サービス，特に二次，三次医療施設や専門医が不足していることもあげられている（Mills et al., 2012；Macha et al., 2012；Sambodo, 2021）．公平な保健・医療サービスのアクセスを確保するに

は，経済的アクセスだけでなく，保健・医療人材の課題を含む物理的アクセスの向上や，サービスの質の確保を含め，包括的な取り組みが必要である．

3．グローバルヘルスの実践に向けて

　経済学は，分析枠組みやツールが多岐にわたり，グローバルヘルスの現場で生じる諸々の課題への応用範囲も広い．一方で，保健・医療サービスの特性により，経済理論や概念の単純な応用は，研究結果の解釈の誤りにつながることもある．理論と実際に起きていることとの差異に留意し，現場への理解を深め，注意深く研究やプログラム活動を行う必要がある．

　グローバルヘルスの実践では，なぜ，当該研究や介入を行うかについて合理性を明らかにすることが肝要となる．特に，政策，公衆衛生上の優先課題と，研究課題や介入の目的との整合性を確認することが重要である．そのためには，既存の文献を多角的にレビューし，対象となる領域やテーマで，現在までにどのような研究や介入が行われ，今後何が要点となるかについて十分把握する必要がある．

　研究や介入の対象となるテーマは絞られていても，課題の設定や研究結果の解釈において，「ヘルス・システムの視座」を持つことも大切である（De Savigny et al., 2009）．対象とするテーマをヘルス・システムの一部として捉え，顕在化している課題（例えば，保健・医療サービスの質を改善するための施策）と，ヘルス・システムを構成する諸々の要素（医療人材の数と仕事の量，保健・医療インフラの整備，保健・医療行政による支援等）との関連性や，関係諸機関の利害関係を深く理解することにより，より実践的で具体的な課題の設定と，洞察に優れた研究結果の解釈が可能となる．

【文　献】
Asante AD et al.: Who benefits from healthcare spending in Cambodia? Evidence for a universal health coverage policy. Health Policy Plan, 34 (Supplement_1)：i4–i13, 2019.
Ataguba JE et al.: Who benefits from health services in South Africa? Health Econ Policy Law, 8 (1)：21–46, 2013.
Culyer AJ: Encyclopedia of Health Economics 1st edition. Elsevier, 2014.
De Savigny D et al.: Systems thinking for health systems strengthening. Alliance for Health Policy and Systems Research and WHO, 2009.
Diaconu K et al.: Paying for performance to improve the delivery of health interventions in low- and middle-income countries. Cochrane Database Syst Rev, 5 (5)：CD007899, 2021.
Eichler R: Can "Pay for Performance" Increase Utilization by the Poor and Improve the Quality of Health Services? Discussion paper for the first meeting of the Working Group on Performance-Based Incentives Center for Global Development, 2006.
Honda A et al.: For more than money: willingness of health professionals to stay in remote Senegal. Hum Resour Health, 17 (1)：28, 2019.
Honda A et al.: Improving the public health sector in South Africa: eliciting public preferences using a discrete choice experiment. Health Policy Plan, 30 (5)：600–611, 2015.
井伊雅子：医療経済学とプライマリ・ケア．国際保健医療，33 (2)：99–104, 2018.
Krugman P et al.: Microeconomics 4th edition. Worth Publishers, 2015.
Kutzin J et al.: Developing a national health financing strategy: a reference guide. WHO, 2017.
Macha J et al.: Factors influencing the burden of health care financing and the distribution of health care benefits in Ghana, Tanzania and South Africa. Health Policy Plan, 27 (Suppl 1)：i46–54, 2012.
Mandeville KL et al.: The use of discrete choice experiments to inform health workforce policy: a systematic review. BMC Health Serv Res, 14：367, 2014.
McPake B et al.: Health Economics: An International Perspective 4th edition. Routledge, 2020.
Meessen B et al.: Performance-based financing: just a donor fad or a catalyst towards comprehensive health-care reform? Bull World Health Organ, 89 (2)：153–156, 2011.
Mills A et al.: Equity in financing and use of health care in Ghana, South Africa, and Tanzania: implications for paths to universal

coverage. Lancet, 380（9837）：126-133, 2012.

O' Donnell O et al.: Analyzing Health Equity Using Household Survay Data. A Guide to Techniques and their Implications. World Bank Institute, 2008.

Ryan M et al.: Eliciting public preferences for healthcare: a systematic revie of techniques. Health Technol Assess, 5（5）：1-186, 2001.

Ryan M et al.: User Guide with Case Studies: How to conduct a Discrete Choice Experiment for Health Workforce Recruitment and Retention in Remote and Rural Areas. World Bank, 2012.

Ryan M et al.: Using Discrete Choice Experiments to Value Health and Health Care. Springer, 2008.

Sambodo NP et al.: Does geographic spending variation exacerbate healthcare benefit inequality? A benefit incidence analysis for Indonesia. Health Policy Plan, 36（7）：1129-1139, 2021.

Soucat A et al.: Chapter 1 Labor Market Analysis of Human Resources for Health.（Soucat A et al.（eds.）: The Labor Market for Health Workers in Africa A New Look at the Crisis. World Bank, 2013.）.

Wagstaff A et al.: Catastrophe and impoverishment in paying for health care: with applications to Vietnam 1993-1998. Health Econ, 12（11）：921-933, 2003.

Wagstaff A et al.: Progress on catastrophic health spending in 133 countries: a retrospective observational study. Lancet Glob Health, 6（2）：e169-e179, 2018.

Wagstaff A et al.: Progress on impoverishing health spending in 122 countries: a retrospective observational study. Lancet Glob Health, 6（2）：e180-e192, 2018.

WHO, UNICEF: A vision for primary health care in the 21st century: towards universal health coverage and the Sustainable Development Goals. Technical Series on Primary Health Care, World Health Organization and the United Nations Children's Fund（UNICEF）, 2018.

WHO, The World Bank: Global Monitoring Report on Financial Protection in Health 2019. 2020.

WHO: Building the economic case for primary health care: a scoping review. In: Technical series on promary health care. Indian J Med Res, 149（4）：433-436, 2018.

WHO: Health workforce requirements for universal health coverage and the Sustainable Development Goals. 2016.

WHO: The World Health Report 2006: Working Together for Health. 2006.

Witter S et al.: Paying for performance to improve the delivery of health interventions in low- and middle-income countries. Cochrane Database Syst Rev, 15（2）：CD007899, 2012.

World Bank: World Development Indicators. 2021.

Xu K et al.: Household catastrophic health expenditure: a multicountry analysis. Lancet, 362（9378）：111-117, 2003.

【本田　文子】

第4章　グローバルヘルス・ガバナンスと協調

▶▶▶ Ⅰ　グローバルヘルス・ガバナンス

【総　論】

本章では，グローバルヘルス・ガバナンスの構造と最近の課題，求められる役割について概観する．1) では，歴史的展開を踏まえ，グローバルヘルス・ガバナンスにおける WHO の組織や運用の特色を示す．その上で，WHO 改革が求められるに至った経緯を確認する．2) では，1990年代の末以降，具体的課題として取り組まれてきた感染症対策のための国際保健規則（IHR）改定，タバコ規制，薬剤耐性対策，UHC について概観し，これらの取り組みのグローバルヘルス・ガバナンスのあり方への含意を明らかにする．そして，3) では，最近の新興・再興感染症への対応事例であるエボラウイルス病への対応，COVID-19 への対応を取り上げ，これらの経験を通して，今後のグローバルヘルス・ガバナンスにはどのような役割が期待されているのかについて検討する．

1) グローバルヘルス・ガバナンスの歴史的構造：現状をみる視座

保健分野では，19世紀後半以来，国際貿易の拡大に伴い国境を越えた対応が求められてきた．科学の発展に伴い1893年には国際条約が締結され，1907年には公衆衛生国際事務局が設置された．また，第一次世界大戦後に国際連盟のもとに保健機関が設立された．両機関は独立して活動していたが，後に一定の連携を行うようになった（城山，1997）．第二次世界大戦期には，1943年に設立された連合国救済復興機関（United Nations Relief and Rehabilitation Administration：UNRRA）も国際保健に関する活動を行った．

これらの活動を踏まえて，1946年に世界保健機関憲章が採択され，公衆衛生国際事務局，国際連盟保健機関，UNRRA の保健活動を統合して，WHO が設置された．なお，子どもに関する活動に関しては，UNRRA の活動を基盤として1946年に UNICEF が設置された（田所ほか，2004）．

WHO には2つの組織的特色があった．第1に，WHO は分権的組織であった．地域事務局長は地域諸国の選挙で選出されるという手続きもあり，地域事務局は自律性を享受した．第2に，WHO では特定の疾病に焦点を当てて全世界的な対応を行う「垂直的」アプローチと，各地域における現場の保健，経済，社会のさまざまな課題の相互関連に焦点を当てて保健システムの強化に焦点を当てる「水平的」アプローチが使い分けられてきた．当初は「マラリア撲滅プログラム」にみられるように，「垂直的」アプローチがとられた．

他方，後に PHC の達成が政策目的として掲げられると，水平的アプローチが重視された．1978年には UNICEF と共同で国際会議を開催し，PHC を重視する新しい保健政策を掲げるアルマ・アタ宣言を採択した．そして，1981年の世界保健総会では「2000年までにすべての人に健康を確保するための世界戦略」を採択した．

当時，資金提供機関としては世界銀行の役割が増大しつつあり，WHO の相対的地位は低下していた．世界銀行は1979年に人口・健康・栄養部を設置し，1980年には健康セクター文書を公表した．また，潮流としても垂直的アプローチが盛り返してきた．1979年にはロックフェラー財団支援のもと，世界銀行，UNICEF 等が参加し，ベラジオ会議が開催され，PHC を掲げたアルマ・

アタ宣言への代替肢として，選択的 PHC を提示した．そして，WHO と子どもに焦点を当ててより垂直的アプローチを採用する UNICEF との緊張が高まった（Brown et al., 2006）．

1980 年代末以降，WHO への批判や改革論議が行われるようになった．例えば，技術援助活動の比率が増大する中で WHO の分析的能力が低下していること，WHO の活動資金の多くが自発的拠出金等の予算外資金に依存していること，WHO が分権的地域構造を持っていること等が批判された（Clift, 2013）．このような指摘を受けて，中嶋宏事務局長のもと，1992 年に「グローバルな変化に対する WHO の対応」を検討するためのワーキンググループが設置された．

1998 年にはノルウェーの元首相である Gro Harlem Brundtland が事務局長に就任し，WHO 改革を試みることとなった．例えば，健康をより幅広い開発アジェンダの中に位置づけ，多国間開発機関，国際通貨基金（International Monetary Fund：IMF），NGO といった多様な国際機関等にアウトリーチを行った．2000 年の九州・沖縄における G8 では，議長国の日本と連携して健康を主要議題とし，同年に採択された MDGs においても健康要素を組み入れた（Clift, 2013）．また，Jeffery Sachs を議長とするマクロ経済と健康に関する委員会を設置し，各国で健康問題を単に各保健省の問題ではなく経済全体の問題として位置づける枠組みを導入するとともに，官民連携による資金提供主体であるグローバルファンドの設置にも寄与した（Brown et al., 2006）．このように WHO は活動の幅を広げることを試みたものの，アジェンダ設定における G8 等の役割が増大し，援助活動におけるグローバルファンドや民間財団等の役割が増大する中で，グローバルヘルス・ガバナンスにおける WHO の重要性は相対的に低下し，グローバルヘルス・ガバナンスにおいては多様なステークホルダーが連携するアプローチが求められるようになった．

2）グローバルヘルス・ガバナンスの具体的課題とその含意

以上のような構造的変化を背景として，1990 年代後半以降，新たな課題に対してさまざまなアプローチが取られるようになってきた．それに伴い，グローバルヘルス・ガバナンスでは，保健分野と関連分野とのセクター間調整や民間主体との連携がより重要になってきている．

（1）IHR 改定：安全保障・経済との調整

疾病発生情報共有化のため，1951 年に国際衛生規則が制定され，1961 年に IHR と改名されたものの，対象は黄熱，コレラ，ペストの 3 つに限定されていた．その後，SARS，鳥インフルエンザ等の新興・再興感染症やテロリズムといった新たな課題に対応するため，IHR のあり方が再検討され，2005 年に IHR の改定が行われた（城山，2020）．

改定された IHR では，第 1 にオールハザード・アプローチがとられた．このアプローチのもと，原因を問わず「国際的に懸念される公衆衛生上の緊急事態（PHEIC）」を構成する恐れのあるすべての事象が WHO への報告対象となった．第 2 に WHO はさまざまなチャネルから得られた情報に関して，当該国に照会し，検証を求めることができると規定された．第 3 に加盟国には発見，評価，通告・報告に関するコアキャパシティの確保が求められた．第 4 に WHO は，国際的公衆衛生危機の発生に際して加盟国が実施すべき措置に関する勧告を発出することができることとされ，勧告の基準として，必要以上に交通・貿易を制限しないものであるという点が明示された．このように，オールハザード・アプローチを採用することで自然起因のものだけではなく，人工起因にもとづく危害を対象にするようになった．加えて安全保障との調整が重要になるとともに，勧告対象に交通・貿易に関する措置が含まれていることからもわかるように，経済との調整も重要になった．また，さまざまなチャネルからの情報が活用できることで，民間主体との連携の重要性も高まった．

（2）タバコ規制：規範設定と科学的エビデンスの活用

　タバコ規制枠組条約は 2003 年に採択され，2005 年に発効した．当初，法的拘束力のない行動準則等を推す声もあったが，気候変動分野等で用いられていた枠組条約・議定書アプローチが採択されることになった．Brundtland が WHO 事務局長に就任すると，タバコ規制はフラッグシップ・プロジェクトとなった．たばこ産業は自主規制を志向し，抵抗したにもかかわらず，条約採択は加速化された．また，介入手段の効率性に関する科学的研究も実施され，税が効率的な介入手段であるとされた．

　このように，タバコ規制では，WHO が従来行使してこなかった立憲的権能を高所得国をも実質的対象とする形で行使した．また，タバコの健康影響や税という政策手段の効率性に関する科学的エビデンスが立法過程において大きな役割を果たした（城山，2020）．

（3）薬剤耐性対策：ワンヘルス・アプローチ

　抗菌薬等が効きにくくなる薬剤耐性を持つ感染症が世界的に拡大している．他方，新規の抗菌薬等の開発は停滞しており，薬剤耐性に対する対抗手段は限定されつつある．同時に，低・中所得国においては，必要な抗菌薬へのアクセス問題も持続している．

　抗菌薬には，主として人向け用途と動物向け用途がある．最初に問題にされたのは，成長促進のための畜産用の抗菌薬の利用であった．このように，人向けと動物向け双方を扱う必要があるため，薬剤耐性への対策ではワンヘルス・アプローチの必要性が強調された．そのため，人の健康の観点から WHO が，動物の健康の観点から国際獣疫事務局（OIE）が，持続可能な畜産等の観点から国際連合食糧農業機関（FAO）が連携することが求められた．2014 年の世界保健総会における決議，2015 年および 2016 年の国連総会決議のいずれにおいてもワンヘルス・アプローチが重視された（城山，2020）．

（4）UHC：保健と財政の連携

　UHC とはすべての人が，効果的で良質な健康増進，予防，治療，機能回復，緩和ケアを含む必要な保健医療サービスを，負担可能な費用で受けられることとされる．このような考え方の歴史的起源はアルマ・アタ宣言がめざした「2000 年までに全ての人に健康を」という目標に遡る．

　2005 年の世界保健総会では財政面を含め UHC の実現に向け努力するよう各国や WHO 事務局長に求める決議が採択され，2010 年には世界保健報告書「保健システム財政：ユニバーサル・カバレッジへの道」が公表された．その後，国連等他の多国間枠組でも議論が行われることになった．そして，2019 年の G20 大阪サミットの一環として開催された財務大臣・保健大臣合同会合では「低・中所得国におけるユニバーサル・ヘルス・カバレッジ財政の重要性に関する G20 共通理解」が合意され，保健・財務当局間の更なる協力が要請された．このように，UHC といった課題への取り組みを通して，保健と財政のセクター間連携の重要性が認識されるようになった（城山，2020）．

3）今後のグローバルヘルス・ガバナンスに期待される役割：エボラウイルス病への対応，COVID-19 への対応からみえてくること

　新興・再興感染症の発生頻度が高まる中で，IHR 改定やその運用を支える専門家ネットワークは一定の役割を果たしてきた．しかし，さまざまな困難にも直面している．本章では，2014 年に西アフリカ地域で発生したエボラウイルス病の事例や 2019 年に中国から拡大した COVID-19 の事例への対応にみられる課題を通して，今後のグローバルヘルス・ガバナンスに期待される役割を確認しておきたい．

（1）エボラウイルス病への対応

　西アフリカ 3 カ国を中心に発生したエボラウイルス病の感染拡大に，当初，WHO が迅速に対応することはなかった．しかし，2014 年 8 月には WHO は IHR における PHEIC として認定し

た．ただこの段階では制御困難であり，2014年9月には国連事務総長のイニシアティブにより国連エボラ緊急対応ミッション（UN Mission for Ebola Emergency Response：UNMEER）が設置された．

この事例で認識された第1の課題はセクター間の不十分な調整であった．WHOの健康セキュリティ担当部局と人道的緊急時対応担当部局の調整が不十分であった．また，WHOと国際連合人道問題調整事務所（United Nations Office for Coordination of Humanitarian Affairs：OCHA）との調整も不十分であった．第2の課題は国レベル，特に低・中所得国の能力であった．グローバルヘルス・ガバナンスが実効性を持つためには基盤である各国でのコアキャパシティの確保が必要であった．第3の課題は研究開発の遅れであった．エボラウイルスは1970年代には確認されていたが，治療薬等の研究開発は成功していなかった．

これらの課題について一定の対応は行われた．第1にWHO内部では健康セキュリティと人道的緊急時対応の統合の必要性が認識され，2016年5月のWHO総会において統合的なWHO Health Emergencies（WHE）プログラムが設立された．また，国連システムレベルではWHOとOCHAとの調整手続として標準作業手順書（Standard Operating Procedure：SOP）が整備された．第2に低・中所得国の能力強化については，IHR実施状況の評価機能を強化するため，自己評価に加え外部者を含めた合同外部評価（Joint External Evaluation：JEE）を実施することとなった．第3に研究開発については，官民連携による研究開発促進のための組織として感染症流行対策イノベーション連合（Coalition for Epidemic Preparedness Innovations：CEPI）が設置された（城山，2020）．

（2）COVID-19への対応

2019年12月初めに確認された中国の武漢を起点とするCOVID-19感染拡大に対応するため，2020年1月10日に国際的なコンソーシアムが関与してウイルスの遺伝子解析が行われ，ゲノム情報が国際的に共有された．WHOでは1月22日にIHR緊急委員会が開催されたが，PHEICに関する判断は延期され，1月30日に改めて開催されたIHR緊急委員会でPHEICを宣言した．1月23日にはCEPIによるCOVID-19への対抗手段の迅速な研究開発が開始された．また，2020年4月24日には，欧州，日本，ビル＆メリンダ・ゲイツ財団等の提案によりAccess to COVID-19 Tools（ACT）アクセラレーターがCOVID-19に対するワクチン，治療，診断を提供するための官民連携の支援枠組として構築された．

このようなCOVID-19への対応に関しては，従来に比べて一定の改善はみられた．症例の発生から政府が新たな流行を認めるまでの時間は，例えばSARSの場合は4カ月近くかかったのに比べればかなり短かった．また，CEPIによる研究開発支援は比較的早い段階で開始された（城山，2020）．

このような状況の中で従来からの課題が再浮上している．例えば，PHEICの意思決定が遅れたことを踏まえて，PHEIC決定への段階的アプローチの導入や透明性強化が議論されている．また，IHR実施プロセスに一定の強制的性格を導入する提案も行われている．

新たな課題も突き付けられている．第1に，保健，経済を含めた調整が必要とされている．これはWHOだけではなく，国連本体，世界銀行，世界貿易機関等との連携を必要とする．エボラウイルス病後に要請された保健と人道との調整に比べ，はるかに幅広い調整である．第2に，エボラウイルス病では低・中所得国のコアキャパシティが問題であったのに対して，COVID-19では高所得国，新興国におけるコアキャパシティの課題が浮上した．第3に，エボラウイルス病では現場でのオペレーションの能力が課題とされていたが，COVID-19では科学的基盤にもとづく規範設定の能力や情報共有の能力，ワクチン等の研究開発促進能力や生産配分能力が重要となっている（城山，2021）．

　以上のように，幅広いセクター間の調整が求められている点ではグローバルヘルス・ガバナンスに求められる役割の継続性が確認される．ただし，求められる調整の範囲は，人道と保健のオペレーショナルな調整から保健，経済，安全保障や，さらには栄養，健康の社会的決定要因，環境をも含むより幅広い調整に拡大している．そして協力が求められる局面も，現場オペレーションから情報共有や科学に基づく規範設定の局面に拡大している．また，ワクチン等の研究開発や配分に関しては，CEPI や ACT アクセラレーターにみられるように，主体としての民間の役割がより拡大しつつある．

【文　献】
Brown TM et al.: The World Health Organization and the transition from "international" to "global" public health. Am J Public Health, 96 (1) : 62–72, 2006.
Clift C: The Role of the World Health Organization in the International System. Chatham House, 2013.
城山英明：国際行政の構造．東京大学出版会，1997.
城山英明：グローバル保健ガバナンス．東信堂，2020.
城山英明：WHO のグローバル保健ガバナンスにおける役割と課題．国際法外交雑誌，120 (1・2)：98–109, 2021.
田所昌幸，城山英明：国際機関と日本–活動分析と評価–．日本経済評論社，2004.

【城山　英明】

1．グローバルヘルス外交

1）グローバルヘルス外交の現在

ここでは，近年グローバルヘルスの課題を進める上で，また外交上の観点からも重要性が増している「グローバルヘルス外交」について概説する．

「外交」の古典的な定義としては，英国の外交官，Harold Nicolson による，「外交とは，交渉による国際関係の処理であり，大公使によってこれらの関係が調整され処理される方法であり，外交官の職務あるいは技術である」（Nicolson，1968）がある．こうした定義はアクターや範疇の広がりからさまざまな改変・拡大が加えられている．ここでは便宜上「外交とは，主として主権国家が自国の国益としての安全，繁栄や価値を促進するため，国際社会において国家間の関係をより安定的に維持してその友好関係を強化するため，政府間で行われる交渉あるいは政策」（細谷，2007 より改変）との定義を参考に議論を進めたい．

（1）グローバルヘルス外交の基礎

国際的な保健課題を，従前の「熱帯医学（Tropical Medicine）」あるいは「国際保健（International Health）」のように主として低・中所得国の開発課題と捉えれば，これを二国間および国際機関を通じた開発協力に関する外交領域と解することも可能である．実際，二国間協力による低・中所得国支援は資金，技術，人材育成などで低・中所得国の保健開発を大きく後押ししてきた．

ただし，2020 年初頭にパンデミックとなったCOVID-19 で一層明らかになったように，近年の「グローバルヘルス（Global Health）」が意味する，国境を越える地球規模の保健課題と捉えれば，「グローバルヘルス外交」とは，地球規模課題に対する多国間アプローチを主としつつ，すべての外交課題，アプローチに関係し得るものということができる．COVID-19 問題は，保健分野はもとより安全保障，経済にも直結する問題として，保健当局を越え，外交・安全保障当局，さらには二国間，G7，G20，国連総会を含む多国間

の首脳レベルの外交で議題となっている．

また，戦略物資となったワクチンなどの研究開発，サプライチェーンに関する経済安全保障の視点を含め，保健医療関連の科学技術やイノベーションを国際的な枠組みやルールに昇華させグローバルな貢献とともに国内に還元させる外交力も一層求められている．さらに，COVID-19 はもとより，NCDs，薬剤耐性（AMR），ワンヘルス，プラネタリーヘルスといった新たな課題や関連機関，枠組みの増大に伴って，グローバルヘルス外交の世界は複雑化しつつ拡大の一途をたどっている（城山，2020；Kickbusch，2021；江副，2021；馬渕，江副，2021）．

こうした動向や前述の外交の定義を踏まえ，ここでは，グローバルヘルス外交を暫定的に「国境を越える地球規模の保健課題について，主として主権国家がその国益としての安全，繁栄や価値を促進する形で，二国間や多国間のアプローチを活用し，各国政府をはじめ民間，市民社会を含む国際社会において協調して解決を図るための交渉あるいは政策」と定義したい．

（2）グローバルヘルス外交の舞台

多国間のグローバルヘルス外交の主な舞台としては，ジュネーブとニューヨークがある．ジュネーブには，保健分野の国連の専門機関である WHOをはじめ，官民パートナーシップとして三大感染症対策を行うグローバルファンド，ワクチン関係の Gavi などの保健関係機関の本部が置かれ，グローバルヘルスの中心的な都市とされてきた．毎年 5 月に国連欧州本部の会場で開催される WHO総会では，193 加盟国の保健大臣や関係団体が集まり世界の保健問題を討議し，グローバルヘルス外交が展開される．

加えて，ニューヨークでも 2001 年に初めて保健課題のみを国連総会で取り上げた国連エイズ特別総会以降，グローバルヘルスの重要課題が首脳レベルでも扱われるようになっている．2011 年には NCDs，2016 年には AMR，2018 年には結核，2019 年には UHC，2020 年には COVID-19について，国連総会における首脳級会合が開催さ

れた．また，国連安全保障理事会でも，2000 年に AIDS に関する決議が採択されて以降，2014 年，2018 年にはエボラウイルス病が，2020 年には COVID-19 に関する決議が採択された．

その他，G7,G20 などのフォーラム，世界銀行，UNICEF，WTO などの保健以外の領域を主要なマンデートとする国際機関等，さらには，東南アジア諸国連合（Association of South-East Asian Nations：ASEAN），アジア太平洋経済協力（Asia-Pacific Economic Cooperation：APEC）など地域的な枠組みにおいても，COVID-19 により，一層，保健課題が扱われるようになっており，多国間のグローバルヘルス外交の舞台は大きく拡がっている．

（3）グローバルヘルスの戦略および体制

こうした背景も踏まえ，各国単位でもグローバルヘルス戦略が策定され，英国，米国，ドイツ，フランス，スイス等の高所得国のほか，中国，南アフリカ等の低・中所得国でもグローバルヘルスに関する戦略が確認されている．

日本では，外交や国際協力の文脈では長年の二国間協力や WHO をはじめとする関係国際機関等を通じた多国間協力の中で保健を重視してきた．例えば，2000 年の G8 九州・沖縄サミットでは感染症対策を，2008 年の同洞爺湖サミットでは保健システム強化を取り上げ，グローバルヘルスを首脳外交のアジェンダとして推進してきている．その上で，2013 年には「国際保健外交戦略」を策定し，国際保健を日本外交の重要課題と位置付けた．また，2015 年には改訂された開発協力大綱において保健医療が引き続き重点課題とされたことを踏まえ，日本のグローバルヘルス戦略として「平和と健康のための基本方針」が策定された．その中では，人間の安全保障の考えにもとづいた保健協力の推進として，「強靭な保健システムの構築と健康安全保障の確立」，『誰一人取り残さない』UHC の実現」等が示された．

以後，2016 年の G7 伊勢志摩サミット，2019 年の G20 大阪サミット，同年の国連総会 UHC ハイレベル会合等の一連のグローバルヘルス外交は本戦略も踏まえ展開してきている．一方，COVID-19 発生等も背景として，2020 年には官民の提言にもとづき（保健分野の ODA のあり方を考える特別委員会，2020），自由民主党提言「ポスト・コロナのわが国の国際保健外交に向けた提言」が発表された（自由民主党，2020）．こうした動きの背景として，2021 年 6 月には内閣官房に司令塔としての「グローバルヘルス戦略推進協議会」が設置され，外務省，厚生労働省，財務省等と連携し，日本としての新たなグローバルヘルス戦略のとりまとめを行っている（内閣官房，2021）．

2）グローバルヘルス外交のケース・スタディ

日本としてのグローバルヘルス外交の具体例としては，① UHC の主流化（外務省，2019；江副，2020；Ezoe，2021），② COVID-19 ワクチンに関する国際協調（外務省；2021，若林ほか，2021ab），を取り上げたい．

（1）UHC の主流化に向けた日本の取り組み：国連総会 UHC ハイレベル会合を中心として

日本のグローバルヘルス戦略においては，日本自身の経験をも踏まえ，UHC の達成を大きな目標に掲げ，SDGs への導入をはじめ，さまざまな外交機会を活用し，UHC の主流化を推進してきた．ここでは，その外交的取り組みの例として，日本が開催の構想から実施まで主導した 2019 年の国連総会 UHC ハイレベル会合を取り上げる．

2017 年 12 月に日本の発案，働きかけにより，国連総会決議において 2019 年に UHC ハイレベル会合を開催することが決定され，2018 年 12 月にはその日程やテーマなどの構成を決めるための国連総会決議が採択された．これと並行し，2018 年末には国連において UHC への理解を深め，本番への機運を高めるため，UHC に関心のある有志国連合である UHC・国際保健フレンズ・グループ（以後,UHC フレンズ）を設置した．UHC フレンズでは，国連総会議長や WHO 幹部を招いたブリーフィング，関係国際機関や市民社会，企業を含む関係団体の要望事項を紹介し議論

するなどの機会を設けた．その過程では，G7伊勢志摩サミットを契機に生まれたUHCに関する官民連携パートナーシップである「UHC2030」が関係者の声をとりまとめた要望書である「Key Asks（主要要望事項）」が紹介され，成果文書策定に向けた議論の基礎として重要な役割を果たした（UHC2030, 2019）．

成果文書については，日本が主導した関連WHO総会決議，UHCフレンズや関連会合での議論，UHC2030の主要要望事項等を基礎とし，WHOの技術的な協力を得つつ，草案の作成，加盟国による交渉が行われた．交渉自体は，6月から8月上旬まで集中的に行われ，困難な交渉を経て2019年9月23日のUHCハイレベル会合の約10日前に全加盟国の合意に至った．政治宣言の要点としては，全加盟国のもっとも高い首脳レベルの全会一致で，UHCをSDG3をはじめすべてのSDGsを促進する上で不可欠なものとして位置付け，国連においてAIDS，NCDs，AMRなど別個に扱ってきた保健医療案件をUHCの傘の下で束ねる形で整理したことがあげられる．また，主要な数値目標として，2030年までに世界中のすべての人に基礎的な医療サービスを提供し，医療費負担による貧困を根絶するなど踏み込んだ目標に合意した．

実際の会合では，57カ国の首脳級を含む165カ国の参加登録のもと，全加盟国の全会一致でUHC政治宣言が合意された．日本は閉会式で唯一登壇した加盟国代表として安倍総理大臣（当時）よりUHC政治宣言の実現への決意を表明し，各国の首脳にコミットメントを促す形で盛会のうちに閉会した．日本が，これまでの経緯を踏まえ，構想段階からUHC政治宣言の起草，合意，当日のアレンジメントにわたって主導し，密接に関与する形で，全加盟国の首脳レベルでUHC達成に向けたコミットメントに合意できたことは大きな外交的成果といえる．なお，COVID-19発生後は，感染症危機対応や健康安全保障に焦点が当たる中で，日本としては，UHCを引き続き主要な概念として位置づけるための取り組みを進めている．

（2）COVAXワクチン・サミット：COVID-19ワクチンに関する国際協調

日本は，COVID-19の発生直後から，「誰一人取り残さない」という理念のもと，UHCの達成に向けて，①現下の感染症危機の克服，②将来の健康危機への備えにも資する保健システムの強化，③健康安全保障を確実にするためのより幅広い分野での環境整備を重視し，2021年5月までに合計約3,400億円（約31億ドル）の貢献を行ってきた．

このうち，①の感染症危機の克服のためには，安全性，有効性，品質が保証されたワクチンへの公平なアクセスが確保されることが重要であるとし，COVID-19ワクチンの公平な供給にかかる唯一の国際的枠組みであるCOVAXファシリティ（以下，COVAX）の形成に関与し，支援してきた．

COVAXとは，各国それぞれが製薬会社からワクチンを個別に調達する代わりにCOVAXが一括して代理調達することにより，ワクチンの購入量と市場の需要の保証を通じてワクチンの価格高騰を抑え，また規模の経済を活かした交渉により迅速かつ手頃な価格でワクチンを供給する仕組みである．

このうち，低・中所得国支援枠組みに対して，日本は2021年3月までに2億ドルの拠出を行ってきた．一方，主として事務局を担うGaviは，2021年末までに対象となる低・中所得国の人口約30%にワクチンを供給するために必要とされる合計83億米ドルの資金需要に対し，まだ20億米ドルが不足していることを示した．次いでGaviは，ワクチンへの公平なアクセスの重要性を改めて確認し，低・中所得国に必要なワクチンの供給のために不足する資金を広く国際社会から募るため，2020年6月に英国で開催されたGavi第三次増資会合の一周年ともなるタイミングで，COVAXワクチン・サミット（AMC増資首脳会合）を日本がホストできないかと要請した．そこで外交的な重要性を踏まえ，外務省を中心に関係省庁，官邸とも検討し，日本政府として同サミットをホストし，Gaviと共催すること

し，4月に米国政府がGaviと共催したワクチン・サミット準備会合において表明した．

　2021年6月2日のワクチン・サミットに向けては，日本自らの貢献はもとより，主要国や機関からの資金貢献を求める必要があるため，主要なドナー国をはじめ新たに拠出してくれる可能性のある国や機関に対し，Gaviとも連携しつつ，外交ルートを含めサミット直前まで働きかけを行った．また，日本自らの貢献を確保するべく，政府内でも厳しい協議を行った．サミット当日は茂木外務大臣(当時)の議事進行のもと，菅総理大臣(当時)がホストとして各国首脳等をオンラインで迎え，新規財政プレッジを含む日本のワクチン政策を発表した．結果的には，約40カ国の首脳級などのほか，国連事務総長，WHO事務局長等の国際機関代表，ビル・ゲイツ氏などが出席し，資金調達目標(83億米ドル)を大きく超える約96億米ドルの確保を達成した．また，資金に加え，特に低・中所得国でワクチンそのものの供与が必要となっている状況を踏まえ，ワクチンの現物供与についても複数の参加者が貢献の表明を行った．

　日本としても，拠出済みの2億ドルに8億ドルを追加し，合計10億ドルの拠出を表明し，全体で3位の貢献となった．環境が整えば，しかるべき時期に，3,000万回分を目処に日本国内で製造したワクチンを供与していく方針も表明した．さらに，二国間援助によるコールド・チェーン整備などの「ラスト・ワンマイル支援」，国産ワクチンの開発と世界への貢献に向けた決意表明もした．

　本サミットの外交的な意義としては，世界のCOVID-19対策の重要課題となっている，国際協調による公平なワクチンへのアクセスの確保について，日本が旗振り役となって調整の労をとり，自らも貢献する形で世界全体への成果を出したことがあげられる．また，大義に共鳴し，ベトナムなどの援助の受け手側が資金貢献した．これまでに支援実績のない新規ドナーも初めて資金貢献した．日本が主催者として働きかけたからこその成果である．このように，自国中心主義も懸念される中で，世界の連帯を示すことができ，日本の国際協調や世界の課題解決へのコミットメントを取りまとめ役として具体的に示すことで，日本への信頼感，存在感が向上したと考えられる．

3) グローバルヘルス外交の実践に求められる能力

　グローバルヘルス外交の実践に求められるのは，グローバルヘルス，外交の双方に通じ，その懸け橋として実務を推進する能力である．ただし，外交当局や関係省庁・機関という政府の立場から代表団の一員として直接政府の立場から関与するのか，国際機関等の事務局，関連する市民社会あるいは有識者として関与するのか，また，主として保健医療の専門家として，関与するかといった立場により，身に付けるべき能力や，そのウェイトも変わってくる．ここでは，外交当局側というより，特に保健医療の専門家側を意識し，外交に関与する上でのごく基本的な点にのみ触れ，その詳細やグローバルヘルスの各領域については，本書の他項目や関連文献(城山，2020；Kickbusch，2021他)に譲りたい．

(1) 外交実務の基礎

　外交官としての基礎的な資質として，前述のNicolsonは次の7点をあげている．①誠実，②正確・精密，③平静・平常心，④よい機嫌，⑤忍耐力・粘り強さ，⑥謙虚さ，⑦忠誠心(Nicolson，1968)．これらは外交官にかかわらず，およそ職業人として共通する資質でもある．さまざまな文化，信条，国籍の相手と交渉に携わる場面も多い外交実務に当たって参考にしたい．

　また，特に保健医療サイドから外交に関与する場合に実務面で押さえておきたい点を3点示したい．

(a) 外交一元化の原則

　二国間外交でも同様であるが，正式な国際会議(国連総会やWHO総会など)や政府間交渉(たばこ規制枠組条約交渉など)においては，その案件が保健関係の内容であっても，日本政府としての方針は外務省において関係省庁等と事前に対処

方針が調整・決定される．また，在外公館にて交渉実務を行う場合には，その方針が在外公館への訓令として発出される．日本政府の立場が交渉主体によって変動したり，相矛盾したりすることがないようにするための原則であるが，現場で情勢が変わり方針を変える必要がある場合には，請訓という形で在外公館から外務本省に方針変更の手続きを取る必要がある．もちろん，訓令自体，ある程度，状況に応じて対応できるようにしておく工夫も必要ではある．自身の発言や対応が訓令の範囲内かどうかは常に意識しておく必要がある．

（b）バイとマルチ

外交には大きく，二国間外交（バイ）と多国間外交（マルチ）との区別が存在する．バイとは二国間関係をどのようにデザインして進めていくかという営みである．日米，日中，日豪など在外公館や当局同士などでの日々の付き合いや問題解決，首脳会談まで，二国間関係の構築，維持，増進を図る外交領域である．マルチとは多国間にまたがる問題を国際会議や国際機関などの場を通じて多国間で調整していく外交領域である．WHO，UNICEFのような国際機関，G20，G7，日米豪印のように限られた国同士のフォーラム，グローバルファンドやGaviなどの官民パートナーシップまでさまざまな枠組みが存在する．

グローバルヘルス外交においては，国境を越える地球規模の保健課題を扱うため，マルチの重点が大きい．それぞれの国際会議，機関のルールや作法を踏まえたマルチ特有の技法を押さえる必要がある．ただし，例えばWHOなどのマルチの会議や選挙において，二国間でも協議しながら立場を調整，連携し，国際機関を通じたマルチへの支援について，バイによるODAの援助との相乗効果をねらうなど，バイとマルチは相互に関係しているため，両者を組み合わせる視点も重要である．

（c）サブとロジ

外交においてはサブ（substance：中身）とロジ（logistics：後方支援）との区分けが行われる．サブとは，マルチの国際会議でいうと，会合のテーマや具体的議題，それに対して日本として達成したい目標や方針や発言内容などのことである．バイの首脳会合であれば，そこで達成したい合意内容や方針，首脳の発言内容などといった，実質や中身である．ロジとは，マルチの会議の運営側であればその日程，フォーマット（物理的参加とオンライン参加の割合を含む），会場，海外から参加者を招へいする場合には，航空便，宿舎，車列確保，入国手続き支援等，会議の参加側であっても，航空便，現地での宿舎，移動手段，会場での導線，待機場所確保等を含む（誰が，いつ，どこで参加，発言するかといったアレンジメントを特に「サブロジ」と呼ぶ場合もある）．

専門家側としては，一般にサブを重視するあまりロジに配慮が行き届きにくい傾向がある．しかしロジとは空気や水のように，あって当たり前ではあるが，なければ「致命的」となることを銘記する必要がある（例えば，稀代のスピーチを用意しても，会議場にたどり着けなければ（オンライン環境の場合，技術的にアクセスできなければ）成果はゼロとなる）．

（2）グローバルヘルス外交を進める視点

最後に，前述「2）グローバルヘルス外交のケース・スタディ」の事例を含む実務経験を踏まえ，あくまで著者の現時点の私見として，グローバルヘルス外交を効果的に進める上での視点として参考までに次を紹介したい．

①首脳レベルのコミットメントを示すこと．

②アジェンダ自体，世界のニーズを踏まえ時宜を得たものであると共に，推進国自身の理念や実績に裏打ちされた説得力があること．

③政府全体の方針を戦略として関係機関等で共有し適時更新しつつ一貫して発信すること．

④さまざまな国際的フォーラムを戦略的に組み立て，各主体が有機的に連携しながら対応すること．

⑤国際機関，市民社会や民間を含むマルチ・ステークホルダーの意見を汲み上げ協働すること．

⑥交渉が行われるフォーラムの力学（各国・機関

の立場，思惑，プライオリティおよび発言力等）を理解し協力的な環境をつくること．

⑦すべての関係者が連帯して分かち合える成果を創出すること．

　COVID-19を受け，ポスト・コロナに向けて，グローバルヘルス外交が保健医療サイドからも外交サイドからも，また日本をはじめグローバルにも重要性が増している．この領域の知見や人材の層が厚みを増し，日本の技術力，資金力をも総動員し，引き続き，グローバルヘルスにおいても日本が主導的な役割を果たし，日本はもとより世界に価値を生み出し続けられることを願ってやまない．

【文　献】

Ezoe S et al.:The Political Declaration of the High Level Meeting on Universal Health Coverage（2019）: Negotiating the most comprehensive agreement ever reached on global health（Kickbusch I et al.: A GUIDE TO GLOBAL HEALTH DIPLOMACY, Graduate Institute of International and Development Studies, 2021.）．https://www.graduateinstitute.ch/sites/internet/files/2021-02/GHC-Guide.pdf

江副聡:UHC主流化に向けた国際動向と日本の取組み．pp. 135–165,（城山英明編：グローバル保健ガバナンス．東信堂，2020）．

江副聡:国際保健をめぐる新たな連帯へ–ユニバーサル・ヘルス・カバレッジとWHO改革–．外交，65：100–105, 2021．http://www.gaiko-web.jp/test/wp-content/uploads/2021/01/Vol65_p100-105_New_solidarity_over_international_health.pdf

外務省：平和と健康のための基本方針．2016．https://www.mofa.go.jp/mofaj/ic/ghp/page22_002274.html

外務省：安倍総理大臣の「国連ユニバーサル・ヘルス・カバレッジ（UHC）ハイレベル会合」出席．2019．https://www.mofa.go.jp/mofaj/ic/ghp/page4_005303.html

外務省：COVAXワクチン・サミット（AMC増資首脳会合）の結果概要．2021．https://www.mofa.go.jp/mofaj/page1_000979.html

保健分野のODAのあり方を考える特別委員会：ポスト・コロナのわが国の国際保健外交–求められるODA政策等のパラダイムシフト–．日本国際交流センター（JCIE），2020．https://www.jcie.or.jp/japan/wp/wp-content/uploads/2020/11/Japan-DAH-Commission_recommendations_final_j.pdf

細谷雄一：外交–多文明時代の対話と交渉–．有斐閣，2007．

自由民主党：ポスト・コロナのわが国の国際保健外交に向けた提言．2020．https://jimin.jp-east-2.storage.api.nifcloud.com/pdf/news/policy/200984_1.pdf

Kickbusch I et al.: A GUIDE TO GLOBAL HEALTH DIPLOMACY. Graduate Institute of International and Development Studies. 2021．https://www.graduateinstitute.ch/sites/internet/files/2021-02/GHC-Guide.pdf

内閣官房：グローバルヘルス戦略推進協議会．2021．http://www.kantei.go.jp/jp/singi/kenkouiryou/global_health/kaisai.html

Nicolson著，斎藤　真ほか訳：外交．東京大学出版会，1968．

UHC2030：Key Asks from the UHC Movement UN High-Level Meeting on Universal Health Coverage. 2019. https://www.uhc2030.org/fileadmin/uploads/uhc2030/Documents/UN_HLM/UHC_Key_Asks_final.pdf

馬渕俊介，江副聡：「パニック＆ネグレクト」を繰り返すな–ワクチンへの公平なアクセスに向けた国際的展開–．外交，69：110–117, 2021．http://www.gaiko-web.jp/test/wp-content/uploads/2021/09/Vol69_p110-117_Do_not_repeat_Panic_and_neglect.pdf

若林真美ほか：新型コロナワクチンの公平な供給–COVAXファシリティの取組み–．医学のあゆみ，278（3）：249–253, 2021a.

若林真美ほか：新型コロナワクチンを公平に分配するための世界的取り組み．公衆衛生，85（10）：697–701, 2021b.

【江副　　聡】

2．グローバルヘルス・リーダーシップ

1）基礎知識

（1）グローバルヘルス・リーダーシップ：射程と定義

　ここでは，グローバルヘルスガバナンスを論じる上で主要な要素の1つとして，グローバルヘルス・リーダーシップについて概観する．グローバルヘルス・リーダーシップの定義について，完全に統一的な見解は存在しないが，これまでにさまざまな検討が行われている．Hughes ら（1996）は，一般的にリーダーシップのもっともシンプルな定義として「目的達成のために他者へ影響を与える能力」をあげている．Fried ら（2012）はグローバル公衆衛生リーダーシップについて，「将来の世界的な健康課題を科学的に理解することで，健康を守り，改善し，病気や障害を予防するために必要なことを実施するために，意図的に，そして時間をかけて行動することを前提としている」とする．

　先行研究を総合的に考慮すると，グローバルヘルス・リーダーシップには少なくとも，①グローバルな保健課題解決のために，②他アクターを先導するとともに，時に適切な協調や協働を促進し，③問題解決・改善を実現する・ないしそのための道筋をつける，といった要素が必要である（National Academies of Sciences, Engineering, and Medicine, 2017；Rowitz, 2014；Gostin et al., 2014；Withers et al., 2018）．

（2）課題と重要性

　グローバルヘルス・リーダーシップが注目されている背景には，近年の新興・再興感染症対応時，グローバルレベルでのリーダーシップの不在ないし不十分さが対応の遅れを招いたと指摘されていることがあげられる．代表的なものとして，2014 年のエボラウイルス病，2019 年のCOVID-19 がある．

（a）エボラウイルス病

　2013 年末より西アフリカを中心に発生したエボラウイルス病では，WHO を中心とした国際レジームによる対応の遅れが指摘された（Hoffman et al., 2018）．その後，一定の対応が行われたものの，特に初動段階では WHO が自身をあくまでも技術的な支援機関として定義するに留まった．資金調達の限界等もあり，WHO 憲章に書かれたような「国際的な健康にかかわる機能のリード（directing）と調整」の役割が果たしきれなかった点がその後の対応の遅れにつながった可能性があると Gostin ら（2014）は指摘している．

（b）COVID-19

　COVID-19 についても，グローバルヘルス・リーダーシップの課題が指摘される．例えば，世界のCOVID-19 対応を精査する独立検証委員会（The Independent Panel for Pandemic Preparedness and Response：IPPPR）によれば，COVID-19 流行初期の 2020 年 1 月時点で，中国政府が感染拡大阻止に向けてより強力な措置を講じることが可能だった．また，WHO は同年 1 月末まで国際的な公共衛生上の緊急事態を宣言しなかった．こうした対応の遅れの背景にはグローバルレベルで課題を調整するリーダーシップの不在があったと述べている．特に，緊急事態下にあってある種の政治的緊張も高まる中，国家間のハイレベルの合意形成と調整が困難であり，これによってグローバルレベルでの戦略的対応が困難になったとも指摘している．

　このリーダーシップに関する課題はアクターの性質（国家，国際機関，プライベートセクター），アクターのレベル（国，地域，グローバル）を問わず立ち現われるとし，この問題を解決・緩和するための新たな枠組み（新たな条約や調整行動を担うための会議）が必要であると提言している（IPPPR, 2021 等）．

2）応用例

　このように，グローバルヘルス・リーダーシップについては，特に新興・再興感染症への対応の観点から，現在さまざまな課題が浮き彫りとなっている．一方，より幅広い視点，あるいは部分的

な観点からは，歴史的に多様なリーダーシップ実現のための試みが実施されてきた．

(1) 国を中心としたグローバルヘルス・リーダーシップの試み

(a) WHO 設立におけるミドルパワー諸国 (中堅国家) のリーダーシップの試み

国 (および国にかかわる専門家) がグローバルヘルス分野にリーダーシップを発揮した歴史的な例として，WHO の設立経緯があげられる．第二次世界大戦中，新たな国際保健レジームの樹立の必要性が指摘されていた．ところが戦後，主要な関心は安全保障分野に集まり，健康分野に関しては中心的議題として取り上げられない状態となっていた．これに対し，いくつかの (当時の) ミドルパワー諸国が直接的・間接的に戦後の国際保健レジームの成立に貢献したとされている．例えばカナダは，国連憲章を採択したサンフランシスコ会議の前提・基礎となったダンバートン・オークス会議において，経済社会理事会 (United Nations Economic and Social Council：ECOSOC) 創立に積極的にかかわることで保健分野を含む経済・社会分野の安定的なレジームの樹立を後押しした．特に，保健分野を含む経済・社会・文化・教育についての専門機関 (のちの WHO を含む) に対して拒否権が認められないことで，大国の政治的影響によって運用が不安定となることを回避した．

また，ブラジル，ノルウェー，中国の代表団は，サンフランシスコ講和会議時に国際的な保健機関の設立に関する議論がほとんど行われていないことに懸念を抱き，国連憲章内に「保健」という単語を入れるよう働きかけた．同時に中国・ブラジルの共同宣言として国際的な保健機関の設立を正式に提案することで WHO 設立の基礎が築かれたという (Farley, 2009；Lee, 2008；Sze, 1988)．

伝統的安全保障分野における課題が山積する中，保健分野の重要性にいち早く注目し，他国を先導するとともに，WHO の設立という明確な対応を取ったという点で，(当時の) ミドルパワー

諸国 (中堅国家) のグローバルヘルス・リーダーシップが発揮された事例とみることができる．

(b) 米国によるグローバルヘルス・リーダーシップの試み：GHSA を例に

米国は，グローバルヘルス分野にもっとも積極的にかかわってきた国の 1 つである．全米科学・工学・医学アカデミーは，「2002 年のグローバル・ファンドの設立，2003 年の米国大統領エイズ救済緊急計画 (PEPFAR) の展開，2014 年の世界保健安全保障アジェンダ (GHSA) の策定への米国の関与を見ると，グローバルヘルス外交における米国の役割の必要性は，今も衰えていないことがわかる」とし，その役割を強調している．

GHSA は，エボラウイルス病対応でのグローバルヘルスリーダーシップ欠如という課題を受けて米国主導のもと開始された．同イニシアチブは世界各国における感染症対策の能力を向上させることを目的とし，既存の国際的な保健政策の枠組みを，各国と WHO，FAO，OIE 等の国際機関，NGO やプライベートセクターなど，パートナー機関とも連携して強化してきた．2021 年現在パートナー機関を 70 ほどに拡大させるなど積極的な展開をみせている．特に，WHO の IHR に対する外部合同評価については専門のチームを組成し，補完的な役割にとどまらず実質的な評価能力を担保している．具体的な活動パッケージは，薬剤耐性問題，バイオセーフティとバイオセキュリティの問題から緊急オペレーション等の問題まで 8 分野を中心に多岐にわたる．

GHSA に関しては，前述のように世界的な感染症対応能力の向上に向けた代表的なイニシアチブの 1 つとして高い評価を受けている．その一方で，COVID-19 対応を含む世界的な大規模感染症対応においてどこまでその機能が有効でありうるかという点や，既存の国際保健レジームとの機能的重複をどのように整理するかといった観点からは課題も多く，慎重な検討が加えられている．しかし，米国が高い科学的水準を持つ大国として，幅広いグローバルな保健課題解決のために多様なアクターを先導し，問題解決を図ろうしたという

116

点では国家による主要なグローバルヘルス・リーダーシップの試みの1つとみられている．

（2）国際機関（WHO）によるグローバルヘルス・リーダーシップの試み

前述したように，WHOによるリーダーシップには課題も少なくないが，中期・長期的にはさまざまな制度上の改善が行われている．ここでは，実務的リーダーシップを担保するための枠組みの例としてWHOによる世界的な集団発生警報と対応のためのネットワーク（Global Outbreak Alert Response Network：GOARN）の設立と体制強化をあげる．

1990年代半ばごろより，新興・再興感染症の問題が取り上げられる中，特に資源の限定的なアフリカ諸国における感染症の対応では多様化するアクター同士の情報共有のためのメカニズムに課題があることが指摘されるようになった．例えば，1995年のコンゴ（旧ザイール），キクウィトにおけるエボラウイルス病対応や，1997年の東アフリカにおけるリフトバレー熱対応などにおいて，多様なアクターがどのように対応するかの調整がつかず，混乱がみられた（Enserink, 2004）．特に，WHO，WHO地域オフィス，CDC，MSFやMerlin等のNGO，各国の保健省，他の国連機関（特にUNICEFおよびFAOなど），アカデミア等の間の情報共有や対処手順，ロジスティクスの処理等が十分に調整されず問題となった（Enserink, 2004；Zacher et al., 2008）．

こういった問題に対応し，迅速な感染症対応を担保するため，WHOのイニチアチブのもと，1997年から新たな専門家ネットワークであるGOARNの試験運用が始まった．そして2000年に運用検討会議が行われ，2002年から正式に開始されるようになった．以後，GOARNはエボラウイルス病等の国際感染症の危機発生時に世界屈指の感染症対策チームを迅速に派遣・運営する国際的な枠組みとして継続的に強化され，2021年現在では250以上の機関がパートナー機関として参加している．GOARNは国家の枠組みにとらわれない情報共有や伝達を促進することで，例

えば2003年のSARSへの比較的早期の対応を可能にし，一定の成果をあげた．加えて柔軟なパートナーシップや雇用形態を活かした迅速対応の強化，また多様なプログラムやシミュレーションエクササイズ等による能力強化を実施している（Heymann, 2004；Christensen R, 2021；武見，2020）．

GOARNは長期にわたり課題とされてきた機関間調整や，国家の枠組みにとらわれない専門家ネットワークの構築といった課題解決のため，分野を問わない多様なアクターとの協調のもと，一定の問題解決の道筋をつけた．その点において国際機関によるリーダーシップの一例とみることができる．ただし，GOARNについては，①十分な資源（人員含む）が割かれていない，②探知（detect）よりも対応（response）に大きく比重が置かれている，などの課題が指摘されている．今後新たに出現する感染症などに対応可能な水準の能力と権限の強化が期待される．

3）グローバルヘルス・リーダーシップの実践に必要な能力

グローバルヘルス・リーダーシップへの取り組みは多岐にわたり，国，国際機関，プライベートセクターなどがそれぞれの分野で独自のリーダーシップを発揮している．これらはごく一部の例示であり，他にも多くの例がある．

特に，日本は2008年の洞爺湖G8サミットや2016年の伊勢志摩G7サミットを含むUHC主流化等，国際保健分野において継続的な取り組みを実施してきた．また，COVID-19対応においても世界的にワクチンを公平に分配するための取り組みであるCOVAXファシリティーにおいて，資金的コミットメントに加えCOVAXワクチン・サミットでGaviと共同議長を務め，積極的な役割を果たし，世界的に同分野におけるリーダーシップを発揮してきた（第4章「1．グローバルヘルス外交」を参照，p. 108）．

他にも，カナダによるバイオセキュリティ・バイオセイフティ分野への貢献，感染症流行対

策イノベーション連合（Coalition for Epidemic Preparedness Innovations：CEPI）によるワクチン開発の取り組みなども例としてあげられる．

　近年では，グローバルヘルス分野におけるプライベートセクターの果たす役割が大きくなっている．特に，世界的な援助の浸透，医薬品開発，資金調達，アクター間調整など多様な分野において官民連携（Public Private Partnership）によるリーダーシップと，課題解決への貢献が観察される．ポリオ撲滅に貢献している Global Polio Eradication Programme，COVID-19 へのワクチン調達・分配にも貢献している Gavi なども代表的な例である．COVID-19 の脅威を受けて，サプライチェーンマネジメント等における民間企業の役割も今後さらに重要となる．

　一方，グローバルヘルス・リーダーシップの射程や定義は必ずしも明確に定められているわけではない．特に，前述の 3 要件のうち，③「問題解決・改善を実現する・ないしそのための道筋をつける」という点については，これが実現されたか否か論争的である場合が少なくない．いくつかの例もこの点でリーダーシップの発露といえるか否かには議論がある．この留保の上で，グローバルヘルス・リーダーシップの担保には例として次のような能力が共通して必要となる．

（1）課題把握能力

　グローバルヘルス・リーダーシップの適切な実現のためには，これを発揮するための状況および課題の把握が必要である．例えば，2014 年のエボラウイルス病における対応の遅れの背景には，発生初期における機関横断的な情報共有の困難による状況認識の齟齬があった．また，COVAX ファシリティーは，特に低・中所得国においてワクチンを含む医薬品の確保が課題となるとの問題意識にもとづいてワクチンの接種本格化に先んじて設立されており，グローバルな課題に対する迅速な問題設定の重要性が伺える．

（2）調整能力

　リーダーシップの重要な要素として，「他者への影響力・調整力」がある．例えば，COVID-19 対応においては，各国の医療資源の偏在や不足が大きな課題となった．国連と WHO は 2020 年 9 月から国連 COVID-19 サプライチェーンシステムを開始し，この問題に注力してきた．同調整には国際機関のみならず国家間での利害関係の整理を伴う複雑なやりとりが必要となり，特に感染の世界的拡大直後の調整は難航した．ACT-Accelerator の開始時も，参加有無，資金の拠出方法，資金不足への対応方法等において調整が必要となった．枠組みの有無にかかわらず，課題の解決に向けた方策の設定と実行を可能とする調整能力が重要な要素となるケースは少なくない．リーダーシップは時に調整と対置されることもある．しかしグローバルヘルス・リーダーシップにおいては多くの場合，適切な「他者への影響力」としての調整能力の担保が重要になる．

（3）実施・履行能力

　適切な課題が設定され，調整が行われても，課題の解決のための方策を実施する能力が不十分である場合，課題解決は困難となる（ただし，調整そのものが課題の解決策となる場合は，②調整能力および③実施・履行能力は互いに重複する）．例えば，COVID-19 を受けて提出された複数の報告書は，WHO がリーダーシップを発揮するために必要な資金と権限を有していなかったことを改めて指摘している．特に，任意拠出金比率の高さの改善や，アウトブレイク発生時の調査権限の強化等は継続して関心を集めている．リーダーシップの実現のためには，これを裏打ちするための基本的な能力や資源が必要となる．

　COVID-19 の脅威は改めてグローバルヘルス・リーダーシップの課題を浮き彫りにした．グローバルヘルス・リーダーシップの定義は一様ではない．過去のさまざまな取り組みを振り返り，国際的な保健課題を解決するための新たなリーダーシップの在り方が模索されている．

【文　献】
Ansell C et al.: The promise and challenge of global network governance: the global outbreak alert and response network. Global Governance,

18：317-337, 2012.

Christensen R et al.: Training for outbreak response through the Global Outbreak Alert and Response Network. BMC Medicine, 19 (1)：1-8, 2021.

Enserink M: A global fire brigade responds to disease outbreaks. Science, 303 (5664)：1605, 2004.

Farley J: Brock Chisholm, the World Health Organization, and the Cold War. UBC Press, 2009.

Fried et al.: Global public health leadership for the twenty-first century: towards improved health of all populations. Glob Public Health, 7 (Suppl 1)：S5-S15, 2012.

Gostin LO et al.: Ebola: a crisis in global health leadership. Lancet, 384 (9951)：1323-1325, 2014.

Heymann DL et al.: Global surveillance, national surveillance, and SARS. Emerg Infect Dis, 10 (2)：173-175, 2004.

Hoffman SJ et al.: Delays in global disease outbreak responses: lessons from H1N1, Ebola, and Zika. Am J Public Health, 108 (3)：329-333, 2018.

Hughes R et al.: Leadership. Irwin, 1996.

IPPPR: COVID-19: Make it the Last Pandemic. 2021. https://theindependentpanel.org/mainreport/

Javed S et al.: Strengthening the COVID-19 pandemic response, global leadership, and international cooperation through global health diplomacy. Health Promot Perspect, 10 (4)：300-305, 2020.

Kickbusch I et al.: New Directions in Governing the Global Health Domain. Leadership Challenges for WHO. Global Health Centre Working, 2016.

Lee K: The World Health Organization (WHO). Routledge, 2008.

National Academies of Sciences, Engineering, and Medicine: Global health and the future role of the United States．2017．https://www.ncbi.nlm.nih.gov/books/NBK458466/

Rowitz L: Public Health Leadership: Putting Principles into Practice. Jones & Bartlett Publishers, 2014.

Sze S: WHO small beginnings. World Health Forum (WHO), 9 (1)：29-34, 1988.

武見綾子：国際保健規則とグローバル保健ガバナンスの構造．pp. 35-54 (城山英明：グローバル保健ガバナンス．東信堂，2020.)

武見綾子：国際保健ガバナンスは向上するか-WHO改革と途上国ワクチン接種-．外交＝Diplomacy,

68：118-121, 2021.

Wenham C: GPHIN, GOARN, GONE? The role of the World Health Organization in global disease surveillance and response. pp. 107-120 (Davies SE et al. (eds.)：The Politics of Surveillance and Response to Disease Outbreaks: The New Frontier for States and Non-State Actors. Routledge, 2015.).

Withers M et al.: Global Health Leadership: Case Studies From the Asia-Pacific. Springer, 2018.

Zacher M et al.: The Politics of Global Health Governance: United by Contagion. Springer, 2008.

【武見　綾子】

▶▶▶ II　グローバルヘルスの担い手と連携・協力

【総　論】

世界には，国連機関，政府機関，NGO，アカデミアを含め，多くのグローバルヘルスの担い手がいる．その数は主要なものでも200以上もある（Hoffman, 2018）．各国での事業実施やアドボカシーなどにかかわる組織を含めると，例えば，ストップTBパートナーシップだけでも1,500以上（Stop TB partnership），グローバルファンドでは世界100カ国以上で推定10,000以上（The Global Fund）といわれる．

ここでは，これらの担い手の間の連携・協力が生まれた歴史的背景，現状や課題などについて説明したい．

なお，連携・協力に類似する用語として，日本語では調整，協調，協働，パートナーシップ，英語ではcoordination, cooperation, collaboration, harmonization, alignment, partnershipなどがある．ある程度の使い分けはするものの，その定義や違いは必ずしも明確ではない．ここでは用語として特別に使用・定着しているものを除き，これら類似する用語を包括したものとして「連携・協力」を用いる．

1）歴史的背景

保健分野において，国際的な連携・協力が本格的に始まったのは19世紀半ばである．植民地貿易の活発化や技術革新などにより，世界的な人や物の流れが活発化し，コレラや黄熱病などの感染症が世界的に流行するようになった．

これに対し，国際検疫規制の標準化などの国際的な連携・協力の必要性が高まり，世界の主要国政府を集めた保健分野での初めての国際会議である国際衛生会議（International Sanitary Conference）が1851年にパリで開かれた．

後述するが，連携・協力の理想としては，問題意識を共有する組織・機関が，現状や課題を明らかにし，情報や意見を交換し，効果的な解決方法を模索して，協働することである．この「現状や課題の明確化」「情報や意見の交換」「解決方法の模索」については，同会議がその後も何度か開催されて推進された．しかしながら，植民地をめぐる攻防などの複雑な政治的対立があったため，世界が実際に「協働」するには年月がかかった．

史上初の国際衛生組織ともいえる公衆衛生国際事務局（Office International d'Hygiène Publique：OIHP）が成立したのは1907年，WHOが設立されたのは1948年と，最初の国際会議からそれぞれ半世紀，一世紀を要している．

WHO設立後は，毎年ジュネーブで開催される世界保健総会などを通じて，さまざまな連携・協力が促進された．例えば1950～1970年代，マラリアや天然痘の撲滅を共通の目的として，特にWHOとUNICEFが手を組み，各国政府などとの協働が進んだ．

しかし，1990年代後半，AIDSパンデミックを契機として，この深刻で複雑な課題を解決するには，政府以外の担い手，さらに保健分野以外のセクターとの連携・協力が必要との認識が高まった．

その一例が1996年に設置された国際連合エイズ合同計画（UNAIDS）である．WHO以外に，UNICEF，UNHCR，WFP，世界銀行など計11の国連機関がスポンサーとなって協働するメカニズムがつくられた．

しかし，HIV/AIDSの猛威は収まらず，さらにエボラウイルス病などの新興感染症や，結核・マラリアなどの古くから存在する感染症の再興が国際社会に脅威を与えた．このような保健課題は，世界の貧困削減や社会開発を阻み，世界の安全保障や人間の安全保障にも影響するものとして，国際社会でその重要性が叫ばれるようになった．

特に，2000年の国連ミレニアムサミットを契機につくられたMDGsでは，8つの開発目標の

うち３つが保健課題となり，2015年までの達成に向けてグローバルヘルスの担い手の間の連携・協力が促進された．

さらに，2000年の九州・沖縄G8サミット以降，高所得国首脳の間でも保健医療が主要課題として議論されるようになり，2000年以降，保健分野への援助資金が急増した．

加えて，2003年にローマで開催された調和化ハイレベルフォーラム以降，ドナー国や国際機関などがそれぞれの方法でばらばらに実施してきた援助の方法は低・中所得国に大きな負担を与え，効率も低いことから，担い手の間で援助協調の必要性が求められた．これに応じて，保健分野においても，国レベルで援助の担い手間で連携・協力が進められることとなった．

2020年には，WHOやグローバルファンドなど９つの国際機関や組織が中心となり，多くの国際機関，研究機関，民間セクター，市民組織，政府などとともに，COVID-19に対するグローバルな対策を推進する画期的な連携・協力の枠組みであるACTアクセラレーターが創設された．これを通じた成果と教訓は，国際社会の連携・協力のあり方に新たな一石を投じている．

2）連携・協力の段階，レベル，分類と役割
（1）連携・協力の段階やレベル

連携・協力といっても，担い手同士の結びつきの程度は異なり，段階やレベルの違いがある．もっとも結びつきが希薄で，初歩的段階ともいえるのは，情報・意見交換で，多くの連携・協力はここから始まる．そこで終わってしまうものも少なくないが，実施段階での重複を避け，ギャップを埋める「調整」や，より効果的，効率的に実施するための組織間の「連携」に発展する場合もある．

もっとも結びつきが強く，理想に近い段階ともいえるのは，担い手の間でビジョン・目的を共有し，現状や課題をともに分析・共有し，共同で予算を含む実施計画をし，実施段階で協働し，モニタリング評価を一緒に行い，最終的な実績報告書を共同で作成するものである．これは国レベルの

援助協調のあるべき姿として，「One plan, One budget, One report」とも呼ばれている．

筆者はさまざまな国でこの援助協調に参画し，時には国連機関間の調整役，時にはドナーやNGOを含む保健セクター全体のまとめ役を担ったが，実際にこの理想形の連携・協力は，言うは易く行うは難しである．当該国政府の統率力や透明性，保健援助の中心的役割りを担うWHOやUNICEFなどの資金的また技術的能力，参加する国際NGOなどの協調性などによって大きく左右され，さまざまな障害が発生するためである．もちろん，それでも諦めず，各国の保健分野の課題解決に向けて，援助協調の理想形をめざして，連携・協力を進める努力は重要である．

連携・協力を促進しようとしてもなかなか理想の形に近づかないため，重要課題の解決に向けたパートナーシップの理想形を求めて創設された組織・メカニズムがある．これがグローバルヘルス・パートナーシップ（GHPs）とも呼ばれているもので，その代表格がグローバルファンドやGaviである．

例えば，グローバルファンドは，AIDS，結核，マラリアの感染症を終息させるとのビジョンを共有する政府，市民団体，民間企業，当事者組織，国際機関などが連携・協力するためのメカニズムを世界・地域・国の各レベルでつくり上げている．資金調達からその配分，実施計画書づくりからその実施，モニタリング評価まで，すべてのプロセスにおいてさまざまな担い手が連携・協力するようなシステムが形づくられている．

このシステムの中で働いていた経験から，連携・協力は自然には生まれない，そして完璧な連携・協力は簡単にはつくれないことを実感している．連携・協力は参加する担い手や状況に応じて常に進化し続ける必要があり，その使命が終わったときには消退してもよいものと感じている．

（2）具体的な連携・協力の種類と例

連携・協力にはさまざまな形がある．ここで重要なのは「何のために連携・協力するのか」である．ここが明確でないと，何となく担い手が集

まって話し合いをするが，何らアクションが伴わず，インパクトも生むことができない．参加者が連携・協力の意義や価値を感じなくなるものもある．

　重要課題の解決に向けて，具体的なアクションを伴う連携・協力は強力で活動的である．例えば，ロールバック・マラリア・パートナーシップ（RBM），ストップ結核パートナーシップなどは，それぞれマラリア，結核の流行終息に向けて，ドナー国政府や実施国政府への資源動員などに関するアドボカシー，国際機関や市民団体，民間企業などの連携・協力の促進などに貢献しており，その存在感は大きい．

　サービス提供のみならず，診断や治療，ワクチンなどの研究・開発の促進，市場形成や拡大を目的として，研究機関，民間企業，国際機関，政府などをつなげるパートナーシップもある．Medicines for Malaria Venture（MMV），Drugs for Neglected Diseases initiative（DNDi），Foundation for Innovative New Diagnostics（FIND），UNITAID などである．最近の COVID-19 のワクチン開発では，感染症流行対策イノベーション連合（CEPI）が活躍した．

　また，課題解決に向けて，世界の市民団体間や国のリーダー間の連帯を強めるメカニズムもある．AIDS Coalition to Unleash Power（ACT UP）や The African Leaders Malaria Alliance（ALMA）などである．

　リプロダクティブヘルスや母子保健などの重要課題に関しても，Partnership for Maternal Newborn & Child Health（PMNCH），Countdown to 2030，Global Financing Facility（GFF）などさまざまなパートナーシップ，連携・協力が促進されている．

　保健システムの重要要素に関して横断的に取り組む連携・協力としては，世界保健人材アライアンス（Global Health Workforce Alliance），保健データ協力（Health Data Collaborative）などもある．

　さらに，より包括的に，UHC の推進をめざして連携・協力を進めているのが UHC2030 である．これは保健医療分野に特化して援助協調を進めるためのメカニズムとしてつくられた国際保健パートナーシップ（International Health Partnership Plus：IHP＋）を改変して創設された．

　また，保健援助を実施している主要機関・組織間でより連携・協力を進めるためにつくられた非公式のグループが The Health 8（H8）で，WHO，UNICEF，国際連合人口基金（United Nations Population Fund：UNFPA），UNAIDS，グローバルファンド，Gavi，ビル＆メリンダ・ゲイツ財団，世界銀行が含まれる．

　大規模災害や政治不安・紛争などにおいて，国際的な援助，人道支援が必要な場合，国際レベルと国レベルで援助団体・組織間の調整，連携・協力を促進するクラスターアプローチと呼ばれるメカニズムもある．これは予め調整役を決めておき，その調整のもと，緊急事態が起こった際に，参画する団体・組織間で，合同の実施・予算計画づくり，実施における連携・協力，合同のモニタリング評価と報告を推進するものである．

3）パートナーシップの課題と将来の展望

　以上のように，世界，地域，国レベルで，さまざまな課題に関して，多様な形の連携・協力，パートナーシップが進んできたが，これらの課題も少なくない．

　1つは効果や効率の問題である．ニューヨークやジュネーブなどで高い宿泊費や交通費をかけて会合を重ねるも，現場での課題解決にあまり寄与していないものもないわけではない．連携・協力のために多くの組織が時間と労力と資金を費やすことで，どのような成果やインパクトが生まれたのか，費用対効果はどの程度なのか，連携・協力を推進する際には今後，その効率や効果を評価しながらその方法などを検討する必要がある．

　また，同じ課題に対する，または同様の目的をもつ複数のパートナーシップや連合体が存在する

場合，その間での重複や無駄を省く必要もある．COVID-19の影響で，高所得国ドナーの保健分野への資金援助の動向が不透明な中，林立するパートナーシップや連合体への資金援助も，効率や効果の観点から厳しい評価がなされるかもしれない．

国際レベルでの連携・協力が進んでも，国レベルでの連携・協力が進まない，またはそれによるインパクトが十分に現れない国も少なくない．その理由として，それらの国でのグローバルヘルスの担い手が少ない，担い手の能力が十分ではない，連携・協力のガバナンスやメカニズムが機能していないなどの問題がある．グローバルヘルスの課題や状況は国や地域によって大きく異なっているため，国際レベルでいくら議論しても国レベルの問題解決につながらないことも少なくない．

今後，このような取り残された国や地域にフォーカスをより強く当てて，具体的な成果を明確にし，現場の課題解決に向けた具体的かつ実践的な連携・協力を促進する必要があるだろう．

COVID-19は危機であったが，同時にさまざまな好機，将来への可能性も示した．例えば，政府，国際機関，民間企業，研究機関，市民社会などが連携・協力した結果，これまで想像もできなかったような速さと規模で，情報の収集・分析・発信・可視化，ワクチンや治療薬などの研究・開発とそれらの世界へのサービス提供が進んだ．この成功例や可能性を他の感染症対策，既存の重要な保健課題に活かせないものだろうか．

執筆時点でCOVID-19との闘いはまだ終わっていない．しかし，このパンデミックが終息しても，年間2億人以上の感染者を生むマラリア（WHO, 2020a）や年間140万人の死者を生む結核（WHO, 2020b）との闘い，現在3,700万人以上のHIVと共に生きる人々（UNAIDS, 2021）の苦悩は消えない．世界で毎日奪われている800人以上の妊産婦と（WHOほか，2019），1万4,000人以上の5歳未満児の命（UN IGME, 2020）は救えないままである．

多くのグローバルヘルスの担い手が，世界で救える命，改善できる健康のため，毎日努力を重ねている．だからこそ，「何のために連携・協力するのか」を考えながら，すべての人が健康と福祉を得るため，誰も取り残さない保健・医療サービスを提供していくため，国際社会の連携・協力，そしてパートナーシップのよりよい姿を模索し，進化させていく必要がある．

【文献】
Hoffman SJ et al.: Defining the global health system and systematically mapping its network of actors. Global Health, 14 (1)：38, 2018.
Stop TB partnership：HP. http://www.stoptb.org/about/partners_landing.asp
The Global Fund: Personal communication with the Grant Management Division. 2021.
UN IGME: Levels and Trends in Child Mortality, Report 2020.
UNAIDS: Global AIDS Update 2021.
WHO, UNICEF, UNFPA, World Bank Group and the United Nations Population Division: Trends in maternal mortality 2000 to 2017. 2019.
WHO: Global Tuberculosis Report. 2020b.
WHO: World Malaria Report. 2020a.

【國井　修】

1．国際機関とその役割

1）国際機関の例

　「グローバルヘルス（地球規模での健康課題）」という名前からも，「国際機関」が果たす役割は極めて大きいことが想像できる．ここでいう「国際機関」とは，「地球政府」が存在しない現状では，通常は国連に代表されるような「政府間組織（Inter-governmental organization：IGO）」，つまり主権国家の集まりによって構成される公的機関を意味する．広義に考えると国家とは別の「国際非政府組織（International non-governmental organization：INGO）」や，さらには多国籍企業や国際的民間基金も国際機関といえる．以前は国連と世界銀行を指すことが多かったが，近年では多様化，複雑化しており，ここでは広くグローバルヘルスに関係する代表的な国際機関を概観する．

　国連とその関連機関は異なった任務や役割を持ってグローバルヘルスに関与している．WHOは1948年に「すべての人々の健康を増進し保護するため互いに他の国々と協力する」目的で設立された専門機関であり（WHO憲章），国連システムの中にあって保健全般について指示を与え，調整する任務を託された唯一の機関である．WHOは，グローバルな保健問題についてリーダーシップを発揮し，健康に関する研究課題を作成し，規範や基準を設定する．また，エビデンスにもとづく政策選択肢を示し，加盟国へ技術的支援を行い，保健状況を監視，評価する（国際連合広報センター）．研究，規範，基準の設定など，技術的な決定に関しては世界中の大学，研究所，協力センターと連携し，技術諮問会議などを通して専門組織・専門家による協力を得ながら仕事を進めている．特に，規範的ガイドラインの作成や政策的助言は国を超えた保健医療の標準化，質の担保に重要である．さらに各国の保健医療政策や，グローバルヘルスにかかわるすべての関係者に共通の舞台と「言語」を提供する極めて重要な役割も果たしている．

　COVID-19パンデミックなど感染症の流行に際しては，法的根拠となる国際保健規約（IHR）にもとづいて「国際的に懸念される公衆衛生上の緊急事態（PHEIC）」宣言の発出に関する一定の権限が与えられている．しかし，WHOの最高意思決定機関である世界保健総会は全加盟国の代表から構成されており，司令塔として各国主権を超えるような権限はない．保健政策の選択や実施はあくまでも国家政府の責任として位置づけられているため，COVID-19でみられたような国々が分断・競合状況になった場合には，機能不全に陥ってしまう．

　UNICEFとUNFPAはともに国連経済社会理事会のもとにある開発関連機関であり，それぞれ「子ども」，「人口」に関連した健康課題に深くかかわっている．UNICEFは予防接種，安全な出産と新生児，子どもの病気，栄養，水と衛生，そして広報・普及啓発を用いての社会・行動変容の分野を担当する．UNFPAはリプロダクティブ・ヘルス（性と生殖に関する健康）や個人の選択にもとづく家族計画サービスの分野を担当し各国を支援している（国連広報センター）．「専門機関」であるWHOとは異なり，「基金・プログラム」の位置づけである両機関は各国が政策策定，実施する過程で関与し，資金提供を含めて実践的なプログラム実施を担っている．特にUNICEFは医薬品やワクチンの，UNFPAは家族計画（避妊）用具の供給においてグローバルな調達供給機能を持ち，安価で信頼できる品質の製品を安定して届けるために資金的・技術的な支援を行っている．

　SDGsの全体を取りまとめるUNDPは貧困削減，人間開発を任務とする機関であり，地球規模の健康課題（パンデミック，HIV/AIDSなど）にも支援と調整を行っている．UNHCRや国際移住機関（International Organization for Migration：IOM）は難民の保護や移住者の福祉と人権という任務を通して，特定の集団を対象とした保健医療問題にかかわっている．食料・栄養は国際連合世界食糧計画（United Nations World Food Programme: WFP），FAO，薬物は国連薬

物犯罪事務所（United Nations Office on Drugs and Crime：UNODC），教育は国際連合教育科学文化機関（United Nations Educational, Scientific and Cultural Organization：UNESCO），労働は ILO，女性は UN Women というように，それぞれの専門的見地から健康課題にかかわっている．また，UNAIDS では 11 の国連機関が共同出資して HIV／AIDS 課題に共同で取り組んでいる．

世界銀行グループ（World Bank Group）の目標は，貧しい国々の経済を強化することによって世界の貧困を削減し，かつ経済成長と開発を促進することによって人々の生活水準を改善することであり，2 つの柱として融資活動と能力育成活動を進めている（国際連合広報センター）．対象分野はインフラから経済，社会一般であるが，保健栄養人口分野への融資額は 1990 年代後半から著しく増加し，1985〜1989 年に全体の 1％ に過ぎなかったものが，2010〜2015 年には 12％ を占めるに至っている（Sridhar, 2017）．とりわけ保健財政分野における協力は特徴的であり，近年は保健省のみならず財務省との強い関係を生かして UHC の達成における役割が注目されている．

これらの国連関連の国際機関以外に，グローバルヘルスで重要さを増しているのが Gavi とグローバルファンドである．これらは「グローバルヘルスイニシアティブ（Global Health Initiative）」と呼ばれることも多く，2000 年以後グローバルヘルスへ多大な資金増をもたらした．いずれも特定の目的のための官・民共同基金であり，政府，国連，民間財団，企業，市民社会が連携したパートナーシップによって，従来の保健課題解決の仕組みを大きく変えた．潤沢な資金を供給するだけではなく，資金の使途や配分の戦略性を通じてグローバルヘルスの政策実施に大きな影響力を持つ．Gavi（2000 年設立）は予防接種を対象とし，グローバルファンド（2002 年設立）は AIDS，結核，マラリアという明確な対象を持っており，特に AIDS 治療薬（ARV）のグローバルな拡大に革命的な変化をもたらした．

さらにもう 1 つ，グローバルヘルス分野では慈善活動（Philanthropy）を行う国際慈善団体も重要な役割を演じている．古くから宗教的団体や，フィランソロピー団体は世界の保健医療に大きな貢献をしてきた．例えば，アフリカでは病院の多くがキリスト教系ミッションにより設立運営されてきた歴史があり，特に社会的弱者に対する医療の提供に多大な寄与をしてきた．ロックフェラー財団は野口英世も活躍した「ロックフェラー医学研究所」を通じ，鉤虫症，マラリアや黄熱病などの感染症の研究，対策に取り組み，第一次大戦後ヨーロッパの公衆衛生などでも多くの支援をしてきた．日本の国立公衆衛生院建設にも支援をしている．ロータリークラブは世界のポリオ根絶計画に長年大きな貢献をしてきているし，フォード財団もリプロダクティブヘルスや AIDS など保健分野への貢献は大きい．ビル＆メリンダ・ゲイツ財団（BMGF：2000 年設立）は，Bill Gates 夫妻設立の民間財団であり，革新的な科学技術の開発と導入によって従来では成し遂げられなかった変化を起こそうとしており（Game changer），巨額の資金力によって国連機関，Gavi，グローバルファンドや研究・開発機関に大きな影響を与えている．

2）変わりゆく国際機関の役割と正当性

グローバルヘルスに関係する機関の多様化と複雑化に伴い，従来の国際機関の役割も変化しており，現場ではそれぞれの機関の役割と協調のメカニズムを理解することが重要である．ここでは予防接種を例にとって国際機関の役割を考えてみる．1970 年代の WHO による「拡大予防接種計画（EPI）」設立，1980 年代の UNICEF による「子どもの生存革命」の貢献により，世界の低・中所得国の予防接種は飛躍的に改善し，子どもの死亡の削減をもたらした．WHO はワクチンの承認，ガイドラインや接種スケジュールの設定，トレーニングなどの技術的な支援を行った．かたや UNICEF はワクチンの調達，コールドチェーンの整備，さらには予防接種に関する啓発や需要の

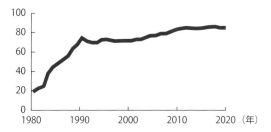

図 4-1　世界の 3 種混合ワクチン接種率（DTP3）の推移
（https://data.unicef.org/resources/immunization-coverage-are-we-losing-ground/ より作図）

喚起，反ワクチンキャンペーン対策などを協調的に支援することによって，各国政府の実施能力を高めていった．このような協調的な活動資金は相手国政府へ直接，あるいは国連機関を通じて提供される．

　1990 年代には接種率向上が頭打ちとなり，構造的な行き詰まりがみられた．しかし 2000 年代からはビル＆メリンダ・ゲイツ財団や Gavi などの新しい民間支援団体が登場し，新たなワクチンの研究開発，情報コミュニケーション技術などにおいて，革新的科学技術を積極的に導入している（Zerhouni, 2019）（図 4-1）．そしてそれまでの「既存のワクチンをすべての子どもに普及させる」という路線から，「優先疾患に対するワクチンを開発して導入する」という戦略的な拡大路線に転じた．これに伴い研究開発にかかわる企業の参入，市場開拓，予防接種コストの上昇をもたらしたが，追加の資金もワクチン債の発行などで調達された．さらに，新興感染症に対するワクチン開発のために CEPI が設立され，官民連携による新ワクチン開発が進んでいる．WHO はワクチンの開発優先度の妥当性や安全性に関して，専門家などに諮問の上，研究開発のブループリント（Research and Development（R&D）Blueprint）を示し，治験の枠組みやガイドラインを強化して製品の質と透明性を担保している．このように効果が証明されたワクチンを WHO が承認することにより，各国政府や他の関係機関が安心して利用できる機能を充実させてきている．

　COVID-19 感染に対するワクチンの場合，研究開発が画期的な速さで進んだ背景には，このような技術革新と機能拡張があった．しかし，ワクチンをグローバルに公平に分配・普及させるという点では課題が残った．WHO，UNICEF，Gavi，CEPI が共同で COVAX ファシリティを設計したが，自国優先主義によるワクチン争奪が起き，WHO 事務局長が「グロテスクな不公平」と表現した通り，世界の連帯は損なわれてしまっている．地球規模の視点で感染症対策における公正・正義を訴えてきたのは WHO をはじめとする一部の国際機関以外にはなかったことを記憶にとどめておくべきであろう．

　企業や市民社会がそれぞれの役割を持ち協調が行われる官・民連携の時代において，WHO や UNICEF などの国連機関の役割は変化してきた．公共財，公共サービスとしての感染症対策，予防接種において人権，正義，公平という普遍的価値に照らしての妥当性を判断し，規制，調整，監視を行うという役割を担う正統性において，国際機関による中立性，利益相反性は厳しく担保されていく必要がある．国連機関といえども，各国政府，財団，企業から資金援助を受けている限り，その意向や影響から自由ではない．この点はグローバルヘルスガバナンスのあり方と密接に関連している．

3）国際機関で求められる能力

　本書ではコンピテンシーを強調しているが，国際機関でもコンピテンシーが非常に重視されている．これは知識やスキルだけではなく，「実践行動できる能力特性」である．国際機関が求めるコンピテンシーの例として，次に UNICEF が求める「8 つのコンピテンシー領域」をあげておく（UNICEF）．

①パートナーシップを築き，継続する
②自己認識と倫理的認識を実証する
③インパクトをもたらす結果を出そうと推進する
④イノベーションをもたらし，変化を受け入れる
⑤あいまいで，複雑な状況でも成し遂げる

126

⑥戦略的に考え，行動する

⑦他者と協力的に働く

⑧人を育て，導き，上手に管理する

　他の国連機関でも類似したものを公表しており，採用面接において重視されている．国連職員は基本的には行政官，調整官の役割である．WHOなどの「専門機関」であっても，高度な技術性，専門性については世界中の専門家のネットワークを動員し，調整することで，「技術専門家を通じて結果を出す」能力が求められる．知識的にも保健分野全般にわたる広い知見とともに，開発，援助，人権や，さまざまなイニシアティブについての見識が不可欠である．ある領域には秀でているが，周りが見えていない人，単独での仕事を好む人，意見を言うのは得意だが，行動できない人，上司の指示待ちの受け身な態度，規則と前例だけをもとに仕事をする人などは求められていない．

　高度な専門的・技術的リーダーシップを発揮したい場合には国連職員としてより，むしろ大学，病院，研究所などからコンサルタントや技術諮問委員として国際機関に貢献するのが相応しかろう．国際機関では最低でも英語での執務能力は必須（他の国連公用語ができることはプラス）であることを最後に述べておきたい．

【文　献】

Sridhar D et al.: World Bank's financing, priorities, and lending structures for global health, BMJ, 358：j3339, 2017.

UNICEF: Unicef competency framework．https://www.unicef.org/careers/media/1041/file/UNICEF%27s_Competency_Framework.pdf

Zerhouni E: GAVI, the Vaccine Alliance. Cell, 179（1）：13–17, 2019.

【安田　直史】

2．二国間協力機関とその役割

1）二国間協力機関の概要

　世界の主要な援助国は，政府開発援助を専門的に実施するための組織体制を有しており，それぞれに特徴がある．保健医療分野の主な援助国に限ってみると，米国では外交全般を担う国務省の政策を踏まえ援助の実施を担う独立した機関として「米国国際開発庁（United States Agency for International Development：USAID）」[注1]が設置されている．英国では外交全般と国際協力を所管する省庁の「外務及び英連邦・開発省（Foreign, Commonwealth and Development Office：FCDO）」が開発援助の実施まで担っている．ドイツでは国際協力を専門に担う省庁である「ドイツ連邦経済開発協力省（Federal Ministry for Economic Cooperation and Development：BMZ）」のもとに，技術協力の実施を担う「国際協力公社（German Corporation for International Cooperation：GIZ）」および無償・有償資金協力の実施を担う「KfW 開発銀行（KfW Development Bank：KfW）」が設置されている．フランスでは，国際協力にかかわる省庁間の調整を担う国際協力・開発に関する省庁間委員会が設置されており，実施機関については，主として無償・有償資金協力を担う「フランス開発庁（French Development Agency：AFD）」と，技術協力を担う「フランス国際技術専門機関（AFETI：通称 Expertise France）」との統合が計画されている．

　日本では，外務省が所管する独立行政法人として「国際協力機構（JICA）」が設置され，技術協力，無償・有償資金協力の実施を一元的に担っている．JICA は 1,929 人の職員を擁し，東京の本部（緒方貞子平和開発研究所を含む）に加え，14 カ所の国内拠点および 96 カ所の海外拠点を通じ，世界 150 カ国・地域を対象に事業を実施している（数値はいずれも 2020 年 7 月 1 日現在）（JICA, 2021）．保健医療分野における協力事業としては，96 件の技術協力，21 件の無償資金協力，9 件の有償資金協力を実施しており（2021 年 4 月 1 日現在），2017～2019 年度の 3 カ年の年平均で事業規模をみると，保健システム強化領域が 186 億円（技協 37 億円，無償 92 億円，有償 57 億円），感染症対策領域が 51 億円（技協 12 億円，無償 39 億円），母子保健領域が 45 億円（技協 13 億円，無償 32 億円），非感染性疾患対策領域が 5 億円（技協 2 億円，無償 3 億円）となっている[注2]．

　JICA の中で，保健医療分野の事業実施方針の作成，無償資金協力案件の形成，技術協力案件の実施等を担うのが，人間開発部である．人間開発部には，アフリカ，中東・欧州，中南米地域を担当する保健第一グループ，東南アジア・大洋州，東・中央アジア，南アジアを担当する保健第二グループが置かれている[注3]．両グループ合わせた職員等約 40 人のうち，保健医療分野の国家資格を有する者 12 人，保健医療・公衆衛生分野における修士号以上の学位を有する者 23 人，低・中所得国で保健医療分野の業務経験がある者 27 人（2020 年 3 月時点，重複カウントあり）となっている[注4]．2020 年 10 月には，COVID-19 の世界的な流行と迅速な対策の必要性に応え，同部の中に新型コロナウイルス感染症対策協力推進室が新たに設置された．

　COVID-19 禍にあって，JICA が新たに作成した保健医療分野の課題別事業戦略（グローバル・アジェンダ）は，日本政府の「平和と健康のための基本方針」や G7・G20 等における日本政府のイニシアティブによる国際合意を踏まえ，「公衆

注1）　米国の ODA 実施機関としては，他にミレニアム挑戦公社（MCC）：https://www.mcc.gov，米国国際開発金融公社（DFC）：https://www.dfc.gov がある．
注2）　JICA 内部資料．
注3）　人間開発部には他に，基礎教育グループ，高等教育・社会保障グループがある．
注4）　JICA 内部資料．人数には，国際協力専門員やジュニア専門員等を含む（JICA が募集する多様な職種の説明は，https://www.jica.go.jp/recruit/index.html）．

128

衛生上の危機下においても，すべての人々が必要なサービスを経済的困難を被ることなく受けられるUHCの達成への貢献」を目的として掲げている．また，同目的のもと，重点的に取り組む事業クラスターとして，「JICA世界保健医療イニシアティブ」（後述）に直接的に紐づく「中核病院診断・治療強化」「感染症対策・検査拠点強化」，健康危機の予防や健康危機対応の主流化にもつながる「母子手帳活用を含む質の高い母子継続ケア強化」「医療保障制度の強化」の4つをあげている[注5]．

2）二国間協力機関（JICA）による取り組みの具体例

JICAを通じた二国間協力の特徴は，中長期的視点に立って相手国の持続的・自律的な能力強化をめざし，人材育成，組織強化，制度整備を重視した協力を行っている点にある．また，日本からの専門家派遣や，日本での技術研修等からなる技術協力，拠点病院や拠点研究所等の重要施設整備のための無償資金協力，有償資金協力による拠点施設の整備のためのプロジェクト支援や重要政策の実施を後押しするための財政支援，ボランティア派遣による現地目線での協力，民間企業との連携による協力など，多様なモダリティを組み合わせた協力にも特徴がある．

JICAによる代表的な協力事例の1つに，ガーナの「野口記念医学研究所（Noguchi Memorial Institute for Medical Research：NMIMR）」に対する協力がある[注6]．1979年の無償資金協力による最初の施設整備以降，8件の技術協力プロジェクトによる人材育成・組織強化や研究機能の強化，4件の無償資金協力による研究施設の整備・拡充を通じ，今や同研究所はアフリカを代表する医学研究所の1つとなっている．ポリオ根絶プログラムにおいて，NMIMRはWHOに

よってアフリカ地域における最初の地域レファレンスラボと認定され，JICAとWHOの共働による国際研修等を通じて域内各国のポリオ検査室の立ち上げや能力強化に大きく貢献した．アフリカにおけるポリオ検査室整備へのJICAの貢献は世界ポリオ根絶イニシアティブ（Global Polio Eradication Initiative：GPEI）にも高く評価されている[注7]．2020年のCOVID-19の大流行に際しては，日本で博士号を取得した研究者等が中心となってPCR検査体制を早期に立ち上げ，ガーナ国内の全PCR検査の最大8割を担い，西アフリカ各国の検査技師に対する技術研修も行った．

JICAの協力で設置されたアフリカを代表する医学研究所としては，「ケニア医学研究所（Kenya Medical Research Institute：KEMRI）」もある．ガーナ同様に，ケニア国内やアフリカ地域における感染症対策の進展や，COVID-19対策に大きく貢献している[注8]．KEMRIは，日本政府や日本の製薬企業が出資する国際的な官民ファンド「グローバルヘルス技術振興基金（Global Health Innovative Technology Fund：GHIT Fund）」が助成する顧みられない熱帯感染症の治療薬開発のコンソーシアムにも，日本や欧米の製薬企業等と共に参画している．

ベトナムでは，北部ハノイの「バックマイ病院」，中部の「フエ中央病院」，南部ホーチミンの「チョーライ病院」の中核病院の機能を，無償資金協力による施設整備と技術協力による人材育成・組織強化の両面から支援している．同時に，それら中核病院による技術指導と有償資金協力による施設整備を組み合わせ，全国の公立病院ネットワークの強化に貢献してきた．2020年のCOVID-19の流行に際して，チョーライ病院やバックマイ病院は自ら患者を受け入れて専門的な治療にあたっただけでなく，周辺病院に対する院内感染対策の技術指導や，地方部での流行に対応

注5）JICA内部資料（公開予定）．
注6）https://www.jica.go.jp/activities/issues/special_edition/health/example/ghana_01.html
注7）https://www.africakicksoutwildpolio.com/polio-pillars-disease-surveillance-from-field-to-laboratory/
注8）https://www.jica.go.jp/activities/issues/special_edition/health/example/kenya_01.html

するための専門家派遣などを通じて，ベトナム全体の対策に貢献している．ベトナムに対しては，ハノイの国立衛生疫学研究所（National Institute of Hygiene and Epidemiology：NIHE）やホーチミンのパスツール研究所等を対象とする医学研究能力強化のための協力，ワクチン・生物製剤・製造センター（The Centre for Research and Production of Vaccines and Biologicals：POLYVAC）に対する麻疹ワクチンおよび麻疹風疹混合ワクチンの製造基盤確立のための協力を行ってきた．こうした医療体制の包括的な強化につながる協力を，わが国の政府機関や大学等の研究教育機関だけでなく，ワクチン・メーカー等民間部門の協力も得て展開してきており，COVID-19 の流行といった健康危機への対応に際しても，PCR 検査体制の迅速な立ち上げ・拡充や国産ワクチンの開発など，大きな威力を発揮している[注9]．

　近年では，医療費負担面での UHC の実現をめざした健康保険など医療保障制度の拡充や，非感染性疾患対策，高齢化対策など，低・中所得国における政策課題の複雑化や人口動態転換や疾病構造転換の進展による健康課題の多様化に対応した協力も増えている．例えば，セネガル[注10]に対しては，同国政府が進める地域共済型健康保険制度を基盤とした医療保障制度の拡充を支援している．そのために保健省へのアドバイザー専門家派遣，健康保険分野の技術協力プロジェクト，母子保健分野の技術協力プロジェクト等を実施し，医療サービス提供の強化や医療保障制度の拡充につながる政策の実施を後押しする財政支援型の有償資金協力である開発政策借款を組み合わせた協力を行っている．その結果，看護師および助産師が配置される末端医療施設の割合の増加（2015〜2018 年にかけ，41％から 92％へ），健康保険共済組合への加入者の増加（2014〜2018 年にかけ，18 万人から 134 万人へ）に貢献した．

　さらに，2016 年にナイロビで開催された第 6 回アフリカ国際会議（TICAD 6）においては，世界銀行，WHO，グローバルファンド，アフリカ開発銀行（African Development Bank: AfDB）と協力し，アフリカにおける UHC 推進の共通行動枠組みとして「アフリカにおける UHC（UHC in Africa）」を打ち出すなど，国際的な援助潮流形成にも積極的にかかわってきている（World Bank, 2016）．

　社会経済のグローバル化を背景に短期間に全世界を席巻した COVID-19 の流行による健康被害や社会経済へのダメージを軽減し，感染症禍からの復興を推進するための取り組みとして，JICA は 2020 年夏に，「JICA 世界保健医療イニシアティブ」[注11]を打ち出した．同イニシアティブは 3 つの柱からなる．①ワクチンの普及や，手洗いの励行・三密の回避・マスクの着用等の非医療的介入，さまざまな開発領域における感染症対策の主流化等を含む「予防」．②検査体制やサーベイランスの強化，対策に資する研究開発の促進，国境等水際対策の強化等を含む「警戒」．③有症状者の治療やケース・マネジメントの強化，酸素療法や集中治療体制の強化等を含む「治療」である．いずれも，JICA が長年の協力を通じて人材育成や組織強化を支援し，強固な関係を構築してきた低・中所得国の中核病院や医学研究所とのネットワークを最大限に活かして，効果的な協力を迅速に行うことをめざしている．また，COVID-19 流行によるその他の基礎的保健医療サービス提供の縮小を防ぐため，従来の UHC 実現に向けたさまざまな協力も並行して推進している．

3）二国間協力機関で求められるコンピテンシー

　近年，世界の健康問題にいかなる貢献をなすかが外交上の重要な手段の 1 つとして位置づけられ，G7 や G20 などの外交舞台で「グローバルヘルス外交」が展開されている．二国間協力の実施

注9)　https://www.jica.go.jp/activities/issues/special_edition/health/example/vietnam_01.html
注10)　https://www.jica.go.jp/topics/2019/20190801_01.html　数値については JICA 内部資料．
注11)　https://www.jica.go.jp/activities/issues/special_edition/health/index.html

機関にはその一翼を担い，国際的なコミットメントの実現に貢献する役割が期待されている．さらに，日本は，国際社会の平和と安定および繁栄の確保への貢献を通じて自国の国益の確保に貢献することを開発協力の目的として掲げている．2015年に閣議決定されたこの日本政府の「開発協力大綱」[注12]の理念に照らしても，二国間協力においてグローバルヘルスに取り組むことは意義のあることである．

　UHCの実現，健康危機への対応，疾病構造転換や高齢化社会への対応など，ますます複雑化・多様化する世界の健康問題に対し，適切な解決策を示していくため，二国間協力機関で求められるコンピテンシーも高度化・多様化している．母子保健，感染症対策，低栄養など，伝統的な領域に加えて，NCDs対策や医療経済など，健康医療分野の幅広い知識や課題分析力が求められる．

　他方，必要十分な専門人材をJICA内部に擁しているわけではないことから，特に自国内の技術・資金リソースを，関連省庁や公的な専門機関，大学，市民社会団体，開発コンサルタントや民間企業等，官・学・民から幅広く動員できる目利き力やネットワーク力も不可欠である．情報のグローバル化や，「リープフロッグ」とも呼ばれる革新的技術の非連続的な普及によって，低・中所得国関係者の援助に対する期待値が高まっている．過去の成果や従来のやり方にとらわれず，開発に有効な新技術やイノベーションを的確に見出し，早期に開発協力事業へと結びつける力は，今後ますます重要となる．

　相手国政府関係者や，事業の受益者や市民社会団体，関連する事業を行う他の開発援助機関等，多様なステークホルダーと適切に協力・役割分担しながら事業を遂行するコミュニケーション力や交渉力，人的・物的・資金的リソースを的確に投入し，多くのステークホルダーと調整しながら，期間内に事業目標を達成するマネジメント力も必要である．専門化された国際機関等とは異なり，

多様な開発課題にさまざまな協力モダリティを用いて取り組んでいる二国間協力機関の組織特性を活かし，水・衛生分野や環境分野，農村開発や都市開発分野，教育分野，インフラ開発分野等との連携により，健康の社会的決定要因にもアプローチするなど，多角的視点で健康改善に取り組む柔軟な構想力・協調力も，健康危機に対して一層重要となる．

　まとめるなら，開発協力事業の総合プロデューサーとして，相手国のニーズに合わせ，多様な専門性をもった人材や資金・技術リソースが，目的達成のために効果を発揮できる適切な場を提供し後押しできる力が，二国間機関で求められるコンピテンシーである．なお，JICAが派遣する専門家やボランティア等の活動事例や求められるコンピテンシーについては，例えば（千葉，2019）を参照されたい．

【文　献】
千葉靖子：政府機関（JICA）関連での派遣までの過程と勤務 A．青年海外協力隊．pp. 245–247，山田智惠理：同B．JICA派遣専門家．pp.248-250，戸辺誠：国際協力専門員．pp.251-253（いずれも，森淑江ほか編：国際看護 国際社会の中で看護の力を発揮するために．南江堂，2019.）
外務省：主要援助国・地域機関の経済協力の概要．2020年版開発協力参考資料集．pp.129–186，2021．https://www.mofa.go.jp/mofaj/gaiko/oda/press/shiryo/page22_001391.html
国際協力機構：JICA at a glance 一目でわかるJICA 2020 report．2021．https://www.jica.go.jp/about/at_a_glance/index.html
瀧澤郁雄：世界の健康課題を理解するうえでの基本概念．pp. 58–63（森　淑江ほか編：国際看護 国際社会の中で看護の力を発揮するために．南江堂，2019.）．
山江海邦ほか：世界の健康課題に取り組む国際機関．pp. 75–78，付録3 世界の健康問題に関連する主な国際機関，開発援助機関一覧．pp. 264–265（森　淑江ほか編：国際看護 国際社会の中で看護の力を発揮するために．南江堂，2019.）．
World Bank, WHO, JICA, The Global Fund to Fight AIDS, Tuberculosis and Malaria, African Development Bank: UHC in Africa: A Framework for Action. 2016.

【瀧澤　郁雄】

3．市民社会とその役割

1）市民社会に関する基礎知識と現状

　市民社会（Civil Society）という言葉は，語源的には，アリストテレスの「政治学」に由来する（植村，2010）．実際，プラトンがソクラテスを主人公とする対話編で豊かに描いた，古代ギリシャの都市国家（ポリス）における「自由な男性市民」の集い，談論を交わす場としての「アゴラ」に通じるものを，筆者は「市民社会」に感じる．ただし，アゴラの市民は，自分たちが選良で，奴隷たちとは違う，神々に嘉（よみ）された別格の存在だと信じていた点で，本来の市民社会の先駆者と呼ぶことはできない．

　これに対し，近・現代人の意識の中での「市民」は，社会における人々の人権，自由，平等，参加，民主主義，公正，平和などの普遍的価値を共有・担保する存在として措定される．そうした市民社会を形成するステークホルダーとしては，NGO，NPO，協同組合，教会，寺院，労働組合，社会的企業などが含まれるが，ときに自治体まで入れる考えもある．市民社会とは，非営利の原則に立ち，政府・国家などの「体制」とは一定の距離を保ちつつ対話を交わし，ときに圧力をかけ，非暴力的な手段で世の中の公正を実現していくことをめざす存在，と筆者は定義したい．

　筆者の認識の範囲では，こうした市民社会の構成者としての，自覚と使命感を持った市民の先駆けとなり，今日に至る後代まで多大な影響を及ぼし続けた人として，19世紀アメリカの哲学者，詩人，環境活動家，Henry David Thoreau の名を真っ先にあげたい．

　Thoreau の主著「市民の反抗」（飯田，1997）は，20世紀に入ってからの，ガンジーの反植民地主義独立運動やキング牧師の人種差別に対する，非暴力的で積極的な公民権運動に，多大なインパクトを与えたことに留まらない．現代世界で起きている，専制・暴力的な軍事政権，一党独裁的な政治体制に対する抵抗運動においても，市民・民衆に勇気を与え続けている．Thoreau による，当時の米国政府のメキシコに対する領土（現テキサス州）奪取を目的とした侵略戦争への弾劾，黒人奴隷所有を合法化する公権力への仮借なき告発の文書は，時代を越えた勇気と叡智を示すものである．しかも彼は，SDGs の時代を先取りして環境保全を重視し，自然と調和した，慎ましく謙虚な生活を勧め，みずから実践したという意味でも，現代人の鑑といえる．

　「人間を不正に投獄する政府のもとでは，正しい人間が住むのにふさわしい場所もまた牢獄である．」（飯田，1997）

　「国家が個人を，国家よりも高い，独立した力として認識し，国家の力と権威はすべて個人の力に由来すると考えて，個人をそれにふさわしく扱うようになるまで，真に自由な文明国は決してあらわれないであろう．」（飯田，1997）

　「市民社会」は西欧文明由来の言葉だが，明治時代以降の日本の市民社会運動の源流として，足尾銅山鉱毒災害を告発した田中正造，社会的最下層者の労働・福祉問題を活写した横山源之助，日本における協同組合運動や健康保険制度確立の先駆者となった賀川豊彦の名をあげることができる（Honda，2020）．

　NGO を含む市民社会組織は，連帯・連携を通して，環境，気候変動，人権，貧困，教育，難民，医療，戦争，核兵器，地雷，クラスター弾，原発，人種差別，ジェンダー平等や LGBT の人権，宗教紛争など，複雑多岐にわたる現代世界の問題に介入し，解決への提案者・触媒となり，各国政府や国連組織にとって，今や欠かせないパートナーとなった．なお，日本の NGO の現況に関しては，外務省，国際協力 NGO センター（Japan NGO Center for International Cooperation：JANIC）共同編集のデータブックに詳しい（外務省，2016）．

2）応用事例

　以下に，市民社会組織がどのように世界や日本で発展し，特に保健・医療の分野の課題に取り組み，解決の方向性を模索しているかを，2つの事

例をもとに提示，考察する．

（1）世界民衆保健運動と 2 人の David

　1978 年，世界に発布された PHC に関する「アルマ・アタ宣言」の後，PHC が目標とした "Health For ALL" の期限，2000 年が目前に迫る 1997 年になって，記念碑的な本が出版された．低・中所得国の保健教育，地域リハビリテーション（CBR），小児保健分野の先駆的な活動家で盟友の「2 人の David」，David Werner と David Sanders の共著論文で，根源的に PHC を問い直す内容が，世界的反響を呼んだ（Werner, Sanders, 1997）．

　当時，低・中所得国への保健協力活動の「花形」だった，WHO・UNICEF 主導のパッケージ化された経口補水療法（Oral Rehydration Therapy：ORT）を俎上に載せ，その科学性，栄養学的価値，人々のエンパワメント・自立，PHC の適正技術面から徹底的に検証し，批判を加えた．ちなみに原題にある "Solution" という言葉には，「補水液」と「問題解決」の二重の含意がある．

　この時期，国際通貨基金（IMF）・世界銀行は，低・中所得国に民営化と緊縮財政を中心とする経済政策を強制し，特にアフリカ諸国の PHC に壊滅的な打撃をもたらした．これについても，2 人の David は厳しい批判を加え，さらに世界銀行が 1993 年の年次報告書 "World Development Report: Investing in Health" で提唱した，障害調整生存年（DALY）という新しい概念にも，鋭い考察を行った．

　DALY によって，「世銀は，それぞれの年齢に応じて，いのちに異なった価値をつけている．いのちの価値は，生まれたときはゼロで，25 歳で最高となり，年とともにしだいに減少してゆく．世銀は，子どもや高齢者，そして障害者は，経済的には社会に対する貢献度が少ない，と考えている．」（第 13 章　健康を投資に変えて）

　2 人は，人のいのちの価値の軽重を，障害の有無や高齢化，すなわち「生産性の高さ」によって「調整する」という，DALY の発想そのものに根底的な批判を加えたといえる．

　この画期的な書物が 1 つのモメンタムとなって，2000 年 12 月，世界民衆保健運動（People's Health Movement：PHM）はバングラデシュに 94 カ国から 2,000 人以上が参加して発足した．2 人の David も呼びかけ人として出席し，アルマ・アタ宣言にもとづく PHC の復権を訴えた．

　このとき以降，PHM はさまざまな障壁を乗り越えながら着実に発展し，現在世界中で 80 カ国，200 以上の NGO が継続的に参加する，もっとも有力なグローバル・ネットワーク型 NGO となっている．日本支部もアジア保健研修所（Asian Health Institute：AHI），シェア＝国際保健協力市民の会（Services for the Health in Asian and African Regions：SHARE），アフリカ日本協議会（Africa Japan Forum：AJF）などが個人資格で参加し，ゆるいつながりを保ちつつ，国際的な連携活動を続けている．グローバリゼーションの進展とともに，富と情報が偏在化し，国と国の間，また一国の内部で，医療アクセスに大きな格差が生じる中，不利な立場にある当事者・少数者の声を汲み上げ，代弁する役割をよく果たしている[注1]．

（2）COVID-19 パンデミックと日本の市民社会の連帯

　2019 年 12 月，武漢市で初めて検出された重症急性呼吸器症候群コロナウイルス 2 型（SARS-CoV-2）が引き起こす病気は COVID-19 と命名され，速やかに世界を席巻していった．WHO は 2020 年 3 月 11 日に COVID-19 をパンデミックと宣言した．2021 年 10 月 9 日段階で，全世界の感染者は 2 億 3,700 万人を超え，死者数は，従来一位を占めていた結核を凌ぎ，累計 500 万人に迫る 484 万人以上となっている（米ジョンズ・ホプキンズ大調査）．

　2020 年 4 月 24 日，日本を含む 9 つの提案国，WHO などの国際機関，ビル＆メリンダ・ゲイツ

注 1）　PHM が行っている多岐にわたる活動や出版物については，https://phmovement.org を参照されたい．

財団，Gavi などが参加して，ACT-Accelerator（COVID-19関連製品アクセス促進枠組み）が発足した．この枠組みは3つのコンポーネントからなる．第1には COVAX ファシリティ（以下，COVAX）と呼ばれる，COVID-19 ワクチンの開発，生産，供給の仕組み．第2には治療薬の開発，供給．第3には診断法の開発，普及．この中でも，パンデミック対策の鍵とされ，一番資金を要する COVAX が焦点となった．COVAX は332億ドルを集め，2021年末までに，世界人口全体の20%にワクチンを接種するという当初目標を立てた．しかし，高所得国からの拠出金が大幅に不足の上，この枠組み以外に，複数の製薬会社と直接契約を交した高所得国の「買い占め」が続く中で，富裕国の中には国民の数倍分のワクチンを確保する国のある一方，92の低・中所得国には，遅遅として供給されない事態となった（Usher, 2021）．

ワクチンの開発から生産，供給までを独占している，一部富裕国のワクチン・ナショナリズムに不条理を感じた，南アフリカとインドの2カ国は2020年10月2日，WTO に新しい共同提案を行った．すなわち，COVID-19 にかかわるワクチンや，その他予防・治療・封じ込めに関わる知的財産権の一部を，パンデミックが収束するまでの間，一時的に「放棄」（Waiver）することである．

1990年代の AIDS 禍では，AIDS 治療薬（ARVs）を開発した多国籍製薬企業が，知的財産権を盾に，薬の価格を高額のまま据え置いたため，購入できない低・中所得国で多数の患者の死亡を招く悲劇を生んだ．この反省に立ち，2001年11月の WTO の閣僚会合で「ドーハ宣言」が出された．これは，AIDS のような世界的な健康危機の際は，各加盟国独自の判断で強制実施権を発動して，特許権に関する TRIPS 協定（知的所有権の貿易関連の側面に関する協定）の運用に柔軟性をもたせ，特許権を有しない国の製薬企業にもジェネリック薬を製造し，安価に供給することを許容する内容であった．

今回の南アフリカ，インドの2カ国提案も，過去の AIDS など人道危機時の失敗に学んだもの

である．しかし日本を含む高所得国などは反対，その後低・中所得国を中心に，共同提案国は64の国々に広がっているが，依然，交渉は難航している．

2020年12月，国際保健や貿易問題に特化する日本の NGO7団体，国境なき医師団（MSF）日本，AJF，アジア太平洋資料センター（Pacific Asia Resource Center：PARC），シェア，AHI，PHM ジャパンサークル，日本キリスト教海外医療協力会（Japan Overseas Christian Medical Cooperative Service：JOCS）が連名で，「新型コロナに対する公正な医療アクセスをすべての人に！連絡会」を立ち上げ，1月12日付で声明を出し，日本政府に WTO での Waiver に賛成するか，少なくとも反対しないよう要請した．以下，声明の根拠となった核心部分を引用する．

「COVID-19 は世界各国の社会，経済，環境に多様かつ甚大な影響を及ぼしており，その対策も多岐に及びます．世界はこの1年足らずの間に新規医薬品の研究開発，社会・経済的影響の緩和のための IT 技術などの開発と実用化ほか様々な既存技術の活用を行ってきました．特に新規医薬品の開発は，製薬企業への民間投資のみならず，各国の国立研究機関や，開発促進に取り組む国際機関を通じた公的資金の投入や，低・中所得国を含む世界各国での臨床試験の実施など，公的資金や，公共の利益を目的とした人々の善意の協力によって実現されています．開発された新規医薬品への世界全体の平等なアクセスを含め，COVID-19 を克服するための手段は世界に開かれたものであるべきです」

声明公表のあと，7団体は共同で市民社会に訴える働きかけを開始．ウエビナーなどを繰り返し行い，外務省，経産省などの担当者とも意見交換をし，世論の喚起にも努めている．この訴えに対して，2月段階で国内56団体，海外からも50団体以上が賛同の署名を寄せた．

2021年5月，米国は WTO での2カ国の Waiver 提案に正式に賛意を表明．G7サミット

を経て，低・中所得国での感染急増による社会不安に対し，ワクチン提供などのオファーが，高所得国側から相次いでいる．しかし，ワクチンを受け取る相手国を指名するなど，高所得国側の利害や地政学的戦略を反映したものとなっている．

豊かな国々は依然，"Noblesse oblige"（金持ち貴族は貧者に施しをする義務がある）の，旧時代的メンタリティから抜け切れていない．Waiverへの要請に応えてパンデミック収束まで知的財産権を免責し，低・中所得国側への技術移転やキャパシティ・ビルディングを図っていく方向には，踏み出せないのである．とはいえ，2020 年末以来の世界や日本での市民社会側の共同要請が，まったく無益だったわけではない．WTO での議論にもより良い変化はあり，高所得国政府側にも対話に応じる姿勢はみられている．今後とも働きかけを持続させていく必要がある．

3）グローバルヘルスの実践に必要な能力

以下に述べることは，筆者の NGO ワーカー，臨床医としての個人的経験にもとづくもので，「普遍的応用性」を主張するものではない．あくまで参考として役立ててほしい．

グローバルヘルスの実践に必要な能力は，3 つの要素からなると考える．第 1 には，「この道」を志した個人の，肉体的・精神的な健康である．困難な条件や環境下で働くことを求められる中で，あなた自身の健康をいかに保つか？ 適切な食生活，日常的な身体鍛錬，読書などのグッドプラクティスを習慣づけ，長期的にあなたの「心身の糧」やレジリエンスを高めていくことが大切である．

第 2 に語学力．21 世紀の今，良くも悪くも，保健協力の世界で「覇権言語」は英語である．英語で，読み，書き，聴き，話す，の総合的な能力を早くから涵養しておくことは必要であり，あなたの努力を促したい．

コストをかけずに英語を習得していく方法として，筆者は学生時代から一冊の分厚い英語のテキストを最初から最後まで読み通す習慣をつけた（医学書ではネルソン小児科書，新約旧約聖書英語版など）．そして，New England Journal of Medicine や Lancet など，英語圏のすぐれた医療・保健関係誌を定期的に読むと良い．COVID-19 の時代となり公衆衛生上の必要から，オンラインでだれもがアクセス可能な媒体としての性格を強めている．Podcast を用いた良質の医療番組を無料で視聴できるようになり，感染症対策やグローバルヘルス関係の論文は，自由に全文を閲覧できる機会が増えた．また，National Public Radio（NPR）が提供する，保健，医療，外交，社会，歴史，文学など諸分野の報道番組は，的確で偏らない内容のものが多く，世界中で生起する複雑多岐な出来事について，正確な情報の入手に役立つ．David Werner が主宰する NGO "HealthWrights" のサイトも，PHC や障害者福祉・運動に関する豊富なアーカイブをもっているので勧めたい[注2]．

保健協力に携わる者には，もう 1 つ，地域研究・開発・保健活動に必要な，現地言語の習得が望ましい．筆者の場合，青年海外協力隊員としてチュニジアに派遣され，フランス語とアラビア語を学ぶ機会があった．前者についてはある程度の習得ができ，今でも一応仏語の新聞や書籍を読み，会話をすることは可能である．しかし，アラビア語は習得できずに終わった．

第 3 のアセットとなるのは，現場での実地経験と人間関係である．もちろん，「現場」はあなたが選ぶ，国際協力の領域によって異なるだろう．しかし，医療経済や病院管理学などの分野で低・中所得国にかかわる人にとっても，草の根的視点は大切である．信頼し合える友人を現場に持つことが，資産となることは言うまでもない．

筆者の場合，低・中所得国以外に縁あって，都市のホームレス問題やそこでの医療・福祉にかかわる中で，高齢化や福祉の問題が深刻化する低・

注2）http://www.healthwrights.org/

中所得国の現実がより立体的に見えるようになった（本田，2020）．東京山谷地域で活動する訪問看護ステーションの看護師には，低・中所得国での活動経験者も多い．彼女らは数年日本で働き，地域看護を学んだ後，再び低・中所得国に旅立ち，公衆衛生の研究を海外で行う人も増えている．要するに，自分に合ったグローバルヘルスの実践力を養うやり方を，発見していくことに尽きる．

【文　献】
外務省：NGO データブック 2016．国際協力 NGO センター（JANIC），2016.
Honda T: The role of civil society organizations in the Japanese health system: A historical reflection on pre- and post war efforts towards UHC in the context of SDGs and global pandemic. Sophia Journal of Asian, African and Middle Eastern Studies, 38: 49–60, 2020.
本田徹：誰ひとり取り残さない–ユニバーサル・ヘルス・カバレッジと社会デザインの展望– NGO 活動の経験を踏まえて–．社会デザイン学会学会誌，11：10–21, 2020.
Thoreau HD 著，飯田実訳：市民の反抗．岩波文庫，1997.
植村邦彦：市民社会とはなにか–基本概念の系譜–．平凡社，2010.
Usher AD: A beautiful idea: how COVAX has fallen short. Lancet, 397（10292）：2322–2325, 2021.
Werner D, Sanders D: Questioning the Solution : The Politics of Primary Health Care and Child Survival with an In-depth Critique of Oral Rehydration Therapy. HealthWrights, 1997.（池住義憲ほか訳：いのち・開発・NGO．新評論，1998.）

【本田　　徹】

4．民間企業とその役割

1）基礎知識（現状）

　グローバルヘルスにおける民間企業の役割は，近年その重要性が増している．特にCOVID-19等の世界に広く拡散する新興感染症を始め，AIDS・結核・マラリア・“顧みられない熱帯病（Neglected Tropical Diseases：NTDs）”等の長く地球規模で定着または再興する感染症や，がん・糖尿病・メンタルヘルス等の慢性的なNCDs，さらには高齢化・栄養不良，そして母子保健等の複雑化・多様化するグローバルヘルス課題に対して，民間企業の持つアイデアや技術力は，あらゆる角度から有効な解決策を提供しうる．それどころか，すでにわが国の民間企業の中には，製薬・医療機器企業のみならず，安全な水の供給や衛生用品の確保，インフラ整備や輸送機材，さらには金融等で，低・中所得国の健康・医療市場に食い込んで社会実装の伴った課題解決を実践

し，グローバルヘルスに大きな貢献を果たしている企業も数多く存在する．

　現在の成長著しく規制も比較的緩やかなアフリカやアジアの低・中所得国に民間企業が進出し，グローバルヘルスの市場でサービスを展開することは，それらの企業にとっても大きなビジネスチャンスとイノベーションの創出にもなりうる（グローバルヘルスを応援するビジネスリーダー有志一同，2021）．これらの市場を民間企業が捉えていくことは，“健康・医療戦略”として有効なばかりでなく，保健外交を“グローバルヘルス戦略”の下で実施していくというわが国の成長戦略にも合致する（図4-2）．グローバルヘルス分野に先んじて取り組んでいる企業が一層飛躍し，さらに多くのさまざまな民間企業が同分野に参画して発展するために，わが国の政府機関等が二国間・多国間ODAを活用して環境整備を行う必要がある．

　2020年，「グローバルヘルスと人間の安全保

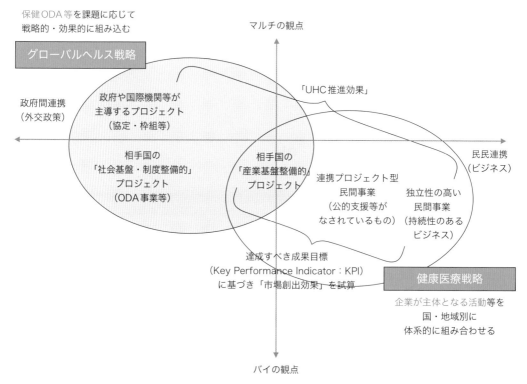

図4-2　「健康・医療戦略」と「グローバルヘルス戦略」の関係性（内閣府健康・医療戦略推進事務局，2021）

障運営委員会」(委員長：武見敬三(参議院議員))
の中の「保健分野の ODA のあり方を考える特別
委員会」(委員長：塩崎恭久(衆議院議員))によ
り，「ポスト・コロナのわが国の国際保健外交-
求められる ODA 政策等のパラダイムシフト-」
がまとめられた(保健分野の ODA のあり方を考
える特別委員会，2020)．そこでは，COVID-19
によって健康の安全保障の重要性が再認識され，
今後のわが国のグローバルヘルス戦略に盛り込ま
れるべき提言が発出された．具体的には，①司令
塔機能の明確化と強化，②新たなグローバルヘル
スへの貢献目標の設定，③「戦略的」選択と集中，
④マルチとバイの連携強化，⑤国内外 NGO 等と
のパートナーシップの強化，⑥グローバルヘルス
の変化に応える革新的人材の育成強化，の6つ
の提言である．

　そして，これらを受けて，「グローバルヘルス
を応援するビジネスリーダー有志一同(有志代
表：渋澤健氏)」が，「民間企業の活力を発揮する
グローバルヘルス戦略-複雑化・多様化する課題
解決に向けて-」という要望をまとめた(2021)．
政府の ODA を通した戦略的なグローバルヘルス
分野への貢献が，民間企業にとっても意義がある
ことを強調しつつ，前述の提言が着実に実行され
るように民間企業の立場から補完的に発せられた
ものである．具体的には，① ODA の活用による
民間企業のグローバルヘルス分野への展開強化，
②政府と民間企業のシナジー強化，③民間企業人
材を含むグローバルヘルス人材の育成強化，の3
つの要望である．

　民間企業は，ODA における二国間パートナー
シップの強化を図るための保健関連資源として重
要である．例えば，ODA で構築した枠組みをも
とに，相手国に効果的な技術やサービスをビジネ
スとして展開するような積極的な協力と関与を行
い，日本政府がグローバルヘルス戦略の下での保
健外交を実施する上で，協働できるパートナーと
して重層的に連携していくことが可能である．

2) 応用例 (具体例)

　日本の民間企業は従来から，① UHC への貢献，
②保健システム強化，③感染症対策等，グローバ
ルヘルス分野の課題解決にそれぞれの持つ技術を
活用して取り組んできた．さらに，④安全な水を
届ける環境整備，⑤バイクや車，ドローンを活用
したラストワンマイルの支援，⑥生体認証技術を
活用したワクチン接種状況管理等，多様なセク
ターの企業が低・中所得国の保健医療課題に取り
組み始めている．とりわけ，⑦情報通信技術(ICT)
やデジタルヘルスにかかるガイドラインを発表
し，JICA を含む高所得国ドナーもデジタルヘル
スを推進していく方向にある．

　COVID-19 対策においても，⑧ ICT による非
接触型のサービスや AI によるワクチン・治療の
開発の事例がすでに報告されている．国際機関へ
の調達においては，世界銀行による調達ガイドラ
インの改定等の影響から，Value for money (支
払い金額に対してもっとも価値の高いサービス
を供給する)の考え方が浸透する方向にあり，日
本企業が持つ強さ「high cost, but high quality」
がより肯定的に受け止められる観測もある．次に，
いくつかのリープフロッグ (leapfrog) 事例を紹
介する．

(1) マラリア診断装置の市場導入・普及を通じ
たマラリア撲滅への挑戦

　シスメックス株式会社が開発したマラリア診断
装置は，同社がヘマトロジー分野で培ってきた技
術を応用している．顕微鏡検査では 30〜60 分，
簡易抗原検査キットでも 15 分ほどかかっていた
検査が，血液検体をセットして測定ボタンを押す
だけで，約 1 分でマラリア原虫が感染した赤血
球の有無やその数を高精度に自動判定することが
できる．まさに爆発的な技術革新の成果である．

　同社は産官学連携の取り組みを発信しながら，
2019 年には欧州での販売が可能となる CE マー
クを取得し，2020 年には日本国内で初めて，マ
ラリアの診断補助を目的とした医療機器として薬
事承認を取得した．マラリアは，早期診断・早期
治療により死亡者数を減らすことができる疾患で

ある．アジア・アフリカの流行地での市場導入を加速させ，世界のマラリア撲滅を実現するために，シスメックスの挑戦は続く（シスメックス，2021）．

（2）ドローンを活用した新たなモビリティ分野での貢献

ルワンダでは，携帯電話のメッセージ機能で注文した輸血製剤や医薬品をドローンが届けるサービスが始まっている．物流サービスを手がけるのは，米国ジップライン社（Zipline International Inc.）であり，ルワンダでのサービスを2016年10月に開始した．ドローンは時速120kmで飛び，目的地まで来ると輸送品を投下して届ける．注文から配達までの平均時間は約30分，緊急時の配送等に利用されている．

2018年6月，豊田通商はジップライン社に出資，業務提携を締結した．ガーナでの協業では，豊田通商グループの医薬品輸入卸販売事業会社であるゴカルスラボレックス社（Gokals-Laborex Ltd.）が取り扱う医薬品を，ジップライン社が同国内の医療機関に届けている．新興国や低・中所得国では高所得国ほどの交通網が備わっておらず，すでにドローン配送が商用サービスとして根付いていることが背景にある．

一方，豊田通商は，日本でのドローン物流サービス事業構築も推進し，過疎地・離島における医薬品等のドローン物流を通じて，人手不足や物流課題，医療アクセスの格差といった社会課題の解決に試みている（豊田通商，2021）．こうしたモビリティ分野での技術革新や新ビジネスは，新たな「付加価値」を提供できる．

（3）新たなデジタルソリューションの実現に向けた戦略的協業事例

株式会社NTTデータは，マイクロソフトコーポレーションが推進する「AI for Health」と連携し（Microsoft, 2020），NTTデータのもつAI画像診断技術およびマイクロソフトのMicrosoft Azure（クラウド コンピューティング プラットフォーム）の無償提供で，結核患者の早期発見・治療を支援している（NTT DATA, 2021）．イン

ドのパートナー企業DeepTekと連携し，この技術を結核診断の検診車に搭載し，検診車で撮影されたX線画像をAI画像診断技術で分析し，疑い患者に喀痰検査を実施することで，患者の早期発見をすることができる．これらの総合技術で，インドで1年間に約10万人の住民の結核診断へのアクセス向上を支援する計画であり，今後さらにCOVID-19の患者対応も期待できる．

そして新たな同分野への参画パートナーシップとして，Fujifilm/Toyota通商/Qure.ai/Molbioが（CISION PR Newswire, 2021），deep learningを駆使した読影技術や，WHO認証を得た遺伝子診断技術をもって，モバイル結核診断のゲームチェンジャーとなろうとしている．

（4）モバイルマネーサービスの加速

新興国や低・中所得国を市場とする企業は，バリューチェーンのさまざまな部分において「経済ピラミッドの下層部（BOP層：base of the economic pyramid）」を取り込むビジネスを戦略的に展開する必要がある．とりわけ，銀行口座を持つことが一般化していないBOP層の中で，モバイルバンキングの普及がみられている．例えば，ケニアの通信企業サファリコムと南アフリカのボーダコムが合弁企業を設立し，携帯電話を活用したモバイル送金サービスM-Pesaを2007年3月に開始した．M-Pesaでは銀行口座を持たなくとも，携帯電話からショートメッセージ（SMS）を送信することで金融取引を行うことができ，ケニアのどこでも同一のサービスを受けることができる．今や，東アフリカ全体で使われるようになり，西アフリカやエジプトにも進出し，利用者は4,000万人に達している（Forbes JAPAN, 2020）．これらのインクルーシブ・ビジネスの普及拡大の加速により金銭的な課題が少しでも克服されると，貧困の削減や教育機会の向上，女性の就労にかかる格差是正等，SDGsの達成を大きく加速することができる．

3）グローバルヘルスの実践に必要な能力

民間企業によるグローバルヘルスへの貢献は，

ビジネスと社会貢献の境界が曖昧になりがちであり，本業だけでは高い評価を得ることはできない．国際社会からは利益追求だけではない取り組みが求められ，社会貢献との相乗効果を上げることが必要であり，企業側にもこの指向がすでに高まっている（日本経済団体連合会企業行動・SDGs委員会，2021）．民間企業はグローバルヘルスの実践に求められる技術や特色である「コア・コンピタンス（core competence）」を獲得する必要があり（一條，2001），公益財団法人日本国際交流センター（Japan Center for International Exchange：JCIE）執行理事の伊藤聡子氏は，グローバルヘルスへ貢献する上で次の5つの視点を持つべきであると提案している（伊藤，2021）．

① 企業は戦略的社会貢献活動を活用すべきである．すなわち，SDGs時代の社会貢献活動とは，「見返りを求めない善行」ではなく，社会課題の解決を通じて社会の持続可能性の維持・向上に貢献することである．

② 国際機関にとって企業はパートナーである．すなわち，多くの保健国際機関が企業に求めるものは，Venderとしてではなく，共通目的のためにwin-winの関係を築くパートナーとしての存在である．

③ 多くの産業がグローバルヘルスに貢献できるポテンシャルを持つべきである．すなわち，医薬品や医療機器だけでなく，ICT（特にデジタル技術），物流，自動車，商社，資源，メディア，金融，小売等，産業に応じた入口は多々ある．

④ 世界中から最適な企業を見出し組むことが賢明である．すなわち，政府とは異なり，企業はグローバルな主体であり，国籍で縛られず，日本企業，海外企業，在日外資系企業との連携も視野にいれることができる．

⑤ グローバルヘルスの関心は保健医療ソリューションへの公平（equitable）なアクセスである．すなわち，企業には「公平」を実現するイノベーションが期待されている．

民間企業が，グローバルヘルス分野でさらなる貢献ができるように，官民が連携して競争優位な人材を育成できる仕組みを構築することも大切である．民間企業の有為人材を関連する国際機関等に出向させることで，企業の製品技術が適正に活用されるだけでなく，日本としての国際交渉力の強化にも繋がり得る．具体的には，在外公館における医療産業担当職員としての経験や，WHO，Roll Back Malaria（RBM），UNICEF，グローバルファンド，Gavi，CEPI等のグローバルヘルス分野の関連機関での働きは，同分野での日本のプレゼンスを高め，日本発の製品技術の理解を広め，国際社会への企業の参入や製品の調達を促進できる機会を増やす．また逆に，低・中所得国の人材育成に積極的に関与し，日本企業の医薬品・医療技術等の研究開発や保健医療制度，そのノウハウを伝承することで，人材教育のみならずUHCの達成にも貢献することができる（グローバルヘルスを応援するビジネスリーダー有志一同，2021）．

【文　献】

CISION PR Newswire: Japanese firms Fujifilm and Toyota Tsusho form strategic partnerships with Indian Health tech firms Qure.ai and Molbio for intensified Tuberculosis screening．2021.4.7．https://www.prnewswire.com/in/news-releases/japanese-firms-fujifilm-and-toyota-tsusho-form-strategic-partnerships-with-indian-health-tech-firms-qure-ai-and-molbio-for-intensified-tuberculosis-screening-825683174.html

Forbes JAPAN：ビジネス−4000万人が使うアフリカのモバイル決済「M-Pesa」が成長を加速．2020.4.8．https://forbesjapan.com/articles/detail/33602

グローバルヘルスを応援するビジネスリーダー有志一同：民間企業の活力を発揮するグローバルヘルス戦略−複雑化・多様化する課題解決に向けて−．三菱UFJリサーチ＆コンサルティング，pp.1−17，2021．https://www.digitalsociety.murc.jp/vc-files/GlobalHealth/GH_Proposal.pdf

Hamelほか著，一條和生訳：コンピタンス経営−未来への競争戦略−．日経ビジネス文庫，pp. 1−477, 2001.

保健分野のODAのあり方を考える特別委員会：ポスト・コロナのわが国の国際保健外交−求められるODA政策等のパラダイムシフト−．日本国際交流センター（JCIE），pp. 1−43, 2020．http://www.jcie.or.jp/japan/wp/wp-content/

uploads/2020/11/Japan-DAH-Commission_
recommendations_full_final_j.pdf

伊藤聡子：グローバルヘルスにより日本企業が参画
するための方策，日本のグローバルヘルス戦略策
定に向けて．内閣府グローバルヘルス戦略推進協
議会グローバルヘルス戦略有識者タスクフォース，
2021.7.28．https://www.kantei.go.jp/jp/singi/
kenkouiryou/global_health/tf_dai1/siryou3-1.
pdf

Microsoft：世界中の人々と地域社会の健康に貢献す
る「AI for Health」を発表．2020.1.30．https://
news.microsoft.com/ja-jp/2020/01/30/200130-
ai-for-health-child-mortality/?_fsi =
d01xOOqy&_fsi = d01xOOqy

内閣府健康・医療戦略推進事務局：「健康・医療戦
略」と「グローバルヘルス戦略」の関係性につい
て．2021．https://www.kantei.go.jp/jp/singi/
kenkouiryou/global_health/dai1/siryou4.pdf

日本経済団体連合会企業行動・SDGs委員会：社
会貢献活動に関するアンケート調査 主要結
果．2021.9.15．https://www.keidanren.or.jp/
policy/2020/078_gaiyo.pdf

NTT DATA：AI画像技術を活用し，インドで10万
人に結核診断へのアクセスを支援〜先進技術を
活用して，持続可能な開発（SDGs）へ貢献〜．
2021.1.29．https://www.nttdata.com/jp/ja/
news/release/2021/012901/

シスメックス：診断装置の普及を通じたマラリア撲
滅への挑戦〜早期発見・早期治療に貢献し，1人で
も多くの命を救うために〜．2021.3.31．https://
www.sysmex.co.jp/stories/210331_02.html

豊田通商：日本市場でのZipline International Inc.
との戦略業務提携〜ドローン物流サービスの社
会実装に向けて〜．2021.3.30．https://www.
toyota-tsusho.com/press/detail/210330_004791.
html

【狩野　繁之】

5．大学・研究所とその役割

　国際保健における主要なプレイヤーの１つに，国際機関や政府，非政府組織（NGO）などと並んで大学や研究所がある．国際機関や政府，NGO は，社会的要請として喫緊の課題に対処している．そうした機能の一端は，大学によっても担われており，特に，治療薬やワクチン，診断法の開発，革新的技術に関する基礎研究は大学に依拠する部分は大きい．しかしながら大学や研究所には，研究を背景とした長期的な視点における政策提言や時代を俯瞰する全体知や，それまでの歴史的背景の文脈のなかで回収したりすることによって，大きくいえば（あるいは少し肩に力を入れていえば），人類史の中におけるわれわれの活動や存在に対する中長期的展望を示すといった役割がある．

　また人材の育成は，現場での職務を通して為される訓練（オン・ザ・ジョブ・トレーニング）を別にすれば，ほぼ独占的に大学によって行われてきた[注1]．現在の大学において，その役割が十二分に果たせているか否かについては議論がある．とはいうものの，少なくとも大学における教育には個々の現場での体験を通した学びを体系的なものの中に位置付けるという役割を有するという側面がある．

　その上でここでは，①喫緊の課題に対処するためとしての大学の役割，②中長期的視点に立つ大学の役割，③教育機関としての大学の役割に，大学および研究所の任務を分類した上で，それぞれの現状や課題，あるいは具体例を通した学びを見てみたい．そのためには，まず，大学とは何か．そこから始めたい．

1）大学とは何か

　東京大学の吉見氏によれば，大学とはそもそも，学びを求めるものと学者の間の「組合団体」として 11 世紀ヨーロッパに始まったユニバーシティが宗教改革や国民国家の台頭といったものを背景によって変化し，現在のようなかたちになってきたものであるという（吉見，2011）．そうした歴史的背景から，大学を見れば，学びを求めるものの要請に応える機能が教育であり，学者の間の「組合団体」として，知識を共有し科学（自然科学のみでなく，人文社会学を含めて）を推し進めることが大学の大きな存在意義であったことがわかる．そうして，科学を推し進める大学の役割が研究に結びついた．研究所は，大学としての役割のうち，研究の側面を特出ししたものだとも理解できる．

　一方，日本の大学は，西洋知識を翻訳するために 1877 年に設立されたものを，その嚆矢としていることからも伺えるように，西洋の近代科学技術の日本社会への移入に重きが置かれたことがその後の日本の大学を特徴付ける１つの性格となった（吉見，2011）．その上で，前述のそれぞれの項目について現状をみていくと，次のようなことがいえる．

（1）喫緊の課題に対処するためとしての大学の役割

　喫緊の課題に対処するためとしての大学の役割は，欧米，日本にかかわらず，現在の大学が担う役割として大きな割合を占める．科学技術がある種の国力と等しいと考えられる中，この側面における大学，研究所の役割は年を経るごとに大きくなってきている．別の言葉を使えば，大学の理系的役割ともいえるかもしれない．

　具体例は枚挙にいとまがないが，2019 年末から世界的流行をきたした COVID-19 を例に，ジョンズ・ホプキンス大学の取り組みをみてみたい．同大学は，COVID-19 流行の初期より，特設サイトを設け[注2]，各国別の新規感染者数や累積感染

注1)　研究所はその名の示す通り，主に研究を通して社会に貢献することが求められており，教育，人材育成においては，研究所が維持する高度で専門的な領域での集団知の継承が大きな目的の１つになる．その意味では，研究所にも教育や人材育成の要請はあるものの，それに特化したものとして，本稿で，そのことは論じないこととする．

注2)　https://coronavirus.jhu.edu

者数，回復者数，ワクチン接種者数などを発表してきた．これによって，われわれは，われわれが今，どこにいるのかを知ることができた．この取り組みは，それまでに大学が培ってきた疫学や統計学，計算機科学の知見を総動員したものである．データの中には後日修正が行われ，過去のデータが修正され，数値が増減する場合もある．しかしこの取り組みが，世界の COVID-19 対策に為した貢献は計り知れない．ジョンズ・ホプキンス大学だけではない．世界各国の大学がウイルスの特性，変異株の現状，検査法の開発と改良，ワクチンの効果評価など膨大な量の科学的知見を公表してきた．この活動は社会的要請に応える大学としての役割の1つのあり方を示している．

一方で，科学と技術が表裏一体のように結びつく状況は，それほど古いことではなく，近代に特徴的なことでもある．知識のための知識の生産は，時に社会と遊離することによって大学のあり方に批判を巻き起こしたが，それが後の技術開発に大きな役割を果たしたことも事実である．

現在の技術の発展の多くは，19 世紀後半から 20 世紀前半の知識の拡大，すなわち当時の科学理論にもとづいている．火力発電は水を温めタービンを回すという非常に古い理論の応用にもとづいており，それは水車の原理と変わらない．太陽光発電でさえ，発電の原理は 19 世紀後半の光電効果の応用にすぎない．その意味においては，喫緊の課題に応える技術革新を進めつつ，科学（知識）を推し進めることが次の世紀の技術の源になるという科学の側面を忘れてはならない．もちろん，知識の拡大そのものにも意味があると筆者は考えるものではあるが…．

（2）中長期的視点に立つという大学の役割

中長期的視点に立つという大学の役割ということでいえば，社会の要請として，国際機関や政府が喫緊の課題に対処せざるを得ないという一面はある．しかしその一方で，大学や研究所には，そうした課題に対する対処を，歴史の中に相対化することによって，より長期的な視野を示すことができる潜在的可能性がある．それは，大学がそれ

ぞれの分野の集合知として機能すると同時に，学問の自由が担保されたところで機能することになる．別の言葉を使えば，大学の人文社会学的役割ともいえるかもしれない．

具体例として，ここでは医療保健に近い分野として，立命館大学の美馬らによる熱帯医学や近代医学をめぐる言説（美馬，2006）や，ハーバード大学の Gordon と Reich によるワクチンをめぐる言説にかかわる論考（Gordon, Reich, 2021；香西，2019）をあげてその問題を考えてみたい．

（a）熱帯医学や近代医学をめぐる言説

例えば美馬は，熱帯医学を考える際に，熱帯病を最初に考慮することはあまり実りある議論をもたらさないと述べる．それは，国際保健学やグローバルヘルスを考える上で，それらが射程とする病気から始めることが実りある議論にならないという理論に通じるかもしれない．美馬はその上で「むしろ，19 世紀末における熱帯医学誕生の背後には，ある種の病気や苦しみを『熱帯病』として名づけようとするまなざし，それを学問領域や制度として結晶化させることへと向けられた意思を読み取る必要があるだろう」という．そしてその先には「熱帯医学を制度として成立させることによって熱帯病なるものを新しい疾病として名指した近代医学の欲望を分析する」ことがある．それは，「近代を西洋の排他的な独占物としてしまう価値観」につながり，また，「他者を遅れた劣等者として支配しようとする価値観」に導く．そこには明らかに，構造主義的あるいはポスト構造主義的世界の見方がある．こうした視点は，われわれが熱帯医学を考えること，あるいはその実践者であることを相対化する．美馬の熱帯医学の見方も1つの見方であることは言をまたないが，それでも，こうした見方を知る意味はある．また，そうした言説を大学の一員として研究し発信することの意味も，である．

（b）ワクチンをめぐる言説

ハーバード大学の Gordon と Reich は，2021 年に発表した論文（Gordon, Reich, 2021）で，日本人の COVID-19 ワクチンに対する忌避につ

いて，歴史を振り返って考察し，「過去150年にわたる日本のワクチンという技術への関わりについて探究した結果，いくつかの重要な教訓が得られた．…中略….2020年末から2021年春までのCOVID-19の場合と対照的に徳川時代，明治時代，戦前期や戦後の一時期，日本においてワクチンは受容されていた」と述べている．そしてそれが揺らいだ背景に，1948年の京都・島根ジフテリア事件の燻り続けるような影響や，1970年代の百日咳，1980年代のおたふくかぜの健康被害などをあげている．その上で，現在の日本人のCOVID-19ワクチンへの，一見すると不可解な態度は，「ワクチンに対し時に熱心に，時に消極的に取り組んできた日本の複雑な歴史を反映したものである」と述べている．例えば，2021年8月現在（世界はCOVID-19のパンデミックに震えている状況）で，ワクチンに対する社会的信頼をどのように醸成していくかはわれわれの国が直面している大きな公衆衛生学的課題である．そうした課題を社会的分脈の中に位置づけその背後にある課題を浮かび上がらせる．こうしたことは大学や研究所の人文社会学ができる大きな貢献である．

一方，香西は，ワクチン（種痘）をめぐる言説として，次のようなことを考察している（香西，2019）．江戸時代の医師たちは種痘をめぐって，推進派，反対派に分かれて激しく議論した．ただ，どちらにも共通した認識として，副反応による生命の危機は，それが100人に1人であろうと決して許容できないとの共通認識があった．それは，天から与えられた寿命，すなわち天命を人為的に左右することへの忌避感であったという．それが変わったのは明治期で，種痘は国家の所管事業になり，社会防衛的な色彩を帯び始めた．その上で，「江戸時代の種痘では接種される人（被接種者）と接種の利益を得る（受益者）人が一致していた．…中略….しかしコロナ禍でのワクチン議論では被接種者と受益者の間にはズレが見える．…中略….自分でない誰かのためにワクチンを接種する―それは必ずしも当たり前の話ではない．ワクチン接種は誰のためか．歴史はそうした議論の大事さを教えてくれる」と述べる．

いずれにしても，すこし長い時間軸にもとづいた考察で，政策決定に直接的かつ決定的な影響を与えるものではないかもしれない．それでもこれらの考察は，長い目でこの社会のあり方やワクチンを考える上での多様な視点を有することの重要性を教えてくれる．また，こうした人文社会学的視点を理系研究者が自らの知の体系の中で深めていくことができれば，そこに今以上に実りある知の交流が生まれるに違いない．そうしたことを行うことができる場の提供もまた，大学の役割であろう．

（3）教育機関としての大学の役割

大学の前身が11世紀ヨーロッパに始まった後の社会は，印刷・出版革命によって知的想像力の基盤が劇的変化し，人々の知的活動は質，量ともに拡大した．それを支えたのが大学であり，また，これからも支えていくのが大学の役割となる．これは，理系および人文社会学系，双方に共通の役割である．

また，そこではお互いの領域を超えた理解と交流が必要になる．特に国際保健学は，多様な知を総合することが要請される学問分野である．国際保健学が保健や医療にその学問的基盤を置くとしても，それ以外に経済学や人口学，行動科学，医療人類学，保健政策，その他にもジェンダーなどの理解は欠かせない．すべての分野を少数の人数でカバーし，教えることは物理的にも不可能である．そこに，多くの専門家が存在し，総合的な学問の基盤となる大学や研究所の役割がある．全体知が必要である．そこでは人文社会学のみならず，芸術を含めた糾合が必要になるとであろう．

最後に，大学や研究所において求められる資質としては，少なくとも，研究を遂行する能力およびそれを基盤として，あるいは学術誌に論文のかたちとして発信する能力が求められる．一方でそれに加えて，求められる資質とは，時代を超えて社会を理解しようとする姿勢だと思う．それは，

144

共感と明日への希望につながる.

　時代が21世紀を迎える頃，アフリカでAIDS対策に従事していたことがある．しかし対策はうまく進まなかった．現在のような治療薬はなく，予防が唯一われわれにできる対策だった．村から村へと回り，感染予防の重要性を説く．しかし，それがなかなか上手くいかない．ある日，一人の青年がつぶやいた．「10年後は，AIDSじゃなくても飢餓とか暴力とか，戦争で亡くなっている．今，AIDS予防をする意味はあるのか？」と．対策がうまくいかなかったのは，彼・彼女らの理解が足りなかったわけでも，われわれの説明が悪かったわけでもなかった．ただ，彼・彼女らが，10年後の自分を想像できなかったからだった．そうした現実の前にわれわれは狼狽した．社会がどうあるか，どう変わっていくか，どういう希望のもとにあるべきか，というのは，一人ひとりの心の中にしかない．それが合わさって，未来への希望につながる．そんなことを信じ続けていける姿勢は1つの資質となる，と個人的には考える．

【文　献】

Gordon A, Reich M: The Puzzle of Vaccine Hesitancy in Japan. Japanese Studies, 47 (2)：411–436, 2021.（アンドリュー・ゴードン，マイケルライシュ：日本におけるワクチン不信を巡る謎．医学のあゆみ，277：11–14, 2021.

香西豊子：種痘という衛生．東京大学出版会，2019.

美馬達哉：セリーヌの熱帯医学，あるいは漂流する近代．地域研究，7 (2)：101–127, 2006.

吉見俊哉：大学とは何か．岩波新書，2011.

【山本　太郎】

6. 社会起業家・ソーシャルビジネスとその役割

1）社会起業家・ソーシャルビジネスの定義

　資本主義のもとで格差が拡大し取り残される人が顕著になる現代において，社会起業家・ソーシャルビジネスは，世界の社会変革のために無くてはならない存在である．利益重視のビジネスのみで事業を成し遂げるには限界となり，さまざまな企業が企業の社会的責任（Corporate Social Responsibility：CSR）や社会価値と企業価値の両方を創造する Creating Shared Value（CSV），国連の定めた SDGs に取り組む時代となっている（青木，2019）．また，SDGs の取り組みは国や企業だけではなく，低・中所得国・高所得国間わず全世界の一人ひとりの行動による取り組みが重要視されている．

　さらに，2020 年に発生した COVID-19 のパンデミックは，1 つの国の取り組みで防げるものではない．世界全体で取り組む必要があり，国際保健の社会課題解決を目的とする社会起業家・ソーシャルビジネスの役割はさらに大きくなっている．

　社会起業家・ソーシャルビジネスについて，高所得国では 2000 年前後を境に関心は高まっている．ところがグローバルで明確な統一された定義は存在せず，呼称もソーシャルビジネスや社会企業といわれ統一されていない．社会課題もそれぞれの国で異なるため，国内にかかわらず海外でもソーシャルビジネスの定義はさまざまである（村山，2017）．次に国内外の定義について記す．

（1）日本での定義

　わが国では内閣府と経産省により定義されているが，内容は異なる．内閣府における定義は，「市地域の生活に密接に関連するサービス事業を行う主体であって，当該分野における少子高齢化や環境被害，地域の衰退等の社会的課題について，事業性を担保しながら自ら解決しようとする姿勢を打ち出し，非営利事業を行う NPO 等のこと」（2010 年地域社会雇用創造事業）とある．ま

た，経済産業省における定義は「社会性，事業性，革新性の 3 つを備えた主体」（2008 年ソーシャルビジネス研究会報告書）となっている（脇坂，2015；村山，2017）．

（2）海外での定義

　欧州では 1990 年代からソーシャルエンタープライズが注目され，法制化も進められている．1991 年にイタリアで「社会的共同組合法」が成立，1995 年にベルギーでは「社会的目的会社」，1998 年に「社会的連帯共同組合」，1999 年にギリシャで「有限責任社会的共同組合」，2001 年にフランスで「集合的利益のための社会的共同組合」，2004 年に英国で「コミュニティ利益会社」が法制化されている．それには，経済の低成長と財政難から福祉サービスの見直しが進む中で社会的弱者が必要な公共サービスを受けられないという背景がある（脇坂，2015）．

　米国では公的な定義は見当たらないが，実務家や支援団体，研究者がそれぞれに定義している．ソーシャルエンタープライズの支援団体 Social Enterprise Alliance（SEA）が 3 つの要件を定めている．

①難しい社会的ニーズに直接かかわり，製品やサービスの供給や不利な条件に置かれた人々の雇用を通じて公益に奉仕する．
②商業活動が大きな収入源となる．
③公益が主要な目的となっている．

　米国では企業ではなく，起業家に注目する研究が多い（脇坂，2015）．企業のみならず，その起源である社会起業家の個に注目しつつ，現代のソーシャルビジネスのノウハウを探索する意味でも必要である．

　世界でも有名なソーシャルビジネスとしてバングラディシュのグラミン銀行がある．創設者 Muhammad Yunus 氏は「人間は自分の利益追求するだけの利己的な存在ではなく，誰かの役に立ちたいと考える利他的な存在」であり「利他心を生かすビジネス」として "ソーシャルビジネス" を提唱している．NPO 法人は社会問題の解決を趣旨とするため配当を認めておらず，儲けた利益

表 4–1　ソーシャルビジネスの目的・アプローチ・資金源の違い

実施者	主目的	アプローチ	資金源
企業/ベンチャー	利益の追求	・CSR・CSV活動の一環として実施 ・近年，社会課題解決を目的とする企業もある.	・企業：別事業で得た資金 ・ベンチャー：投資家から得た資金
NGO / NPO	社会課題の解決	・NGO / NPO 単独 ・現地行政機関，NGO/NPO，企業と連携	個人や団体からの寄付や助成金
行政機関	全市民への必要不可欠なサービスの提供	行政単独，企業やNPO/NGOと連携	公的資金

を社会解決に投資することとなっている．ユヌス氏も同様に配当を認めておらず，得た利益の配当を目的とする資本算入により社会解決につながらず利益を優先する可能性がある危険性を示唆している．ただし，資本家が元本を回収することは認めており，その視点も重要である．また，ユヌス氏はCSRやCSVについては意義を認めるが，ソーシャルビジネスではないとしている．利益を損なってまでCSR活動に力を入れる企業は少ない．経済的価値と社会的価値を同時に追求すべきというCSVも経済的価値がないと取り組まなくなってしまうためである（脇坂，2015）．

（3）定義のまとめ

　ソーシャルビジネスの定義は国により背景が異なるためそれぞれだが，どの国でも社会課題解決が主目的とされていることは共通である．NPO法人ではそれが設立趣旨となっていることが多く，すでにその法人格で担保できる．一方，企業におけるCSR・SDGs・ESG（Environment（環境），Social（社会），Governance（ガバナンス＝企業統治））の取り組みの中には効果的な内容もあり，その取り組みが企業の優先事項になっているのならソーシャルビジネスといえるのではないだろうか？　そのようなソーシャルビジネスの取り組みをインパクトあるものにし，社会課題解決の糸口になることを願う．

2）ソーシャルビジネスの具体例

　日本での今までの社会問題の解決方法としては，主に国や地方自治体などの行政機関が担っ

てきた．行政がカバーできないものは民間ボランティア団体が取り組み，省エネ問題など営利企業が技術革新を重ねることで解決してきている例もある．しかし，各々の行政・企業・団体の特性から社会課題解決の限界もある．例えば，行政機関においては，その社会問題が多くの市民が関わる問題なのかどうか，承認や利害関係者調整が必要であり時間が取られ，また担当者が頻繁に変わるために熱意が失速することもある．営利企業では利益増大につながるかという視点も必要となる（脇坂，2015）．そして，NPO法人などは，社会課題に取り組むことが主目的だが，寄付や助成金を財源としているため経済的基盤が不安定となる課題がある（表4–1）．このような形で行政・企業・団体などそれぞれに課題はあるが，SDGsの到来により企業や行政・NPO・企業などがお互いの強み・弱みを補完しあう形をつくって連携することにより社会課題にアプローチできるようになってきた．

　ソーシャルビジネスの事例として，中でもグローバルヘルスケア関連に絞って示す．ソーシャルビジネスの中でもヘルスケアは特に人々の健康・命を守る意味でも重要である．しかし，ヘルスケアビジネスには各国の定めたルール・規制があり，そのルールが国を超え展開する高い参入障壁となっている．各々の国の予算に限界もあり，さらにソーシャルな分野となると資金面でも収益化は難しい．そのような中でも世界の人々がひとり残らず健康にリーチするため重要な役割として，ソーシャルビジネスに関わる企業・団体がど

う乗り越えているのかを記載してみたい.

(1) サラヤ株式会社 (企業例)

　サラヤ株式会社の主な事業は, 消毒剤等の衛生用品と薬液供給機器等の開発・製造・販売である. ソーシャルビジネスとして, 東アフリカ (ウガンダ) やカンボジアにて医療活動を行っている. ウガンダではアルコール手指消毒剤の現地生産, 医療従事者への教育, 普及活動を進め, 原料を極力地元で調達し, 原料を生産する農家の収入向上に貢献し, 生産, 物流のためのスタッフを雇うことで雇用を創出, ウガンダの一般消費者にも購入しやすい価格を達成している. 2010年ウガンダでUNICEF手洗い促進活動への支援活動「SARAYA 100万人の手洗いプロジェクト」を開始し, 2011年には現地法人SARAYA EAST AFRICAを設立している. まさに経営者層の社会課題解決へのコミットもあり, プロジェクトから現地調達・現地生産など持続可能な形でのヘルスケアのソーシャルビジネスと呼べるに相応しく発展した事例である. また, 日経ビジネスコンテストなどに協賛を行い, 次世代の起業家を育てつつ人材採用確保につなげている. これは社会的にも評価され企業価値の向上となっている. [注1]

(2) 認定NPO法人 AfriMedico (NPO法人例)

　日本発祥の伝統的な医療モデルの1つである置き薬 (配置薬) をアフリカの医療が届いていない地域に届けている. アフリカではインフラが脆弱なため, 雨期になると村では川が氾濫し孤立する場所もあり, 24時間手元にある置き薬は非常に有用である. 2016年からアフリカのタンザニアにて置き薬を設置し200世帯ほどに普及した. 現地での医薬品アクセスの向上のみではなく, 医療教育として薬の服用方法の指導, 予防方法などの啓発活動にも取り組んでいる. それらにより彼らが「自分たちの健康を自分たちの健康をケアすること (セルフメディケーション)」につながっているとしている. 団体では医療においてはエビデンスが非常に重要と考え, 現地のムヒンビリ大学と連携して研究をスタートしている. 根拠に基づいた医療 (Evidence Based Medicine: EBM) 活動に取り組み, 現地での医療の現状を常にモニタリングできるようにしている. [注2]

(3) Zipline (行政と企業連携例)

　Zipline (ジップライン) は米国ベンチャー企業で東アフリカ・ルワンダで活動している. 行政とベンチャー企業の協力により社会問題解決できた事例である. Zipline は, 血液製剤などをドローンで病院へ輸送し, 従来2時間かかっていた配送時間をわずか15分に短縮している. Ziplineの配送対象病院数は500を超える. 首都以外の7割以上のエリアをカバーし, 365日休むことなく血液を届けているという. 山が多い地形であるルワンダに適したモデルであり, 現地に必要な仕組みである. 現在は一国をカバーする規模でドローン物流の商業化に成功している. 評価額が1,000億円を超えるユニコーン企業入りも果たしており, 社会課題解決に加えて, 資金調達での課題も解決している事例である. 世界的にここまでのインパクトを出している日本企業はまだ少ない. [注3]

3) グローバルヘルスのソーシャルビジネス実践に必要な能力とそのステップ

　グローバルヘルスの中でもソーシャルビジネスの実践に必要な能力とそのステップついて次に記載する. 主に必要な能力としては次の3点である.

①創造力: 社会課題を見極め, 実現したい世界のビジョンを描く能力が必要である.

②遂行力: 社会課題解決は一筋縄ではいかないため, 原体験にもとづき貫ける遂行力が求められる. また, 仮説から検証までPDCA (Plan (計画), Do (実行), Check (評価), Action (改善))を素早くすること (リーンスタートアップ)

注1)　サラヤ:ソーシャルビジネス. https://www.saraya.com/csr/social/social.html
注2)　AfriMedico:HP. https://afrimedico.org/
注3)　ZIP LINE:HP. https://flyzipline.com/company/

が必要である．変化の著しい現代において，常に素早く改革できることが求められている．

③巻き込み力：1人でできることは限られるため，周りを巻き込んでいく必要がある．リードするためにも，必要な知識・経験を身に着けるとよい．

ステップ1：

自らの行動を起こすための原体験・理由を創る

現場での自分の感じた原体験がマインドを確立させ強固なものとなる．社会起業家や企業の中でも，創業者の考えからソーシャルビジネスにかかわることが多い．創業者の熱意や原体験から生まれるほど，粘り強い事業となる．ぜひ，その体験をするためにもさまざまな世界の事例を自分の目で見て体験して，自分の心で感じてほしい．自分が感じたことしか行動には起こせないからである．

ステップ2：

実践に必要な能力・経験・資格の取得

ヘルスケアの分野では医療関連の資格がないために，その先に進めることをあきらめてしまう人も多い．グローバルヘルスを実践するにあたり，医療の専門的な知識が必要となる場合もあるが，専門性のみではソーシャルビジネスは成り立たない．医療の知識や資格がなくても，その知識がある人と連携しつつ，ソーシャルビジネスを実践していく方法もある．例えば，マネジメントのコース（経営マネジメント（Master of Business Administration：MBA）や技術経営（Management of Technology：MOT））など，医療資格以外での専門家も1つの道ではあり，自分の得意分野を活かしていけばよい．得意分野がないのであれば，何らかの資格をとっておくのも1つのキャリアプランである．

ステップ3：

現地をよりよく理解し，エビデンスにもとづき常に革新させる

特にグローバルヘルスケアで重要なのは，文化も環境も異なる中で現地を理解することから始まる．それに加え，グローバルヘルスを実践する際には各々の国々で規制や制度が異なることにも留意すべきで，規制や制度を調査し活動していくことも必要である．それらを把握した上で，ソーシャルビジネスの活動を行う現地におけるエビデンスの獲得も重要である．医療の分野で命を助けたいはずが命を失ってしまっては元も子もない．エビデンスをもとに常にモニタリングし行動することが必須である．そのソーシャルビジネスが本当に現地の社会課題を解決しているのかをエビデンスを元に把握した上で進めていくことは，命にかかわる分野であるからこそ不可欠なプロセスである．

これらを踏まえて，世界の社会課題を解決すべく，ソーシャルビジネスから世界を変える人材の仲間に加わっていただければ嬉しく思う．

【文　献】
青木崇：企業価値経営に向けた日本企業の SDGs への取り組みと今後の課題－CSR, ESG との関連で－. 商大論集，70（2・3）：147–162, 2019.
経済産業省：ソーシャルビジネス研究会報告書．pp. 1–31, 2008.
村山貞幸：日本におけるソーシャルビジネスの現状と課題．経営情報研究，21：61–76, 2017.
脇坂康弘：日本のソーシャルビジネス．同友館，2015.

【町井　恵理】

第5章　プロジェクト・マネジメント

▶▶▶ Ⅰ　プロジェクト・マネジメント

【総　論】

　グローバルヘルスの分野において，海外でプロジェクトを行うことは国際協力の一般的なアプローチの1つである．海外医療施設への機材供与，海外からの人材の研修，当該国での研修会や患者の治療もプロジェクトと呼びうるものである．しかしここでは現地での活動，特にカウンターパートと呼ばれる相手国の人々と前述のような活動を組み合わせつつ技術移転を行ったり，相手国でシステムづくりを行ったりするような中長期的にかかわるプロジェクトでのマネジメントについて述べる．なお，海外の，しかも低・中所得国対象の国際保健医療協力は，一般企業などが行う一般的なプロジェクト・マネジメントと原則は同じでも，独特な部分があることは否めない．

1）プロジェクトとマネジメント概論

（1）プロジェクトとは何か

　一般的に，プロジェクトとは，何か特定の目的・目標のために，決まった期間で，質を保持しつつ投入する予算や人員なども決まっている事業のことをいう（European Commission, 2017）．通常，その人員として，異なる部署や機関から，その目的達成のために必要な人が集められることになる．すなわち，目的が通常業務の遂行といったものや，いつもの人員で行える業務，期間が決まっていない事業などはプロジェクトとはいわない．

（2）マネジメントとは何か

　Drucker はマネジメントを「組織に成果を上げさせるための道具，機能，機関」と定義している．また，その役割を「自らの組織に特有の使命を課すこと」「仕事を通じて働く人たちを生かすこと」「自らが社会に与える影響を処理するとともに社会の問題について貢献すること」としている．「マネジメントはすでに存在し，すでに知られているものを管理するとともに，明日を創造しなければならない」とも述べている（上田，2001）．

2）国際保健医療協力におけるプロジェクトの特徴

　プロジェクトは「目的・目標」が決まっていると述べたが，一般的なプロジェクトと国際保健医療協力のプロジェクトとでは少し異なる様相を呈する．例えば，ビル建設のような一般的なプロジェクトでは「ある高層ビルをいついつまでに建設する」という目標が明確である．国際保健医療協力の分野でも確かに「プロジェクト目標」を立て，それに向けて活動計画を立てる．しかし，「目標」がやや漠然としている，ということが少なくない．例えば，何かの感染症の根絶計画のように，期間を設けて，「ある地域からある病気を1つ残らず無くす」という目標は比較的に明確である．一方，「ある地域の○○を強化する」といった「強化された状態」を目標として設定した場合，目標が達成されたかどうかがわかりにくいということが起こる．

　また，目標が比較的に明確でも，国際保健医療協力プロジェクト（以下，「プロジェクト」）では，行政機関や住民を含むコミュニティ，時に政治家といったさまざまな関係者（ステークホルダー）とともに，何かを成し遂げなければならない場合がある．「プロジェクト」の構成員の一部をなすカウンターパートの参加意識がまちまちで，その

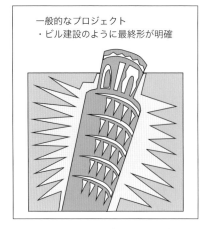

一般的なプロジェクト
・ビル建設のように最終形が明確

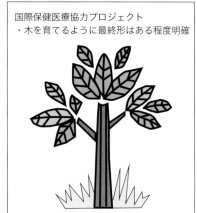

国際保健医療協力プロジェクト
・木を育てるように最終形はある程度明確

図 5-1　一般的なプロジェクトと国際保健医療協力のプロジェクト

関係性も一枚岩ではない状況の中で「プロジェクト」を実施しなければならない場合もある.

　援助側の人材投入や機材投入, カウンターパート側のリソースの投入がままならないことも多い中で, 当初想定していたアプローチが途中でスタックしてしまい, 成果が実らないことも起こりうる. プロジェクトでは, 人材・資機材投入の計算は単純には成り立たず, ちょうど木を育てるのに似ている (図 5-1). つまり, 事前調査や先方との協議を重ねた上で「プロジェクト」を始めてみたものの, ある枝は思ったほどは伸びず, かえって別の枝の方が伸びたり, 思ってもみない形で曲がってしまったりすることも起きてくる (図 5-2).

　同じプロジェクトという言葉を使いながらも, 「プロジェクト」では, このように, 一般的なプロジェクトとかなり様相が異なる.「プロジェクト」目標達成のための道は必ずしも一本道ではなく, 目標にたどり着くためにはいろいろな道がありうる. すなわち, 方向性さえ間違っていなければ, どのような道をたどることも容認できるし, 予期しておかなければならない, ということになる.

3) プロジェクト計画と運営
(1) 計画立案
　実際の「プロジェクト」の計画づくりでは,

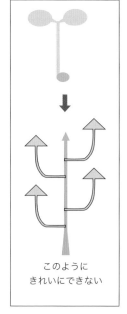

このように
きれいにできない

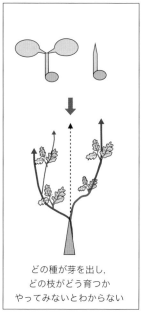

どの種が芽を出し,
どの枝がどう育つか
やってみないとわからない

図 5-2　国際協力におけるプロジェクトの進行

多くの場合, 古くは米国国際開発庁 (United States Agency for International Development : USAID) が導入したロジカル・フレームワークをもとにした, マトリックスを使うのが一般的である. 日本の JICA などが使っているのは Project Design Matrix (PDM) と呼ばれるものである. 図 5-3 のように, 左側にプロジェクトの要約欄があり, 上から, 上位目標, プロジェクト目標, 成果, 活動とつながる. 個々の指標がその右のカラムに, その右には指標を入手する方法を書く.

プロジェクトの要約 narrative summary	指標 indicators	入手手段 means of verifications	外部条件 assumptions
上位目標 overall goals			
プロジェクト目標 project purpose			
成果 outputs			
活動 activities	投入 inputs		
			前提条件 preconditions

FASIDより

図 5-3　Project Design Matrix（PDM）

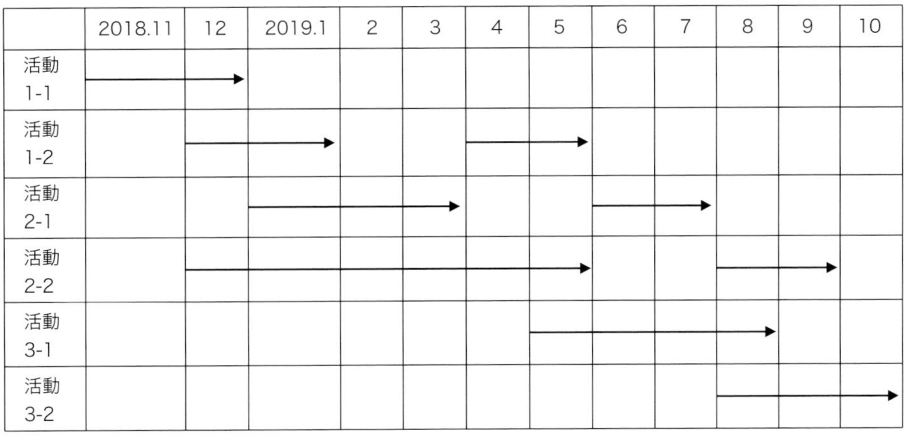

	2018.11	12	2019.1	2	3	4	5	6	7	8	9	10
活動 1-1												
活動 1-2												
活動 2-1												
活動 2-2												
活動 3-1												
活動 3-2												

図 5-4　Plan of Operation（PO）

加えてこれらを達成するのに必要となる投入や外部条件，前提条件を記載する（FASID，2008）．

加えて，Plan of Operation（PO）と呼ばれる前述の各活動の詳細活動を時系列で並べた計画書（ガント・チャートの一種）をつくる．いつ頃，何をするのかといった概要をメンバー全員で共有するためである（図 5-4）．最後にそれぞれの活動の予算を付記すれば，大体の予算計画ができる（FASID，2008）．

このような計画書をつくることにより，1 枚の表で「プロジェクト」の概要がわかり，「プロジェクト」のメンバーは自分の行っている活動の詳細を確認できる．メンバー個々の活動の進捗共有や確認にも活用することができる．また，「プロジェクト」外部の者に「プロジェクト」の説明を行う際などにも利用できる．PDM などを策定する Project Cycle Management（PCM）ワークショップにおいて，いわゆる重要人物の意見のみならず，一般の参加者たちの意見も汲み上げる手法を用いた参加型の計画策定を行う．それによって「プロジェクト」のステークホルダーや参加者の意見を取り入れることができる．こうして，「プロジェクト」のさまざまな参加者のオーナーシップを高め，それらの人々を巻き込むことができる

ただし，この PDM を使うに当たってはいくつかの注意点がある．

1 点目は，Output という用語である．一般的なロジックの構造は，Needs → Input → Activity

152

→Output→Outcome→Impactの順になってお
り，Outputには「結果」という日本語が使われる．
Activity（活動）の「結果」として実現された活動
数や参加者数などを示す（例えば，研修実施数や
研修参加者数，実際に予防接種した数，など）．
そしてOutcome（成果）は，Outputによりもた
らされた受益者の変化，例えば，研修で学んだ内
容を実施している研修者数や，予防接種により抗
体価が上がった接種者数などを示す．しかしなが
ら，PDMにおけるOutputsはそれとは異なり，
プロジェクト目標を達成するために直接必要な大
項目（中間目標）に当たる．Outputsは3～5個
程度書くのが一般的であり，日本語では「成果」
という用語があてはめられている．

2点目の留意点は指標である．指標はプロジェ
クト目標や成果に対して，それらの進捗や達成度
を測るためのものである．しかし必ずしもそれ
らを直接的に測るものが見つけられるとは限らな
い．それぞれの目標や成果を達成するための活動
をもとに指標設定をするのが一般的であり必ずし
もそれらの目標達成や成果の達成を直接に測れる
しっくりとくる指標が得られるわけではない．こ
のことは予め知っておくべきである．

3点目は，ロジカル・フレームワークを使っ
た計画のフォームは，援助機関によって異な
る．独自のフォームがあり，前述のロジックの
構造を使って，Input（投入），Activity（活動），
Output（結果），Outcome（成果）といった項建
てでつくる場合もある．

海外で「プロジェクト」を実践する際は，PCM
手法だけがやり方とは限らず，SWOT分析や
Wants分析などを使う場合もあるし，直接的に
住民が参加して計画づくりを行うPRECEDE-
PROCEEDモデルやParticipatory Rural
Appraisal（PRA）といった手法を使う場合もあ
る（成書参照）．

（2）「プロジェクト」の実施体制
「プロジェクト」は一般的にリーダーのほか，
プロジェクトメンバーである各分野専門家や，事
務的な事柄を所掌する（管理する）調整員と呼ば

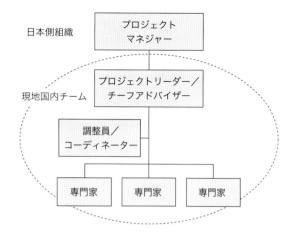

図5-5　プロジェクト・チームの組織

れるメンバーがいる場合がほとんどである．専門
家は，もちろん各種の専門性を持った人材であり，
他の専門家とともにプロジェクト目標を達成する
仲間である，といった意識が必要である．すなわ
ち，専門家もプロジェクトの運営に責任と役割が
あり，単に自分の好きなことを勝手に行う個人営
業の専門家が数人集まるというわけではない．各
専門家はそれぞれにカウンターパートの相手機関
の中で一緒に働く職員や部署が特定される．その
人たちとの関係は同僚でもあり，メンターでもあ
り，さまざまな関係性がありうる（図5-5）．「プ
ロジェクト」では，通常，専門家は単に先方組織
のワークフォースの1人，歯車の1つとして働
くのではない．外部者である自分たちが去った後
も当該組織が一定レベルを保って動き続けるため
には何が必要かという視点，つまり持続性に関す
る視点を持って働くことが必要である．

Druckerは，マネジャーについて「組織の成果
に責任を持つもの」と定義している．リーダーは
プロジェクト・マネジメントの専門家もしくは
「プロジェクト」がターゲットとする分野の専門
家である．プロジェクト・マネジメントの専門家
は，大所高所からの視点を持ち，専門分野に入り
込みすぎず，他の専門家たちがやらない分野を意
識して埋めていく姿勢が必要である．

「プロジェクト」を進めるには，技術的な職員
のみならず，事務員，通訳，運転手，セキュリティ

職員などの職員が必要である．通常，これらの職員は現地雇いであり，時に専門家に当たる人たちも現地雇いであっても構わない．要は「プロジェクト」を進めるに当たって，誰がいたら働きやすく，しかも成果が得られるかが重要である．長期間一緒に働く相手として，学問的によくできるが人柄が今一つという人と，学問的には今一つだが人柄が素晴らしいという人が専門家の候補であるなら，経験からいって，おそらく後者を選んだ方が，「プロジェクト」はスムーズに進捗し，成果も得られやすい．逆にどうしても前者の専門的なインプットが必要であれば，短期の専門家として招聘して必要なインプットをもらうという手もある．

（3）「プロジェクト」を進めるに当たっての基本的な考え方
①プロジェクト・サイクル

PCM では，Plan-Do-See というサイクルを用いる．同様に，Total Quality Management（TQM）や Continuous Quality Improvement（CQI）といった一連の改善活動では，Plan-Do-Check-Action（PDCA）というサイクルを使って改善活動を持続的に続ける．前の業務サイクルで出てきた結果や観察などで明確になった課題などをその後の「プロジェクト」活動に反映させていく，という改善プロセスを活動に組み入れることが重要である．これらの活動は，「プロジェクト」自体の改善のみならず，「プロジェクト」が介入する相手組織に対しても重要な視点である．

②「プロジェクト」を実施するに当たっての留意点

「プロジェクト」は，日本の援助のように相手国からの要請による場合でも，援助側が相手国のためを思って始める場合でも，相手国の自立発展をめざしたものであることが望ましい．もちろん，緊急援助の場合や，すぐには相手国の対応能力が十分にならないと判断される場合には，援助側の主導で実施してしまう「プロジェクト」も多い．しかし，開発援助型の「プロジェクト」においては，相手国の自立発展を推進するため，主体は相手国側であるとの前提で，「プロジェクト」が強化しようとする相手や「プロジェクト」を一緒に進めていこうとする相手に対する介入方法や，ある地域のコミュニティに対する介入方法などを考えておく必要がある．

（4）「プロジェクト」の日々の業務の進め方（会議の持ち方）と情報共有

「プロジェクト」を進めるに当たって，日々の情報交換や共有は大事であり，報告・連絡・相談の「ほう・れん・そう」は大事な活動である．「プロジェクト」では，定例会議を設定することが必要である．①週定例会議としての主たる技術職の会議，②「プロジェクト」の事務員や通訳，運転手，セキュリティ職員などとの事務総括とそれらの職員たちとの定例会議，③カウンターパートとの定例会議などを設定する．状況によるが，週1回から月1回程度の開催が望まれる．これらの会議は，単に情報共有の場というのみならず，問題解決や今後の計画設定，教育の場でもある．そのためにも参加者皆が会議に出席することの意味や意義を感じられるような仕掛けが必要である．また，各専門家は，それぞれの部署での活動を促すため，カウンターパートとの会議を設定する．

その際，外部から来た専門家は，会議でどのような位置に座り，どのような発言を，誰に対して発するのか，といった細かなことにも注意する．例えば，会議で専門家が座るのは壇上か，座席の前の方か，中間か，後ろの方かによって，その専門家の果たすべき役割や期待される役割も変わってくる．最前列であれば，その会議をリードすることを期待される．真ん中あたりであれば，一参加者としての出席かもしれない．そして一番後ろであれば，アドバイザー的な役割となる．これは，カウンターパートに対してもある種のメッセージを発していることになる．専門家が前に座っていれば，カウンターパートはその専門家の指示や発言を待って，会議が進むことになる．真ん中や後ろに座れば，司会をするカウンターパートは自分で考えて会議を進めなければならない．また，会議で発言する場合，自分の話している相手は誰な

のかを意識する必要がある．場合によっては，この機会を利用して，研修生以外に胸に刻み込んでおいて欲しい事柄などを話すこともある．

(5)「プロジェクト」スタッフとの関係

「プロジェクト」スタッフとの関係は良いに越したことはない．そのために，例えば，日頃から意識して，時に皆が楽しみ胸襟を開ける，非公式な食事会などの計画が必要である．一方，リーダーは，時に相手が年長の専門家であっても，役目がら何かを言わなくてはならない場合もある．「プロジェクト」は「プロジェクト」目標を達成するための仕事の場であることを忘れてはならない．リーダーは孤独になりがちなので，調整員や専門家の中に相談相手をつくっておくことも必要になる．

(6) 相手（カウンターパート）との関係

カウンターパートは，単に会議で会う相手ではなく，お互いにいい相談相手であるように心がける必要がある．ただ，そのような関係性をつくるにしても，どのようなかかわり方をしていいのか，時に迷うことがある．例えば，カウンターパートと会議を行う場合，時間になっても相手が来ないということもしばしば起こる．会議に遅れてくる理由も，緊急な用ができたから，上司に急に呼ばれたから，別の会議が長引いたからなどさまざまで，単に忘れていたからという場合もある．これに対する対処法は，プロジェクトの時期や相手国の国民性，習慣，相手との関係性，会議の重要度など，さまざまな要因により変わってくる．戦国時代の3武将の話ではないが，「会議をやめてしまう」のか，「個別に呼びに行って会議を行う」のか，「来るまで待つ」のか，単に感情に流されるのではなく，意識して対応するのが重要である．また，カウンターパートがコロコロ替わって先方の継続性が保てず，人材育成も意味をなさない，せっかく育てたカウンターパートが別の援助機関に引き抜かれて困る，カウンターパートが忙しすぎてなかなか会えないなど，さまざまな困難が起きることも想定しておく．そのためには公式のみならず，「プロジェクト」とは直接かかわりない

活動などの非公式な接触機会を設けることも時に必要である．

見落とされがちなのは会議の使用言語である．もちろん日本人だけの会議では日本語でいい．しかし，もしその周りに日本語を理解できない人たちがいて，その人たちに「自分たちの悪口や噂話をしているかもしれない」と思われたり，意思疎通がうまくいかずに関係が悪化したりする可能性があるのならば，日本語ではなく，英語やスペイン語，フランス語などの共通言語を使うべきである．また，カウンターパートとの定例会議では，通常，プロジェクト専門家が使う言語（例えば，英語）で先方と話し，その中に英語がわからず現地の言葉しか理解できない職員がいるときには，会議の公用語を英語に設定し，その職員向けに英語-現地語の通訳を入れて，全体の意見交換を円滑にするというアプローチを取ることが多い．それも1つの方法ではある．しかし現地語しか解さないカウンターパートがいるときに，敢えて現地語を会議の公用語に設定し，日本人専門家向けに現地語−英語の通訳を入れる方法をとれば，会議は現地語で進み，すべてのカウンターパートが言葉のハンディなく内容を理解し，意見を言えるという利点も出てくる．

(7) 異文化コミュニケーション

コミュニケーションの問題は重要である．それは，単に会話ができる，ということだけを意味しているのではない．話者のお互いの背景を知らなければ，必ずしも適切なコミュニケーションにならない可能性がある，ということを意味している．日本人同士，日本を知っている者同士だから理解できるものでも，日本の制度を見たことも聞いたこともない人たちにとっては，話されていることがまったく意味不明であるということが起こりうる．例えば，日本では当たり前の健康保険証や，もっと卑近な話では，電車が時間通りにくるということすら，理解されない可能性がある．隣国や他者との比較なども注意を要する．時に，歴史的に敵対関係にあった隣国などとの比較は，カウンターパートや住民の反発・反感を招くことも

ある.

　そのような問題を起こさないための簡単な方法は, 現地職員や通訳に聞いてみることである. そもそもある概念が理解できるのか, 文化的・社会的・宗教的・政治的に許される表現なのかなど, 確認すべきことは予め確認しておく. 一方, 通訳も時に問題となりうる. つまり, こちら側の伝えてほしい事柄が抜け落ちてしまったり, あるいは自分の理解で勝手に付け足してしまったり, さらには質問している相手の意見を聞きたいのに通訳自身が答えてしまったりといったことが起こりうる.

(8) 非常事態に備える

　非常事態は起きうる. 例えば, 盗難や交通事故といった一般的な犯罪や事故の場合がある. デモやストライキといった個人では防げない問題もありうる. クーデターや誘拐などのもっと重大な事象もありうる. これらは低・中所得国では日本国内以上に遭遇する機会が多いこともあるため, 予め想定して対処策を検討しておくことが望ましい. 専門家間やカウンターパートあるいは日本などにある派遣母体の本部との連絡方法, 対処方法, 待避方法などの検討はもちろんのこと, 前述したような事態に遭わないための予防策も当然検討すべきである.

4) 国際保健におけるプロジェクト・マネジメントで必要なコンピテンシー

　コンピテンシーとは, 単なる潜在的な能力ではなく, 組織の中で求められる成果を, 継続して生み出すために必要な, 行動レベルに表れた能力とも考えられる. 正しい価値観にもとづき, 豊富な知識と適切なスキルを持ち, 積極的な活動の中で成果を生み出していく必要がある(図 5–6). 「プロジェクト」の中では, 組織人として, あるいはチームの一員として働くことが必要である. 基本的なスキルとしては, 計画力, 組織化力, 情報力, 管理力, 判断力, 決断力, 問題解決力, リーダーシップ力, 育成力, 対人関係力, 対立解消力, 対応力, 会話力, 発展力, 文章力があげられる. 一

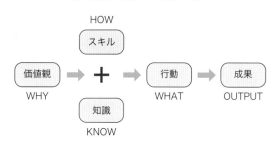

図 5–6　価値観にもとづいた成果

方, 国際協力においては, 低・中所得国で働いたり, 働く相手が日本人ばかりではなく相手国のカウンターパートであったり, 時に他の援助機関の関係者と協力したりといった特殊性があることから, 専門的なコンピテンシーも必要となろう.

【文　献】
Drucker PF 著, 上田惇生訳：マネジメント–基本と原則–. ダイヤモンド社, 2001.
European Commission: Basic introduction to Project Cycle Management Using Logical Framework Approach. 2017.
FASID：Management tool for Development Assistance. 2008.

【明石　秀親, 仲佐　保】

1．研修マネジメント

1）基礎知識

（1）技術協力プロジェクトにおける研修の位置付け

技術協力プロジェクトは専門家派遣，研修員受入，および必要な機材の供与の組み合わせによって実施され，さまざまな技術移転が行われる．研修はプロジェクト活動の1つであり，医療従事者の卒後教育システム構築を目的とするプロジェクトのように，研修教材やカリキュラムの作成等を含む研修自体がプロジェクト目標となる場合もあるが，一般にプロジェクト目標を達成するための手段として位置付けられる．

政府開発援助（ODA）の研修受け入れ事業を行っているJICAでは，研修が行われる場所によって，低・中所得国から，主に当該分野の開発の中核を担う人材を研修員として日本に招き，それぞれの国が必要とする知識や技術に関する研修を行う本邦研修と，日本以外の国で開催する在外研修に分けている．さらに，本邦研修は主として日本側から低・中所得国に提案し要請を得て実施する課題別研修，低・中所得国個別の具体的な要請にもとづき実施する国別研修，そして次世代を担う若手リーダーの育成に焦点を絞った青年研修の三本柱で構成されている[注1]．

技術協力プロジェクトの場合，プロジェクト目標とその達成状況等により，課題別研修への参加や国別研修が実施される．特に1つのプロジェクトにより実施される国別研修は，プロジェクトによるオーダーメイド研修でカウンターパート研修とも呼ばれている．プロジェクトの状況に合わせて研修生を選択し，研修内容や方法を決定することができ，研修の成果はプロジェクト目標の達成に大きく関与しうるものである．

（2）研修マネジメント

研修マネジメントとは，研修の目的を達成するための研修にかかわる運営，管理のことである．研修の実施前，実施中，実施後のすべての時期が含まれる．研修には研修生，指導者（トレーナー）以外にも研修依頼者，研修実施者として研修コース責任者／コースリーダー，サブリーダー，調整員，通訳，研修事務担当者等と多くが関与する．各々が研修の各時期においてその役割分担を果たしながら，全体としては研修チームとして連携，協力しながら研修マネジメントにかかわっている．

研修マネジメントのためには教育理論やマネジメント論等の技術的な要素とともに，研修員受け入れや視察・講義の依頼等のロジステックな要素の両方が求められる．後者については，研修を多数実施している機関においては「研修管理マニュアル／ガイドライン」にまとめられていることが多い．ODAとして研修受け入れ事業を行っているJICAにも実施ガイドラインがあり[注2]，研修実施機関はこれらにもとづいて研修を行うこととなる．

国別研修は技術協力プロジェクトの依頼にもとづき，日本国内の研修実施機関が実施するものであるが，あくまでも研修実施の主体はプロジェクトである．特に本邦研修では，研修実施者のプロジェクト進捗や現地保健医療状況の把握が困難なことが多い．まずは実施者が研修目的について十分な理解がなされるよう，プロジェクトとの打ち合わせ等，十分な事前準備が肝要である．

通常，研修はプロジェクトのPDM，さらにはそれにもとづく実施計画（PO）や年間活動計画に組み込まれており，計画的に研修準備が進められる．その際，研修生の決定や複数の研修実施機関・講師との調整に時間がかかることもあり，余裕を持って準備を開始する必要がある．特に病院視察等臨床にかかわる研修では，研修実施機関のルールにより事前に指定された予防接種の証明書や抗体価の提示を求められることがあり，その機関

注1） 本邦研修–JICA：https://www.jica.go.jp/activities/schemes/tr_japan/summary.html
注2） 研修委託契約ガイドライン，契約書雛形，様式–JICA：https://www.jica.go.jp/activities/schemes/tr_japan/guideline.html

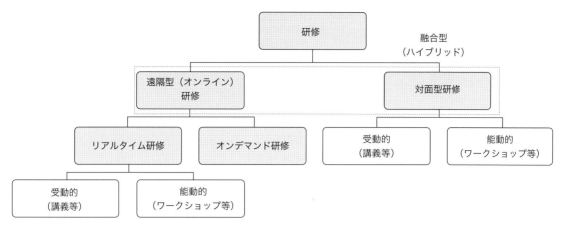

図5-7　オンライン研修の形態

の研修マニュアル等に従って対応する必要がある．COVID-19についても，そのときの感染状況により国ごとに異なる検疫対応（ワクチン接種証明書やPCR検査陰性証明書）が求められるので，そうした対応にも注意が必要である．

2）応用例（具体例）

（1）遠隔型（オンライン）研修

eラーニングは，遠隔教育として学習を強化・支援するため広く活用されてきた（OECD教育研究革新センター，2006）．COVID-19パンデミック以降は，国内外においてインターネットを利用した遠隔（オンライン）での研修が急速に普及してきている．これは低・中所得国においてもインターネット・インフラの整備が進み，オンライン会議等のためのツール・ソフトの改善・普及が著しいことによる．COVID-19のため専門家の現地派遣や研修員の来日が困難な状況が継続する中，グローバルヘルス分野でも多くのオンライン研修がライブ（リアルタイム形式）で可能となり，国別研修の代替えとして実施されるようになった．

現在，オンライン研修ではZoom®，Google Meet®，Microsoft Teams®等のweb会議ツールが使用されることが多く，これらによりワークショップやグループワーク等の種々の形態でより双方向的（インタラクティブ）な研修も可能となっている．今後，さらにweb会議ツール機能は多様化すると期待されている．また，講義は事前の

録画によりオンデマンド型とすることもでき，これらの組み合わせにより，研修形態は一層多様なものとなってきている（図5-7）．

オンライン研修のメリットは多々ある．まずは交通費や会場費の削減により費用を大幅に抑えることができる．次に，参加場所や時間が自由に選択できることにより，従来は参加が困難であった対象（ハイレベルの行政官や管理職等）の参加が可能となるとともに，講師の選択範囲もより広くなった．課題別研修等で参加者が多国籍の場合は，参加地域による時差の問題もかなり解消できる．さらに会議ツールに付加されているアンケート機能等の活用により，理解度判定やその集計等も迅速にでき，直ちに講義内でフィードバックも行えるようになった．

しかし，本邦研修において期待される保健医療現場の体感や，チーム医療における各職種の動き等の全体的なシステムの理解，さらには種々の関係者との交流の中で得られる日本の社会・文化の理解等については，オンライン研修では限られた範囲になるといわざるを得ない．

オンライン研修においては講義自体の複製等がより容易であり，動画を含めた講義・資料等の著作権の管理について，十分な注意を払う必要がある．この対策は今後の大きな課題である．表5-1にオンライン研修のメリットとデメリットをまとめる．

今後，ツールの機能が拡大するにつれ，オンラ

158

表5–1　オンライン研修のメリットとデメリット

	項目	内容
メリット	費用	削減可（交通費，会場費等が不要）
	参加者	多数可（オブザーバーなども容易），ハイレベルも参加容易
	ロジステック	容易（海外渡航等に係る手続き等が不要）
	多様性・柔軟性	会議ツール等の使用により双方向型研修も可能，オンデマンド研修の併用可能，講師選択幅の拡大
	評価・フィードバック	各種の会議ツール使用により理解度などの迅速な把握や集計，そのフィードバックが可能
デメリット	対象分野	実体験による技術習得，組織・体制等の理解が困難
	インターネット・インフラ環境整備	インフラ環境や使用機材に一定以上の機能が要求される
	会議ツール等の使用	講師，参加者は会議ツール使用を求められる（場合によりトレーニングが必要），一部のツールは有料
	付帯的事項，その他	直接的交流が困難（現場の実態把握や社会・文化的な触れ合い，体感が困難），コピー対策等が必要

イン研修の効果についてもさらに検証が進むと考えられるが，現時点においてもオンライン研修のメリットは大きい．そのためたとえ，対面型研修が可能になったとしても，オンライン研修は継続されることが予想される．研修方法の選択幅が拡大したと捉えるべきであり，今後は研修内容やCOVID-19の状況に合わせて，対面型研修，オンライン研修のメリット・デメリットを勘案しながら，それらを選択あるいは併用（ハイブリッド）していくことになる．対面型，オンラインのいかなる形態で研修が行われようとも，研修効果を上げるための研修マネジメントの重要性には本質的な変化はない．

3）グローバルヘルスの実践に必要な能力
（1）研修マネジメントに関する基本的事項

グローバルヘルスに携わる者に求められるコンピテンシーについては国際機関等で示されているが，WHOは「強化されたWHOグローバルコンピテンシーモデル」（Enhanced WHO Global Competency Model）を提示している（表5–2）[注3]．

これはコア，マネジメント，リーダーシップの3つのグループからなっており，これらに必須項目（mandatory）が加わる．研修マネジメント自体はこれらの中で直接的にはあげられていない．しかし3つのグループの中で「変化する環境における前進」，「イノベーションや組織的学習の促進」等のいくつかの重要なコンピテンシーは，研修マネジメントにかかわる能力と非常に深い関係を有している．

グローバルヘルスの実践に研修は不可欠である．そのために必要な能力の1つとして，カリキュラムの作成等研修管理に関する基本的事項のノウハウは重要である．医師や看護師は医療専門職として指導する機会も多く，指導者となるにはこうした研修マネジメント能力は必須である．医師の場合，厚生労働省は2004年度から必修化された臨床研修医制度において，臨床研修指導医はプライマリ・ケアの指導方法等に関する講習会を受講していることを求めている．その中で指導医が身につけるべき指導方法および内容として，フィードバック技法，コーチング，メンタリング，メンタルケア，プロフェッショナリズム，EBM，

注3）Enhanced WHO global competency model：https://www.who.int/publications/m/item/enhanced-who-global-competency-model

表 5–2　強化された WHO グローバルコンピテンシーモデル

グループ	項　目
必須項目（Mandatory）	・技術的専門性 ・労働における全般的態度 ・チームワーク ・個人と文化的相違に関する敬意と促進 ・コミュニケーション ・エンパワーと動機付け環境の創造
コア	・自己を知り管理すること ・結果の創出 ・変化する環境における前進 ・事例をあげること
マネジメント	・資源の効果的な使用の保証 ・組織を超えた連携の構築と推進
リーダーシップ	・組織を将来的成功に押し進めること ・イノベーションと組織的学習の推進 ・保健リーダーシップにおける組織の位置付けの向上

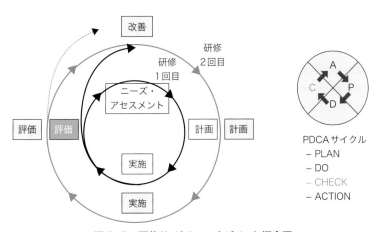

図 5–8　研修サイクル・マネジメント概念図

キャリアパス支援等があげられているが[注4]，グローバルヘルスの実践においても，同様の能力を習得していることが望ましい．医師向けには指導者のためのワークショップガイド等も出版されている（日本医学教育学会，2008）．

（2）研修サイクル・マネジメント

　プロジェクト全体のマネジメント手法として PCM がある．研修サイクル・マネジメントは同様に研修を PDCA のサイクルに合わせて管理していく手法である．図 5–8 に一般的な研修サイクル・マネジメント概念図を示す.

　ここでは研修員の受け入れを伴う本邦研修を中心に，PDCA の研修段階に合わせて研修サイクル・マネジメントについて述べる．本邦研修以外においても，また，オンライン研修においても同様に研修サイクル・マネジメントを適応することができる.

（a）PLAN：研修計画

　研修計画書（カリキュラム）作成にあたっては，現地プロジェクトによる研修ニーズの把握がス

注4)　医師の臨床研修に係る指導医講習会の開催指針について：https://www.mhlw.go.jp/stf/seisakunitsuite/bunya/0000068462.html

タートとなる．研修ニーズは固定されたものではなく，現地の状況変化や研修生の成長とともに変わっていくので，必要に応じて研修ニーズ・アセスメントを行う．研修ニーズが正しく把握できているかが研修の成否を分ける鍵となる．

研修コースリーダーはプロジェクトからの研修ニーズにもとづいて研修目標を立てる．研修目標を全般的なものから，それを達成するために個別目標へと細分化し，それらに講義等の具体的な研修方法を当てはめ，研修カリキュラムを作成する．各講師には講義の個別目標達成の必要に応じて，実地見学やグループワーク，ワークショップ等を組み込んでもらい，日程，時間配分を確定して研修コースプログラムを作成する．

（b）DO：研修実施

研修計画にて作成したカリキュラムに従って，研修を実施していく．研修実施における全体的な取りまとめ役は研修コースリーダーであり，場合によってはサブリーダーを置き，これを補佐する．講師にはプレゼンテーション資料のわかりやすさと分量にも注意してもらい，コースリーダーは必要に応じてオンデマンド型の講義の組み合わせや事前配布資料を考慮する．より深い理解には，研修生の主体的な参加が鍵であり，講師のファシリテーションが重要となる．講師や研修生間での双方向的（インタラクティブ）な意見交換が新たな気づきを生むことが多く，積極的にこれを促す．

重要な点は常に研修生が当事者意識と問題意識を有していることである．自らの置かれた状況を意識しながら研修を進め，研修の中で新たな気づきがあれば，それをいかに自らの置かれた状況に応用していくかを常に考えるように導くことが肝要である．そうした観点から研修において習得したことをもとに，各研修生が自らの状況に対応した帰国後のアクション・プランを作成することは有効である．これは研修の目に見える成果であり，帰国後のやる気を促し，具体的なアクション（動き）へと導くものである．

研修中に培われた研修生同士や講師等研修関係者とのつながりは，帰国後のアクション・プラン実施に際して，重要なサポートとなることがある．研修による仲間意識を通じたネットワークは，研修の貴重な財産の１つともなる．

（c）CHECK：研修評価

研修評価については種々の教科書がある（平松，2010；堤，2007）．研修評価にあたっては，まず，研修計画において研修目標をしっかりと定め，それに合わせた具体的な評価指標にもとづいて評価を行うことが原則である．

研修評価はそれを行うタイミングによって，短期評価と長期評価に分けることができる．短期評価は研修後短い期間内に行うものであり，研修の理解や満足度等を適切な尺度を用いたアンケート等により評価し，研修コース自体の評価を行う．研修の前後でプレテストとポストテストを行えば，具体的数値として理解度の変化を示すことができ，理解度をより客観的にみることができる．一方，長期評価は研修後，一定期間をおいて行うもので，研修で学んだことが実際の業務の中でどう活かされているか，さらには研修により人材や組織・制度がどう変わったか等，研修のアウトカムを評価するものである．

研修後の研修生の意識や行動を判定することは，本邦研修の場合，プロジェクト終了後では難しい．現地またはオンラインによる研修フォローアップが可能であれば，これを確認すべきである．研修生本人からのインタビュー以外に，院長等の施設責任者や直属上司からのインタビューにより明らかになることも多い．本邦研修では研修の中で作成されたアクション・プランが，帰国後，実際にどのくらい実施されているか，それによる変化等をチェックする．これに併せて研修生のポジションの変化や上司の理解度も確認する．こうした制度や組織における構造的な変化が認められれば，研修の具体的な成果ということができる．

なお，本邦研修においては，研修はプロジェクト活動の１つである．プロジェクト自体の評価はPCMの中で行われており，プロジェクトの特にアウトカムはPCMにあげられているいくつかの要素の複合的な成果であり，研修に特化するも

のではない．多くの活動が行われているプロジェクトにおいて，研修に特化したアウトカム評価は困難なことが多く，そのため最終的に研修自体が低く評価される結果にもなっているともいえる．

（d）ACTION：研修改善（フィードバック）

　研修期間中においては，研修の振り返りを頻回に行い，反省点のうち改善可能なものは直ちに研修に反映させる．研修修了時の研修生のレポートや反省会での研修生や関係者からの意見は，次回以降の研修にフィードバックさせる．

　帰国後の研修生による伝達研修は速やかに行ってもらう．報告書等は十分に分析し，その結果を次回の研修カリキュラムのみならず，類似する他の研修にも反映させる．もちろん，プロジェクト活動自体に関係する内容については，直ちにプロジェクト活動の改善に役立てる．

　最後に，研修実施機関や講師にも評価結果は迅速にフィードバックし，次回以降の研修マネジメントや講義内容の改善に役立ててもらう．さらに研修評価手法についても，併せて改善を図る必要がある．

【文　献】
平松陽一：教育研修の効果測定と評価のしかた．インターワーク出版，2010.
日本医学教育学会監修：医療プロフェッショナルワークショップガイド．篠原出版社，2008.
OECD 教育研究革新センター編著，清水康敬監訳：高等教育における e ラーニング−国際事例の評価と戦略−．東京電機大学出版局，2006.
堤　宇一：はじめての教育効果測定．日科技連出版社，2007.

【三好　知明】

2．情報システム管理

1）社会的背景

　1980年代頃から始まった急速な情報通信技術の世界的発展は第三次産業革命（デジタル革命）を引き起こし，世界は情報化社会へ進化した．インターネットの爆発的普及は高所得国や新興国にとどまらず，いくつかの低所得国においても76％の人がインターネットの移動体通信圏内に住んでいる（国際電気通信連合，2021）．現在，われわれは第四次産業革命の入り口に立ち，人工知能（Artificial Intelligence：AI）やモノのインターネット（Internet of Things：IoT）[注1]を含む情報通信技術を最大限活用することで国際社会が抱えるさまざまな課題を解決に導くことが期待されている．情報化社会において日々生み出される巨大で複雑なデータの集合（ビッグデータ）を管理する仕組みが発達する中，社会の至るところに存在する多様なデータを最大限活用し，これを分析して社会的課題を解決するデータサイエンティストは，今後のグローバルヘルス研究と実践に欠かせない人材となる．

　この革命的な変化を続ける国際社会の中で，グローバルヘルスの実践にも大きな変革が生じつつある．とりわけ，COVID-19対策の一環として普及したビデオ会議システムは，今後のグローバルヘルス活動におけるコミュニケーションの在り方を変える可能性がある．

2）情報システムの目的と意義

　グローバルヘルスの実践にかかわる情報システムの種類と用途は多様であるとはいうものの，情報を電算化し，アナログ的な道具をコンピュータシステムに置き換えて，人間の知的作業の効率化を図る点は共通である．情報システムの活用は，作業の効率化のみならず，アナログ的な道具では得られない加工情報や分析結果，あるいはモニタリング指標のリアルタイム取得を可能にする．その一方で，情報システムを活用することで生じる問題もある．情報セキュリティ対策，利用者の情報セキュリティ教育や情報リテラシー教育の定期的な実施など，情報システムの管理における負担は小さくない．

3）情報セキュリティ

　情報セキュリティは，「情報の機密性（confidentiality），完全性（integrity），可用性（availability）を維持すること」と定義されている（ISO/IEC 27000）[注2]．機密性とは，許可された者のみが情報にアクセスすることができ，それ以外の者がアクセスできない保証のことであり，これが維持できないと情報漏洩につながる．機密性維持のために行う管理は，ネットワークからのアクセスを管理するだけではない．物理的施錠（コンピュータを設置した部屋の施錠とカードキーなどによる入室制限など），アクセス権限の設定，暗号の利用なども行う必要がある．これらに加えて，システムやコンピュータを設置する施設の適切な管理運用，利用者のセキュリティ意識の向上も図る必要がある．個人情報保護の観点からも，機密性の維持は大変重要である．

　完全性とは，情報が改竄などされず，完全に保たれていることであり，情報システムが正常に機能するためには欠かせない．完全性を維持するためには，情報の改竄やシステム障害をすばやく検知する機能や，データの誤入力を防ぐフールプルーフ（機器を利用する際に操作を間違えたとしても危険な状況にならない仕組み）設計など，システム構築の段階で検討するものもあれば，電子署名のように運用段階で必要な管理もある．データの受け渡しの際に行う電子署名は改竄の有無を確認できるため，完全性の喪失を検知できる．情

注1）　自動車，家電製品，家屋など従来はインターネットに接続されていなかったモノがインターネットに接続され相互に制御・情報交換する仕組み．

注2）　組織の情報セキュリティマネジメントシステムの要求事項を定めた国際標準規格．https://www.iso27001security.com/html/27000.html

報システムのデータをエビデンスとして重要な意思決定を行う際には，データの完全性が保証されていることが前提となる．

　可用性とは，機密性や完全性が維持されている前提で，許可されている者が必要なときに確実に情報システムを利用できることである．突然の電力喪失やハードウェアの破損に対応するには，定期的なバックアップでデータの喪失に備える必要がある．特に，低・中所得国では安定した電力供給や温度管理が難しい．停電対策に，発電機や無停電電源装置を使うことになる場合もあるが，電圧の変動も機器の故障や劣化を招く．外部から作用がなくても連続運転中に寿命により必ず故障するため，ハードウェアの冗長化が必要となる（電源の二重化や RAID[注3] の採用など）．いわゆる事業継続計画（Business Continuity Plan：BCP）の災害対策の観点からいえば，低・中所得国では難しいことであるけれども，物理的に離れた場所に複数台のバックアップサーバを設置することが理想である．

　情報資産の機密性，完全性，可用性を脅かす要因に対する管理対策も必要である．この要因には，情報を扱うシステムや組織に内在する内部要因と，その外側に存在する外部要因に整理することができる．内部要因には，ソフトウェアやネットワークなどに含まれる脆弱性，ハードウェアの故障・誤動作（停電，部品の劣化など），システム管理者・利用者による人為的ミス（紛失，盗難，誤操作，メールなどの誤送信）や犯罪（ハードウェアの物理的な損壊，システムの破壊，機密情報の持ち出し）などがある．

　外部要因には，マルウェア（コンピュータウイルスやワームなどの有害なソフトウェア），不正アクセス，外部の者によるサイバー攻撃，自然災害（地震，火事，洪水など）などがある．

　情報システム管理では，どのような要因が存在するのかを列挙し，それぞれの要因への事前対策を行い，さらにインシデントが発生した際に迅速に対処することが重要である．ただし，情報システムにかかる費用や効用と情報セキュリティ対策はトレードオフの関係にあり，効用や利便性が著しく損なわれないように考慮する必要がある．例えば，機密性を過度に重視すると，データを利用するたびに必要な手間が増加し，作業効率が低下する．

4）個人情報の保護と活用

　個人データの学術的な利活用は，医学医療を含む科学文明の発展に大きく寄与する可能性を秘めているが，その濫用が懸念されている．そこで，OECD は，個人情報の濫用を防ぎつつ個人情報の国際的な流通の便宜を図るために，OECD8 原則を提唱している．同意なしにデータを収集しない「収集制限の原則」，正確なデータを集める「データ内容の原則」，目的を明確化してデータを集める「目的明確化の原則」，事前に定めた目的以外の目的ではデータを利用しない「利用制限の原則」，データの紛失，破壊，改竄，漏洩などを発生させない「安全保護の原則」，データの利用目的やその管理を明らかにする「公開の原則」，データを提供した本人に開示，訂正，削除する権利を保証する「個人参加の原則」，最後にデータを預かった管理者はこれらの原則について責任を持つ「責任の原則」の 8 原則である．

　この OECD8 原則は，各国の個人情報保護制度にかかわる法整備に大きな影響を与えている．個人情報保護に関する法整備は，国によって温度差があるものの，おおむね規制強化の方向で法改正されている．グローバルヘルス活動は個人情報を扱うことも多い．現地国の法律を確認し，遵守するように心がける必要がある．

　個人情報とは特定の個人を識別できる情報である．患者の情報を含む病院情報システムのように，情報システムが個人情報を含む場合は，より厳重な管理が求められる．個人を特定できないように個人情報を適切に加工したデータは匿名化

注3）　複数のハードディスクを組み合わせて 1 台の仮想的なハードディスクとして運用することにより冗長性を向上させる技術．

データとよばれ，プライバシー保護と個人データ利用を両立させる方法として普及している．例えば，大規模データベースである人口保健調査（Demographic Health Survey：DHS）では，匿名化した個人データを研究者に広く公開しており，このデータを分析した成果が科学的根拠として多数公表されている．

5）情報システムの種類

グローバルヘルス活動にかかわる情報システムとして，疾病対策など公衆衛生管理を目的とする行政の情報システム，病院の円滑な運営を目的とする医療システムなどがある．これらは複数の情報システムを内包して大きな情報システムとして構成されている場合も多い．例えば，病院の情報システムには，電子カルテシステム，レセプトコンピュータシステム，オーダリングシステム，医療用画像管理システム，医療過誤防止システム，入院患者ケアシステム，看護管理・業務支援システム，病棟管理・支援システム，院内 e ラーニングシステム，人事労務情報管理システム，会計システムなどが含まれている．さまざまな組織や自治体で，複数の情報システムが，関連性や連携を十分に検証されないまま，統合性に欠けた状態で無秩序に導入されることも少なくない．そのため，現場の混乱を招くだけではなく，本来の機能が発揮されず，完全性や可用性が担保されないリスクがある．

公衆衛生情報システムに内包される構成要素として，地理情報システムがある．これは，患者居住地，センサスデータ（政府や公的機関による国勢調査データ），道路ネットワーク，地物，自然環境など多様な情報源から位置を合わせた統合データを構築したデータベースであり，空間検索や空間分析など通常のデータベースにはない特徴を有する．このシステムを活用すれば，例えば，感染症媒介蚊密度を推定したリスク地図の作成，医療機関のアクセス圏人口の集計など，公衆衛生や医療計画の意思決定支援に役立つ．

グローバルヘルスにおける情報システムの体系

的整理は進んでいない．しかし，特に重要な特定用途の情報システムとして，予防接種情報システムや災害医療情報システムがある．日本においては COVID-19 の予防接種情報システムが，現場のデータ入力負担により本来の効果的運用が困難な状態になっていると報道されているが，低・中所得国でも日常的に同じような困難に直面している．複数のプロジェクトの同時進行により，現場の医療従事者が複数の情報システムに入力をする負担が大きく，データの質の低下の誘因となっている．

前述の情報セキュリティや個人情報保護の他にも，情報システム運用管理上の課題として，法規制の理解と対応，文化的な側面の考慮がある．情報に関する法規制はしばしば改正される可能性があり，それに従った情報システムの改修が必要になる．組織風土や慣習など利用者の行動における文化的側面は，明確に目に見えないためシステム設計の盲点になりやすく，運用ルールの改善で対応する場合もある．情報の分類とコード化，標準化も常に重要な課題である．標準化されていないデータは，システムの連携や情報共有の障害になる．

6）情報管理における人材と能力

（1）情報システム管理の人材

情報システムの構築・運用管理にかかわる専門職は，情報管理士，データベーススペシャリスト，ネットワークスペシャリスト，情報セキュリティスペシャリスト，web デザイナー，プログラマなど多岐にわたる．一方，情報システムの利活用の主役はシステムの利用者である．安定した情報システムの運用管理には，利用者に対する教育が必要となる．

（2）利用者の教育

情報セキュリティ対策の主要な柱として，情報セキュリティに関する継続的な教育がある．情報セキュリティマネジメントシステムの認証取得にも，全職員に対する定期的な情報セキュリティ教育の実施が含まれている．情報システム管理に含

まれる教育活動は，情報セキュリティの教育に加えて，情報の利活用を促進する情報リテラシーの教育も必要である．特に，これからの時代に求められるグローバルヘルス人材に必要な知識・技能あるいは行動の基本は，①コンピュータリテラシー，②情報リテラシー，③情報マネージメント技能の３つがあり，情報システム管理の一環としてこれらの教育が求められる．コンピュータリテラシーは，コンピュータを駆使するための能力である．情報リテラシーは，必要な情報を入手し，与えられた課題に応えるための情報を特定し，評価を行い，情報を整理・統合する能力である．情報マネージメント技能は，データから情報を創造し，情報から知識を創造し，蓄積されたデータ・情報・知識を提示・伝達する技能である．さらに，近年急速に発展してきたデータサイエンスの教育に含まれるデータリテラシー（データを読み，説明し，扱う能力）も，より高度な情報システムの利活用のために，必要となると予想される．

　これらのリテラシーが向上すれば，グローバルヘルスのプロジェクト・マネジメントにおける意思決定に資するエビデンスの創出につながる可能性がある．また，地域医療の一環として，病院や地域コミュニティでわれわれが取り扱っている患者・住民の情報を整理し，再検討を加えることで，活動方針が明瞭化し，データにもとづく活動ができるようになる．さらに，高いデータリテラシーを有する研究者が公衆衛生情報システムを活用することで，世界の公衆衛生に資するエビデンスが創出される可能性もある．

【文　献】
国際電気通信連合（ITU）：Connectivity in the Least Developed Countries: Status report 2021. ITU Publications, 2021.

【谷村　　晋】

▶▶▶ II 事業評価

1．事業評価の基本的枠組み

1）事業評価の定義・目的

　評価とは「物事のメリット，値打ち，意義を体系的に明らかにすること」（Scriven, 1991）と定義される．事実確認と，その情報にもとづいて価値判断を行う取り組みであり，経済協力開発機構開発援助委員会（Organization for Economic Cooperation and Development - Development Assistance Committee：OECD-DAC）は，開発事業の評価について，現在実施中，あるいはすでに終了したプロジェクト，プログラム，政策に関する計画，実施，結果についての体系的かつ客観的な査定と定義している（OECD-DAC, 1991）．事業評価の主な目的は，一般への情報公開を含む説明責任の確保，知見と教訓の創出と評価結果のフィードバックを通じた事業の改善・組織の学習等である．

2）事業評価の主体

　事業評価は誰が評価を行うかにより，「内部評価」「外部評価」に大別される．内部評価は，事業の計画・実施関係者自ら，あるいは事業実施機関の評価部門などが行う評価である．客観性に劣るといわれるが，評価を通じて事業の実施プロセスや促進・阻害要因を深く理解でき，実施中および将来の事業に学びを反映できるメリットがある．したがって，事業改善を目的とする場合により適している．

　外部評価は，評価専門家や対象分野の専門家などが，資金提供者や実施関係者でない第三者の立場で行う評価である．客観性が高く，関係者や社会への説明責任を示すための評価により適している．また，内部・外部評価という区分に収まらない「参加型評価」もある．援助機関および（受益者を含む）利害関係者の代表が共同で計画，実施，解釈する評価であり，参加者の事業に対するオーナーシップを高め，相互理解を深めるといった効果が期待される．

3）評価の理論枠組み，基準

　効果的な評価を行うために，体系化や手法の研究が進められている．事業評価に有用な理論として，プログラム評価の「5つの階層」（ニーズ・アセスメント，セオリー評価，プロセス評価，アウトカム・インパクト評価，効率性評価）（Rossi et al., 2004）や，「プログラムセオリー／ロジックモデル」がある（山谷ほか，2020）．

　代表的な評価の基準としては，OECD-DACの評価基準がある．妥当性，有効性，効率性，インパクト，持続性の5項目が1991年に提唱され，開発援助機関で活用されてきた．OECD-DACは，SDGsの2030アジェンダの政策優先事項に関してより適切に対応するため，2019年に従来の5基準の概念を改定，明確化するとともに，「整合性」を加え6基準に改定した（OECD-DAC, 2019；外務省，2020）．具体的には次の「2．応用例（JICAの事業評価）」で説明する．

　これらの評価枠組み・基準を総合的に評価に用いることで，単に成功・失敗という評価ではなく，介入，実施プロセス，結果の包括的な姿を明らかにし，事業の改善点や教訓を抽出できる．

4）プロジェクト・マネジメント・サイクルと事業評価

　事業マネジメントのどの時点で評価を行うかにより，「事前」，「中間」，「終了時」，「事後」の評価に区分することができる．それぞれ，重視する評価の視点・基準は異なる．

【実施前（計画段階）】

事前評価（ex-ante evaluation）

　事業の優先度や必要性を確認し，協力内容や論理構造，実施体制，リスク，予想される効果の実現性，評価指標の入手可能性を検証し，事業実施

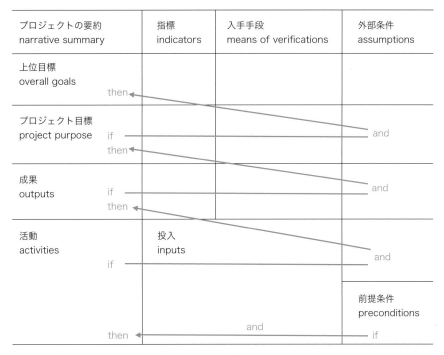

図5-9　ログフレーム
例として，プロジェクト・デザイン・マトリックス（PDM）

の妥当性，適切性を総合的に判断する評価のことである．事業の評価指標（含む入手可能性），評価タイミングを設定する．

【実施中】
中間評価（mid-term evaluation）
終了時評価（terminal evaluation）

　事業実施者による日常的なモニタリングと別に，一定の時期に活動の実施プロセスや実績，事業の置かれている環境の変化を把握し，目標の達成見込みを判断する評価のことである．中間評価では主に妥当性や効率性，プロセスの観点から検証し，計画の見直しや運営体制の強化を図る．終了時評価では，終了の適否，延長の必要性などを判断する．

【実施後】
事後評価（ex-post evaluation）

　当初見込まれた成果の達成度を把握し，事業全体の成果やインパクト，事業のコストと効率性の評価を検証する総括的な評価のことである．得られる教訓・提言は類似事業の立案や実施に活用される．

5）ロジックモデル

　事業がその最終的な目標を達成するに至るまでの論理過程を原因と結果（あるいは手段と目的）の仮説として整理したものをロジックモデルあるいは結果の連鎖（results chain）という．その代表的なものの1つとして，ロジカル・フレームワーク（略称ログフレーム）があげられる．ログフレームは，事業の構成要素と外部要因[注1]，そ

注1)　プロジェクトの成功のために必要であるが，プロジェクトではコントロールできず，満たされるかどうか不確かな外的要因である．プロジェクトを取りまく環境は常に変化しており，実施中のモニタリングおよび中間レビューにおいて必要に応じ修正されるべきものである．

れらの階層的な論理的関係,「もし～の活動をしたら,～の効果があがるだろう (if-and-then)」といった仮説を「原因」と「結果」の連鎖関係で組み立て,「投入→活動→成果→プロジェクト目標→上位目標」のロジックを表形式で示す (図5-9).計画全体をその論理構成,評価指標も含めて一目で概観できるため,関係者間の認識共有ツールとしても有用であり,主要な開発援助機関で1980年代から使われてきた.

しかし近年,事業を取り巻く不確定要素や関係組織が多い等の複雑なアジェンダへの対応が求められており,効果発現のプロセスを単純化し直線的因果関係をベースに論理構築するログフレームでは表現が困難な状況が生じている.そのような状況下,プログラムレベルでの成果重視マネジメントとともに,ロジックモデルの実務運用に,セオリーオブチェンジ (Theory of Change:ToC)を適用することがドイツ国際協力公社 (GIZ)等によって国際開発領域で広がっている (GIZ, 2018).ToCは中・長期的目標につながる仮説を示す図で,間接的に関係する要素も視野に入れ,複数の経路を描き,効果発現の循環をループで表現できる.事象をより正確に説明しうる手法である.

6) 評価指標

プロジェクト評価の指標は,ロジックモデルにおける投入,活動,アウトプット,アウトカム (直接,中間,最終)を測定する基準 (量的または質的な要素,変数)である.最終アウトカム (例:生存率の改善や疾病の減少)をインパクトと表現することもある.指標の設定により,事業の成果として目標の達成度を客観的に示すことが可能となる.適切な指標を設定することは,評価そのものの適正さ,正確さにもつながる.SMART,すなわち明確性 (Specific),測定可能性 (Measurable),達成可能性 (Achievable),結果指向または関連性 (Result-oriented or Relevant),期限 (Time-bound),の5つの要素に留意して設定することが推奨される.また,事業関係者が独自にゼロから考えるよりも,先行の取り組みを踏まえ,妥当性,説得力の高い指標,グローバルヘルスや事業実施国で標準的に使用されている指標を可能な限り採用する.事業には,個人・組織・社会システムレベルのキャパシティ・ディベロップメント[注2]をめざすものや,従来定量化が困難であった,サービスの質,エンパワメント,モチベーション,信頼,ウェルビーイングなどをめざすものもある.これらに関しても,計測,指標・尺度化の取り組みが進められている.

7) インパクト評価

開発効果向上に向けて,エビデンスにもとづく事業実施が一層求められている.エビデンスが不十分なアプローチについては,スケールアップに踏み切る前に適切な評価デザインを用いて事業・介入とアウトカムの因果関係を科学的に検証すること (インパクト評価)が重要となっている.これは,現実社会での事業・介入の効果は事業以外の要因にも影響を受けると考えられるためである.そのためには,介入の影響を受けた場合の状況 (Factual)と,仮に介入の影響をうけなかった場合に想定される状況 (反事実的状況 (Counterfactual))との厳密な比較が必要である.このため,ランダム化比較試験 (Randomized Controlled Trial:RCT)や,差の差 (Difference-in-Differences),操作変数 (Instrumental Variables),傾向スコアマッチング (Propensity Score Matching),回帰不連続 (Regression Discontinuity)等のインパクト評価のデザインと,統計分析手法を用いて,バイ

注2)「個人,組織,社会が全体として自らのキャパシティを発揮,強化,構築,適用,そして維持していくプロセス」(GOVNET/OECD-DAC, 2005)や,「個人,組織,制度や社会が個別にあるいは集合的にその役割を果たすことを通じて,問題を解決し,また目標を設定してそれを達成していく能力の発展プロセス」(UNDP, 1997)

表 5-3　DAC と JICA の新評価 6 基準

基準	DAC の視点（2019 年改定後）	JICA の視点（網掛けは 2021 年改定の追加部分）
妥当性	介入の目的およびデザインが，受益者のニーズ，政策，優先順位に対応し，状況の変化に応じて対応し続ける度合い	・支援実施の妥当性（開発ニーズ） ・「受益者」に着目，弱者への配慮や公平性 ・事業計画，アプローチのロジックの適切性
整合性（新）	世界・パートナー／開発協力機関，当該国，セクター，組織における当該介入と他介入との適合性．	・日本政府・JICA の開発協力方針と整合性 ・JICA の他事業（技術協力・有償/無償資金協力等）との相乗効果 ・日本の他事業，他の開発協力機関等による支援と適切な相互補完，国際的な枠組み（国際目標やイニシアティブ・規範や基準）と整合性
有効性	介入の目的と結果の達成または達成見込みの度合い．諸集団の異なる帰結を含む．	・期待された事業の効果の，目標年次における目標水準の達成度 （受益者間の差異）
インパクト	介入により生じたまたは生じると予期される，重要な正または負の，意図されたまたは意図されない，高次の効果の度合い．	・正負の間接的・長期的効果の実現状況 （社会システム・規範，人々の幸福，人権，ジェンダー平等，環境社会配慮）
効率性	経済的かつタイムリーな方法で結果を生むまたは生むような介入実施の度合い．	・事業の投入計画や，事業期間・事業費の計画と実績の比較
持続性	介入の純便益が継続するまたは継続する可能性の度合い．	・事業によって発現した効果の持続性の見通し ・政策・制度面，組織・体制面，技術面，財務面（運営・維持管理予算確保），環境社会面，リスクへの対応，運営維持管理の状況

（JICA が 2021 年に独自追加した項目）

適応・貢献（新）	・多様な事業環境を取り巻く変化への適時・適切な対応度合い ・JICA 等の関係者が事業目的を達成するために計画時／審査時や事業実施中に果たした役割，貢献について，客観的・主体的な視点で過程を分析
付加価値・創造価値（新）	・JICA 固有のユニークな取り組みや付加価値，イノベーティブな取り組み

（外務省，JICA，2018 より改変）

アスを除去し介入効果の評価を行う．

RCT とそのメタアナリシスがもっとも信頼性が高いエビデンスとされているが，RCT もすべてのバイアスを除くことができるものではない．追加的な費用や時間がかかる，サンプルサイズに影響される，長期のインパクトを測定できない，1 つの仮説しか検証できないなどの限界とともにその質の確保の重要性も指摘されている．他の手法についても，設計・分析のための高度な専門性が求められる．また，関係者の協力体制がない，調査倫理上の問題がある，案件の性格上（大規模インフラ，国全体をカバーする介入），反事実的状況をうまく構築できない場合も RCT の実施は困難である．このため，インパクト評価は，既存のエビデンスの有無を確認の上，優先度や実施可能性を検討して戦略的・選択的に行うのが現実的

である．

2．応用例（JICA の事業評価）

JICA は，技術協力，有償資金協力，無償資金協力など，異なるスキームによる事業を行い，統一的な事業評価として，計画段階での事前評価，終了後の事後評価を内部評価により実施し，結果を公開している．JICA の事業評価の目的は，主に① PDCA サイクルを通じた事業のさらなる改善，②日本国民および相手国を含むその他ステークホルダーへの説明責任の確保である（JICA，2014，JICA，2021）．

評価は OECD-DAC 評価基準（OECD-DAC 評価 6 基準）を基本とした独自のフローチャートや評価視点により運用している．DAC 評価基準の

改定を踏まえ，JICA も事業評価基準を改定し，2021 年度に適用を開始した（表 5–3）．「整合性（Coherence）」を新基準として加え，さまざまな政策との整合性や他の支援パートナーとの補完性・協調性をより丁寧に確認することとした．また，既存の 5 基準の定義改定を踏まえ，人権，受益者，公平性等の概念を明示した．「妥当性（Relevance）」には受益者の視点として弱者への配慮や公平性を，「有効性（Effectiveness）」には異なるグループの結果の差異への着目を項目化し，受益者間の格差や公平性の観点からの開発効果の裨益を確認することとした．また，既存の評価基準では評価できない，多様な事業環境を取り巻く変化への適時・適切な対応を示す「適応・貢献」と，世界における日本の立ち位置の変化を踏まえ，新たに JICA 固有のユニークな付加価値，イノベーティブな取り組みを示す「付加価値・創造価値」を独自に追加した．

技術協力においては，1990 年代からログフレームの 1 つである Project Design Matrix（PDM）（図 5–9）を用いた計画立案，運営管理，評価を行っている．事前の段階の調査で，事業計画の評価と事業計画の策定を行うが，その結果として，PDM，実施計画（PO），評価結果をまとめた事業事前評価表を作成する．PCM 手法により対象国関係者と参加型によるワークショップを行い作成することが推奨されており，案件の特性等に応じて実施される．

評価自体の質の向上のため，「事業評価ハンドブック 2.0」として各評価での具体的な視点，目標とロジックの適切な組み立ての確認方法，指標設定での起こりやすい問題についてまとめている．他にも，「技術協力プロジェクト／開発課題別の標準的指標例及び代表的教訓レファレンス」「資金協力事業／開発課題別の指標例」などを整備し，参照できるようにしている．また，評価者に

よる自己点検と，外部の第三者によるクオリティチェックの制度を設けている．

評価手法の開発・改善にも取り組んでおり，インパクト評価の実施の他，効果の発現の有無のあり方について，質的比較分析（Qualitative Comparative Analysis：QCA）や，事業の実施プロセスに着目し検証する「プロセスの分析」を実施し，文化人類学や社会学などで用いられるエスノグラフィー[注3]の手法を参考とした「簡易プロジェクト・エスノグラフィー」などにも取り組んでいる．このようなプロセスへの着目は，実践・実装に有用であり，世界銀行やドナーも注目する国際的潮流となっている．

3. グローバルヘルスの実践に必要な能力（事業評価）

事業評価の実践にあたっては，事業実施団体のマネジメント担当，現場での事業実施者，外部評価を担う評価専門家などさまざまな立場がある．立場により求められる能力の深度に違いがあるものの，評価・分析手法に関する基本的な体系的知識は身に付けておきたい．

評価実施者に必要なのは，評価・分析手法に関する知識，スキルだけではない．プロジェクト・マネジメントについての知識や，事業の置かれた状況を理解する力，情報を論理的に組み立てる力，個人・文化相違を尊重しながら必要な情報を聴取するコミュニケーション・対人関係構築能力，中立性と倫理意識，科学的探究力が求められる．同時に，評価のさまざまな活動を限られた時間とリソースで行い評価結果を導かなくてはならない．統計資料の収集，文書の確認，キーパーソンへのヒアリング等，効果的，効率的に情報収集を行う必要がある．さらに，与えられたリソースの中で評価を計画・実行するマネジメントの能力も不可

欠である．全米評価学会による，評価者が遵守すべき基準として（①体系的な調査の実施，②高い評価能力の提供，③誠実さ／正直さ，④人々に対する敬意，⑤公共的福祉に対する責任（Guiding Principles for Evaluators：評価者のための指針）（American Evaluation Association, 2001）や，日本評価学会の評価士認定制度の審査項目などが参考となる．

【文　献】

American Evaluation Association: Guiding Principles For Evaluators. 2001.

外務省：評価基準–改訂版定義及び使用原則–. 2020.

GIZ: GIZ's Evaluation System: Theory of Change for GIZ's Evaluations. 2018.

GOVNET/OECD-DAC: The Challenge of Capacity Development: Working Towards Good Practice. 2005.

JICA：JICA事業評価ハンドブック（Ver.2.0）. 2021.

JICA：簡易プロジェクト・エスノグラフィー作成ハンドブック（初版）. 2018.

JICA：事業評価ガイドライン（第2版）. 2014.

日本国際保健医療学会：国際保健医療学　第3版. 杏林書院, 2013.

OECD-DAC: Better Criteria for Better Evaluation: Revised Evaluation Criteria Definitions and Principles for Use. 2019.

OECD-DAC: Principles for Evaluation of Development Assistance. p. 4, 1991.

Rossi PH et al.: Evaluation: A Systematic Approach 7th ed. Sage Publications, 2004. （大島巌他訳：プログラム評価の理論と方法–システマティックな対人サービス・政策評 価の実践ガイド–. 日本評論社, 2005.）

Scriven M: Evaluation Thesaurus 4th ed. Sage Publication, p. 139, 1991.

UNDP: Capacity Development, Technical Advisory Paper, 2, 1997.

山谷清志ほか：プログラム評価ハンドブック–社会課題解決に向けた評価方法の基礎・応用–. 晃洋書房, p. 2, 2020.

【関連webサイト】

国際協力機構：https://www.jica.go.jp/activities/evaluation/guideline/index.html

日本評価学会：http://evaluationjp.org/

【牧本　小枝】

▶▶▶ III　人材開発事業の事例から学ぶ

1．保健人材に関する基礎知識

1）保健人材とは

　保健人材は保健システムの6つのブロックの1つとして保健サービス提供に必須であり（WHO, 2007），UHCを達成するためには，「適切な技術をもった人材が，適切な場所に，適切な数，働く」ことが条件とされる（WHO, 2016）．保健サービスを直接提供する人材は専門教育を受けたskilled health workersや地域ボランティアである．しかし他にも行政，事務職や施設物品流通など保健サービス提供に必要なインフラにかかわる人材も必要である．とはいうものの，ここでいう保健人材とは前者に焦点があてられることが多い．また，保健人材とに関する議論は人材の質と数，教育と労働の側面がある．ここでは包括的に「保健人材開発」として取り扱う．

2）保健人材に関する世界の潮流

　グローバルヘルスの議題として保健人材が取り上げられるようになるのは2000年以降である．2000年のMDGsでは，健康改善のために母子保健とHIV，結核，マラリア感染症に焦点をあて，2015年までの目標を設定し，戦略策定と取り組みが行われた．低・中所得国では，グローバルな資金流入と成果管理が縦割りの保健プログラムとして行われ，地域の限られた優秀な保健人材をプログラムが取り合う状況もみられた．これに対して，2004年に保健人材の重要性に焦点をあてたLancetシリーズでは，保健指標改善に必要な人材の目標数を設定し，それに対して「絶対的な数の不足」と「疾病負荷の高い国や地域には保健人材が少ない（偏在）」を明確なメッセージとして訴えた（Chen et al., 2004）．その後，2006年のWHO Health Report（WHO, 2006）や保健人材の課題に取り組むための世界的なプラットフォームとしてのGlobal Health Workforce Alliance（GHWA）設立へと続いた．

　2010年代になると，数については，国を越えた保健人材の移動・国際採用に関する世界実施規範が2010年のWHO総会で採択された（WHO, 2010）．そして国内での偏在とへき地定着対策（WHO, 2020a），人材情報システムへと議論が進んだ．質についてはコンピテンシーにもとづいた教育の導入とともに，規制の枠組みである資格免許制度と相互承認が議論された．2015年からのSDGsには教育，ジェンダー，働きがいと経済成長も含まれ，さらに多様な視点が包含されている．2030年までの保健人材世界戦略（2016年）では，UHC達成に向けて，教育への投資と雇用や社会経済価値の視点が盛り込まれるようになった（WHO, 2020b）．

3）保健人材開発の基本要素と分析フレームワーク

　「適切な技術をもった人材が，適切な場所で，適切な数，働く」ためには国レベルでどうすればいいのか．ここでは，政策形成・制度構築と実施に必要なシステムの視点にもとづいた分析フレームワークを2つ紹介する．いずれも教育から労働までを包括的にとらえていることが特徴である．

　WHO労働市場分析フレームワーク（図5-9）は，教育セクターと労働市場を俯瞰したものである．保健人材の養成から配置・定着へ，流入と流出，民間セクターと規制まで，需要・供給という労働市場原理をもとにつくられている．ここでは教育の部分だけを保健人材政策とするのではなく，包括的に政策策定をすることでUHCにつながるとしている．

　国立国際医療研究センター（NCGM）ハウスモデル（図5-10）は，国レベルで保健人材の現状をもとに保健人材開発システムという「家」を建てるという象徴性をもつ．その要素は，土台と

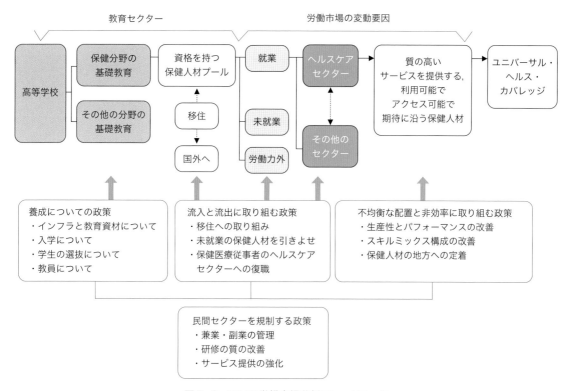

図 5-9　WHO 労働市場分析フレームワーク
（Sousa et al., 2013；国立国際医療研究センター国際医療協力局訳, 2020）

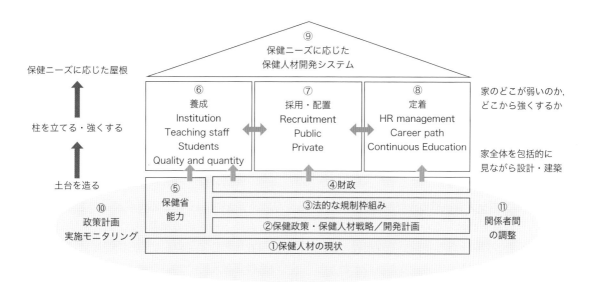

図 5-10　NCGM ハウスモデル
（Fujita N et al., 2011；国立国際医療研究センター国際医療協力局, 2013）

なる保健政策計画・法的枠組み・財政・担当省庁
の能力, その上に柱（養成・配置・定着）, そし
て屋根（ニーズに応じた人材システム）である.

加えて強固な家とするには制度実施モニターや国
内外の関係者の調整が重要であり, これらを庭と
している. 国レベルでの全体像を把握し, 介入部

分だけではなく包括的にめざす家の形を関係者で合意形成する際にも活用されている.

2. 事業の事例

【事例1】フランス語圏アフリカ保健人材ネットワーク

　日本での保健人材開発研修に参加した仏語圏アフリカ保健省人材局（教育から人事までを担当）のネットワークである. 2010年から5年間実施した研修では，前述のハウスモデルを用いて自国の保健人材開発の課題と対策の分析を実施した. 研修後に共通課題の解決に向けて実務者レベルでの情報交換と相互交流をめざし，2012年にネットワークを結成した. ワークショップや研修を通じて，人材情報システム導入やエボラウイルス病流行時にその効果を発揮した（Fujita et al., 2016）. セネガルで実施したへき地への配置定着に関する研究では，へき地勤務者がへき地手当より雇用の透明性と安定や労務環境改善を求めていることを明らかにした（Honda et al., 2019）. セネガル以外の加盟国でも，公務員異動基準ガイドライン策定につながった. 2021年8月現在13カ国が加盟し，事務局長はトーゴ保健省人材局長，事務局はセネガル保健省にある. 日本での研修実施機関が伴走する形で資金提供や技術支援を継続し，アフリカ地域やグローバルな保健人材関連の会議でも発信してきたが，今後は他の財源獲得に向けた活動を進めている.

【事例2】カンボジア看護職の免許制度整備

　保健人材の質を担保するためには，学校認可・国家試験・免許登録・業務範囲や倫理規程・継続教育という規制枠組み，実施するための土台としてそれぞれを規定する法律が必要である. カンボジアは政治的な安定と経済成長により教育がビジネスとなり，私立看護学校が急増した. 教育の質担保のために，保健省と高等教育省は，2008年に学校認可制度，2013年に国家試験を開始した. 倫理規定や業務範囲は2005年以降につくられた

が，それを束ねる免許制度は2016年の保健人材法制定後の2018年以降となった.

　10年の過程と阻害促進要因分析を通じて以下が明らかになった. 言葉の壁やリーダー看護師不在などから，制度の目的や価値に対する関係者の理解には熟成期間を要した. しかし政治的なコミットメント，関係者協議による合意形成，看護職リーダー育成により，免許制度整備が促進した（Matsuoka et al., 2021）. 並行してアジア経済共同体では，熟練労働者の域内移動と経済活性化をめざした免許資格の相互承認（Mutual Recognition Arrangement：MRA）が進められた. 医療の質やコンピテンシーに対する社会的要求，開発パートナーの影響により，免許制度のなかったベトナム，ラオスと合わせて制度整備の後押しとなった（Fujita et al., 2019）.

3. ポストコロナの時代とグローバルヘルス実践に必要な視点

　2000年以降の保健人材に関する潮流と国や地域レベルでの実例から何を学ぶことができるだろうか. 国を越えた移動はグローバル化や受け入れ国の人材不足と相互認証によりさらに進んでおり，送り出し国では，国内での保健人材の偏在を助長し，保健サービスへのアクセスの格差（国間，国内）を増大する結果につながっている. 国際社会としてその課題を認識し，人材の質を担保しながら偏在を減らすための介入策を試行してきたものの，数の不足についてはニーズに追いつかない状況が続いている. 世界保健総会にて，2020年は看護師と助産師の国際年，2021年は国際医療従事者年として定めるなど，国際社会は保健人材の意義を訴え続けている.

　保健人材開発制度づくりにあたり，低・中所得国では自国資金のみで保健サービスを賄いきれない. そのため国際機関や政府・非政府援助機関の調整と連携が重要になる. 一方で国内資源の多寡に関係なく，国内の教育関係者と保健サービス提供や労働にかかわる関係者とが自国の保健システ

ムと教育システムに関して合意する場とプロセス
も重要である．

　COVID-19 の世界的な流行が社会経済へ大き
な影響を与え続ける中で，医療関係者への心理
面・労働面での負荷やワクチンも含めた必要な資
材の配分，労務環境整備など，パンデミックへの
対応とヘルスセキュリティに関する議論が集中
している．一方で，COVID-19 対応以外の基礎
保健サービス（予防や啓発活動，NCD などの慢
性疾患の診断治療など）へのアクセスの減少が特
に低・中所得国で大きいことも指摘されている
（WHO, 2021）．

　このパンデミックは，遠隔教育・遠隔診療・
AI による画像診断など，ICT の活用に拍車をか
け，対人サービスが基本であった保健人材の教育
や働き方にも変化を及ぼしている．対人サービス
ではなくなることで,効率的になる部分とともに,
取り残されがちな分野や対象を注視しつつ，対面
で，ヒト対ヒトで行わなければいけない部分が何
かを見極める必要がある．また，社会・文化・宗
教，ジェンダーなど社会的価値の多様性が保健人
材に与える影響にも配慮する必要がある．よりよ
い待遇や生活を求めて，限られた保健人材が移動
し偏在するという課題は高所得国も低・中所得国
もさほど変わらない．保健人材に関する事業は成
果につながるまでに非常に時間がかかる．そのこ
とを念頭に置いた包括的な視点，システム・シン
キングが今まで以上に重要になってくる．

【文　献】
Chen L et al.: Human resources for health: overcoming the crisis. Lancet, 364 (9449): 1984-1990, 2004.
Fujita N et al.: A Comprehensive Framework for Human Resources for Health System Development in Fragile and Post-Conflict States. PLoS Med, 8 (12): e1001146, 2011.（国立国際医療研究センター国際医療協力局：テクニカル・レポート　vol.04．2013.）
Fujita N et al.: Regulation of nursing professionals in Cambodia and Vietnam: a review of the evolution and key influences. Hum Resour Health, 17 (1): 48, 2019.
Fujita N et al.: The role of a network of human resources for health managers in supporting leadership for health systems strengthening in Francophone African countries. Health Syst Reform, 2 (3): 254-264, 2016.
Global Health Workforce Alliance: GHWA completes its ten year mandate. https://www.who.int/workforcealliance/en/
Honda A et al.: For more than money: willingness of health professionals to stay in remote Senegal. Hum Resour Health, 17 (1): 28, 2019.
Matsuoka S et al.: Regulation of nursing professionals in Cambodia: strategies to overcome underpinning challenges. 68 (3): 399—411, 2021.
Sousa A et al.: A comprehensive health labour market framework for universal health coverage. Bull World Health Organ, 91 (11): 892—894, 2013.（国立国際医療研究センター国際医療協力局訳：世界の看護 2020．2020.）
WHO: Everybody's business-strengthening health systems to improve health outcomes: WHO's framework for action. 2007．https://www.who.int/healthsystems/strategy/everybodys_business.pdf
WHO: Global strategy on human resources for health: Workforce 2030. 2020b．https://www.who.int/publications/i/item/9789241511131
WHO: High-Level Commission on Health Employment and Economic Growth. Working for Health and Growth: Investing in the Health Workforce. 2016．https://apps.who.int/iris/bitstream/handle/10665/250047/9789241511308-eng.pdf
WHO: Retention of the health workforce in rural and remote areas: a systematic review. 2020a．https://www.who.int/publications/i/item/9789240013865
WHO: Second Round of the National Pulse Survey on Continuity of Essential Health Services during the COVID-19 Pandemic. 2021．https://www.who.int/publications/i/item/WHO-2019-nCoV-EHS-continuity-survey-2021.1
WHO: The World Health Report 2006. Working together for health"Working together for health. 237, 2006.
WHO: WHO Global Code of Practice on the International Recruitment of Health Personnel．2010．https://www.who.int/publications/m/item/migration-code

【藤田　則子】

▶▶▶ IV　住民参加

1．コンセプト・基礎知識

　住民参加とは，地域住民が活動の中心であり主体であることを指す．すなわち，地域の人々が支援や介入の裨益者となるだけではなく，地域社会の開発プロジェクトや活動に主体的に参加し，活動の担い手となることである．開発プロジェクトの計画・立案段階から住民が主体的に参画し，実践，そして評価の段階まで，行政あるいは開発援助機関の支援をうまく活用しながら住民が開発に参加することが，もっとも自律的な住民参加であるといわれる．

　グローバルヘルスにおける住民参加の重要性が認識された背景の1つに，1970年代の国際開発援助の潮流においてベーシック・ヒューマン・ニーズ（Basic Human Needs：BHN）への支援が主流化したことがある．BHNとは，人間生活にとって最低限かつ基本的に必要とされるもので，食・住に加えて水や医療や教育も含まれる．支援の主な対象は貧困層で，より草の根レベルで直接人々に働きかける取り組みが増加した．

　さらに，1978年には，PHCのためのアルマ・アタ宣言が出され，医療のみならず保健の重要性が謳われた．PHCでは，治療よりも予防を，病院よりも公衆衛生やコミュニティケアを，都市よりも農村を重視して活動が展開された（中村，2018）．すなわち，地域住民がヘルスケアのプログラムに参加しやすい条件が生じたのである．アルマ・アタ宣言においても住民のニーズにもとづくこと，地域資源を有効活用すること，住民が参加することなどが原則として示された．

　住民参加を推進するためのアプローチも生まれていった．例えば，David Warnerが『医者のいないところで』を最初にスペイン語で執筆したのは1970年であるが，その後多くの言語に翻訳され，住民がコミュニティ・ヘルス・ワーカー（Community Health Worker：CHW）として活動する際に，有用な手引書となった．また，農村開発分野では，Robert Chambersなどによって住民参加を推進するアプローチとして参加型農村調査（Participatory Rural Appraisal：PRA）などが開発され，保健分野にも応用された．PRAは，非識字者や脆弱層も参加できるようなツールやワークショップを通して，住民自身が地域の現状を把握（調査）し，ボトムアップ型で自分たちの地域の改善をしていくことめざすものである．NGO等の外部者は，そうしたプロセスをファシリテーションする役割を担うに留まることが元来のアプローチなのだが，PRAで用いられる調査手法のツールの「使い勝手」が良いことから，ツールだけが独り歩きする傾向が増えた．そこで，PRAの本来の考え方を明示するために，参加型学習と行動（Participatory Learning and Action：PLA）という用語を，研究者や開発関係者間では用いることが近年は多い．

　ここで，ヘルスケアのプログラムを住民参加型（地域住民の参加を基本の枠として組み込むこと）で実施することのメリットを整理しておきたい．メリットは①プログラムの有効性（目的の達成度）と効率性の向上，②住民のエンパワメント，③プログラムの持続性，に要約できる．例えば，住民がCHWとしてヘルスケアのプログラムに参加した場合，CHWは地域住民のニーズを吸い上げたり，住民への啓発活動を行ったりすることでプログラムの目的の達成度が上がることが期待できる（①）．また，地域の資源や知識が活用され，費用対効果などの効率性が向上する場合もみられる（①）．住民参加型プログラムでは，住民が自分たちの地域の課題解決の一翼を担うことで，信頼と自信を得て，参加した住民自身のエンパワメントにつながる（②）．そして，プログラムの持続性は，例えばプログラムによって導入されたシステムの維持・管理を住民組織によって実施されることで担保される（③）というわけである．

以下に，住民参加の３つの事例をみてみよう．

２．事例（応用事例）

１）給水施設の維持・管理における住民参加

　グローバルヘルスのめざす「すべての人に健康を」を実現するためには，安全な水，衛生施設，そして衛生行動が確保されることが必須条件となる．言うまでもなく，水利用や排泄はすべての人が毎日行う，生活に密着した活動である．では，人々のニーズに対応するべく安全な水を供給する給水施設を多数建設すれば良いかというと，事はそう単純ではない．手押しポンプ付きの井戸といった一見簡便な施設も，インフラを建設するだけでは不十分で，持続的な利用を可能にするためにはメンテナンスや修理が必要になる．いったん故障したら放置されたままになる給水施設は，過去多くあった．

　給水施設の維持・管理を住民参加型で行うことは，1992年のダブリン会議（リオ・地球サミット直前の水分野の国際会議）で原則化された．住民の給水施設に対するオーナーシップを醸成し，行政の手が届きにくい地方の「へき地」にある給水施設をコミュニティ・ベースで維持管理することで人々の安全な水へのアクセスの持続性を確保することがねらいである．現在では，新しい給水施設を建設（支援）する際，まず地域住民から構成される「水衛生管理委員会」を組織することが前提条件とされることが一般的である．国によっては，政策文書の中で，メンバー構成（委員長，副委員長，書記，会計係，井戸管理人など）やメンバーのジェンダー比率が決められている場合もある．メンバーに女性がいることで，水汲み労働を担う女性の声が委員会に届けられやすい，さらに会計等で管理が適切に行われて給水施設の持続性にも影響することを示す研究結果もある．女性の委員会への参加は，女性自身のエンパワメントにも繋がるというメリットもある．

　給水施設のタイプによって住民の委員会に求められる役割は異なる．例えば発電機やソーラーなどの動力で地下水を給水塔に揚水し，給水塔の水を近隣の共同水栓に配水するタイプであれば，まず，日常のポンプ作動や運転を行う委員（オペレーター）が必要である．さらに，維持管理・軽微な修理は，支援プロジェクト等の技術研修を経た委員会メンバー，あるいは地域の修理工が担う．また，修理などに必要な部品（スペア・パーツ）を購入したり，大規模な修理のときに民間業者に支払ったりする費用を賄うため，水料金を住民から徴収する必要がある．水料金を徴収・管理するのも，水衛生管理委員会の仕事となる．加えて，委員会のメンバーが給水施設の周りの清掃や，衛生啓発活動，節水の呼びかけを行う場合もある．このように住民が給水施設に対してオーナーシップを持って維持管理を行うことで，安全な水へのアクセスが持続するというメリットが期待される．

　こうした住民参加型の水衛生管理委員会は，行政区内の給水施設を監理する行政組織とも密接に連携をする必要がある．しかしそれが真に住民の主体的な参加といえるのか，行政の下請け・労働力の提供となっていないか，疑問視する声もある．社会変化としてデジタル技術の発達やモバイルマネーの普及，低・中所得国における民間企業の成長がみられる中，新しい形の維持管理方法や住民のかかわり方も模索されている．

２）学校保健における住民参加

　WHOが提唱するヘルス・プロモーティング・スクール（Heath promoting schools）でもコミュニティとの連携が重要な要素として記載されている．今日では学校保健活動においても単に子どもや教職員，家族等に知識を提供し，行動変容を促すにとどまらず，さまざまなかたちで住民の参加を促すようなプロジェクトを構成することが求められている．その取り組み例として，子どもの保護の観点から住民組織を形成し，教職員とは異なる視点から子どもをサポートする仕組みをプロジェクトに内包するという方法や，子ども自身が主導する課外活動を後押しするという方法がある．

（1）子どもの保護委員会の設置

　コミュニティに根差した子どもの保護体制を整備するために，子どもの保護委員会を設置する方法がある．委員会は，日常的に周辺コミュニティへのアウトリーチを行い，問題を抱えている子どもの特定，フォローアップ，コミュニティを対象にした啓発活動を行う．また，コミュニティ内で子どもを取り巻く問題が発生した場合には，コミュニティ内での相談窓口となり，ケースワーカーや関係機関への紹介を行う．定例会議を月に1カ月実施し，1カ月間で扱ったケースやフォローが必要なケース等を報告・共有し，ケースワーカーとともに対応策を協議する．委員の選考については，地域の慣習に従い，地域住民や地域の経済・社会の状況について知見のあるコミュニティリーダーを中心に，コミュニティ自身が主体性を持って選出する．平等なジェンダー比率になるよう，またコミュニティ内の多様なグループからメンバーが選出されるよう，サポートを行うことは必要である．

（2）子ども自身が主導するコミュニティ内での課外活動

　子どもへの衛生等に関する教育に加えて，子ども自身が自主的に企画し，実施する課外活動を支援する活動である．子どもたちは，これらの課外活動を通して，コミュニティの結束を高めつつ，リーダーシップスキルやコミュニケーションスキルを身に付けられる．それによってコミュニティ内で日常生活上のリスクや困難に対応できるよう知識を広めていくことが期待できる．課外活動にはスポーツ大会や写真大会といったレクリエーションを目的としたものから，手洗い，月経対処を含む衛生教育，早婚，人身取引，性暴力といった子どもに関連したテーマ別のコミュニティへの啓発活動まで多くある．また家庭菜園，布ナプキンづくりなど，参加者が簡単なスキルを身に付けることも可能である．子どもグループは最低でも1回，これらの課外活動を行う予定を立て，グループが主体となって活動を実施していく．

（3）地域住民による心理助言グループの設立

　学校の子どもたちのメンタルヘルスを支援するために，地域住民による心理助言グループを設立する方法である．本活動は住民や支援者側からの発案ではなく，政府による住民組織の設置である．例えばベトナムで学校管理者，教員（もしくは教職員），保護者，ヘルスワーカーなどが心理助言グループをつくり，運用している（Nishio et al., 2020）．メンタルヘルスの専門家が少ない地域では，このようなグループが中心的な役割を果たしている．ただし，プライバシー保護の観点や専門知識の欠如など，まだ解決していかなければならない課題も多い．

3）ラオスの貧困へき地に居住する少数民族対象の母子保健プロジェクトにおける住民参加

　母子保健において，女性中心のアプローチ（Woman-centred approach）は常に考慮すべきである．WHOは，2017年に「HIVと共に生きる女性の性と生殖に関する健康と権利ついての統合ガイドライン」を発表した（WHO, 2017）．このガイドラインでは，少女や女性，その家族やコミュニティのニーズに効果的に取り組み，女性中心のアプローチをとる必要性を提言している．これは現在，HIVに関連したものだけでなく，母子保健の実施において広く採用すべきアプローチとなっている．女性中心のアプローチとは，女性とその家族，コミュニティの視点を意識的に取り入れることである．つまり女性を，女性のニーズ，権利，嗜好に人道的かつ全体的な方法で対応する信頼できる保健システムの受益者としてだけではなく，積極的な参加者として捉えていくのである．

　ジェンダーの課題が色濃く残っているラオス国の貧困へき地における母子保健では，女性中心のアプローチを取り入れた住民参加型のプロジェクトが実施された．同プロジェクトはラオス国の地域保健の基本的戦略と，その実践におけるギャップを明らかにしたことにより，それを埋める施策が提案され導入にも成功した．産前ケア強化に

よる施設分娩の推進は世界的にとられている基本的戦略であり，ラオスにおいても実施され大きな改善がみられた．この要因として保健セクター外の改善（貧困削減，教育改善，水衛生の改善，経済状況の改善等）もあげられている（小原，2016）．しかし，プロジェクト対象地域の少数民族では依然として施設分娩へのアクセスが改善されていない．そこでこの原因は貧困や教育の改善から取り残されていることが影響していると考えて人類学的調査を行った．その結果，経済的要因のみならず産前ケアの受診や分娩場所の意思決定権が女性にないことが 1 つの要因としてあぶりだされた（Sato et al., 2019）．このため，意思決定する家庭内の男性の巻き込みが必要不可欠とされたが，ジェンダーの格差が色濃いこの地域では，家庭内で女性は男性から強く守られており，家庭外の男性が接触することは難しかった．しかしながら，母子保健を含む地域保健の重要な担い手である保健ボランティアは他地域と違いほとんどが男性であり，実際上産前ケアが行われていなかった．この地域で女性が保健ボランティアとして村落から選出されてこなかったのは，国家の言語であるラオス語でコミュニケーションをとれることが最低限のスキルとして求められているからである．保健ボランティアは政府職員のスーパーバイズのもと動くことが求められているため，最低限のコミュニケーションがとれることを求められていることによって，多くの女性が初等教育でドロップアウトしてしまっていることから，ラオス語が話せず選出されないという背景があった．

この政策とその実施のギャップを埋めるために，男性保健ボランティアとペアで働く女性ボランティアの養成をパイロットプロジェクトとして行うことにした．従来の男性保健ボランティアを排除しないように配慮したこともあり，このプロジェクトの実施にあたってはラオス中央政府側の積極的承認も得られた．さらに，女性ボランティアが妊産婦がいる家庭を，男性保健ボランティアと回ることによって，女性に必要な情報が伝えられ，家庭内の男性も積極的に保健ボランティアを受け入れるに至った．この結果，徐々に産前ケアや施設分娩へのアクセスが増加傾向にある．今後，養成された女性ボランティアを核に村落内の女性グループを形成し，村落内で取り残される可能性の高い貧困家庭の女性，嫁入りしてきた極めて若年の女性にアプローチするプロジェクトがラオス側とともに計画され実施予定である．

3．住民参加実践のためのコア・コンピテンシー

住民参加型プロジェクト形成・実施におけるコンピテンシーとして，まずは異文化理解やファシリテーションスキルが浮かぶのではないだろうか．グローバルヘルスに携わる者としてコア・コンピテンシーの 1 つである異文化理解が身についていなければ，住民が持つ文化を理解できないだろうし，ファシリテーションスキルがなければ住民参加を促すことができないからである．次に，政策やシステムを理解し，それらの実施における現状と課題を考える力が必須であることをこの章では加えたい．前述の事例の 1 では，水衛生管理委員会設立が住民参加型のアプローチとして説明されている．一方で行政とのコミュニケーションなしには事業への住民参加そのものが成りたたないことも述べている．行政の下請け・労働力の提供となっていないかを疑問視する声がある中で，住民のオーナーシップと行政主導のアプローチとをいかにバランスをとって進めるかが鍵となっている．

事例の 2 ）ではコミュニティに根差した子どもの保護体制を整備するために，子どもの保護委員会の設置等コミュニティ主体の学校保健活動を述べている．すでに述べたように学校と地域の連携は包括的学校保健アプローチの重要なコンポーネントである．現在では多くの国で教育省が政策に取り入れている背景があることから有効な施策となっていることを認識しなければならない．もし，教育省が政策に取り入れてなければ，その実践はパイロット的な導入だけになり，成果をどう政策

180

に還元するかを念頭に入れて導入しないと単発的な導入になりかねない．このようにその国の政策に住民主体活動が組み込まれているかを確認することは，住民参加活動を草の根で始動し継続的なものとするには重要である．

　事例の3は，国の政策を理解していたからこそ，あみだされたアプローチの導入の成功例である．なぜ男性保健ボランティアばかりが選出されているのかは，そこにジェンダー格差の問題があるだけでなく，政策上の制限があったからである．すなわち，保健ボランティアが政府職員とコミュニケーションをとることが必須であるため，選出基準に言語力について述べられていたから，男性が選出されていたことを理解したからといえる．政策を策定する者は,現場を見よとよくいわれる．逆に住民参加型アプローチを促すためには，政策とそれを実施する行政をよく知らなければいけないのである．

【文　献】
中村安秀：地域保健の原点を探る−戦後日本の事例から学ぶプライマリヘルスケア−．杏林書院，2018.
Nishio A et al.: Current situation and comparison of school mental health in ASEAN countries. Pediatr Int, 62 (4)：438–443, 2020.
小原ひろみ：2025年ユニバーサル・ヘルス・カバレッジ達成に向けて．国際協力機構，pp. 204–217．2016．https://www.jica.go.jp/laos/office/information/report/ku57pq00002ua457-att/chapter_12.pdf
Sato C et al.: Factors influencing the choice of facility-based delivery in the ethnic minority villages of Lao PDR: a qualitative case study. Trop Med Health, 47：50, 2019.
WHO: Consolidated guideline on sexual and reproductive health and rights of women living with HIV. 122, 2017.
WHO: Heath promoting schools. https://www.who.int/health-topics/health-promoting-schools#tab = tab_2

【杉田　映理，西尾彰泰，小林　　潤】

第6章　倫理と人権

【総　論】

　倫理と人権は，グローバルヘルスの重要課題である．世界では，健康の脅威となる出来事が随時生じている．COVID-19 はいうまでもない．2021 年8月末にはアフガニスタンで自爆テロが起き，少なくとも 200 人以上の死傷者が出ていると報告されている．想定される国外脱出者を緊急に救う動きがある一方，トルコはアフガニスタンからの難民を防ぐため，全長 534 km の国境に 240 km 超，高さ 3 m のコンクリート壁を建設している．グローバルヘルスの担い手として無視できない出来事である．

　本章では，4つのテーマを取り上げる．

　第1は「健康と人権」である．ここでカギとなる健康権とは，日常的には「健康である権利」と捉えられがちである．しかし，経済的，社会的及び文化的権利委員会（以下，社会権規約委員会）はこれを「到達可能な最高水準の健康の実現のために必要な，あらゆる施設，機器・物資，サービス，条件を享受する権利」と解釈している．その他，健康権の4つの本質的要素，健康と人権との相互関係等について専門的な知識をここでは得ることができる．COVID-19 とその感染防止対策によって生じた人権問題（行動の自由など）についても知ることが可能である．

　第2は「人間の安全保障」である．この概念の生成と普及に関する日本の関与はどのようなものか．国連が人間の安全保障に果たした役割は何か．その国際的時代背景はどのようなものか．人権を補完する概念としての人間の安全保障，さらにグローバルヘルスとの関係についても知ることができる．最後には COVID-19 によって生じた「新しい世界」における人間の安全保障の意義について学ぶ．

　第3は「研究倫理」である．倫理全体とするとあまりにも領域が広くなる．そこで今回は，グローバルヘルス分野における研究倫理に限定している．まずは国際医学団体協議会（Council for International Organization of Medical Sciences：CIOMS）によるガイドラインの中から，とりわけグローバルヘルス研究に特徴的な3つの指針を取り上げている．低資源環境で実施される研究，弱者である個人および集団を対象とする研究，災害時と疾病アウトブレイク時の研究，の3つである．特に COVID-19 の状況において，莫大な量の研究がなされている状況にも触れている．最後に，低・中所得国で研究を行う際のインフォームドコンセントの取り方，研究倫理審査のあり方についても紹介している．

　最後は「移民の健康」である．旧版（国際保健医療学 第3版）では国際保健医療の実際としての「避難民保健」，国際保健医療の関連領域としての「在日外国人の医療」として取り上げられていた内容を，本テキストでは「移民の健康」として記載することとした．今や世界人口の 3.6% を占める移民の健康はグローバルヘルスの主流となってきており，そこには研究倫理を超えた，より大きな倫理問題が随時生じている．移民の健康への取り組みの歴史，その特徴，ヨーロッパ，タイ，スリランカの取り組みの事例，さらに日本国内の現状と取り組みについて，ここでは学ぶ．

　移民や難民の課題に対して私たちはどのように取り組むべきか？　1つの例を示したい．

　2016 年，トルコからギリシャのレスボス島にゴムボートで渡り，そこで拘束されていた難民に対して語ったフランシスコ教皇からの学びである．

「難民は数字ではありません．顔や名前，それ
ぞれの物語を持った人間です．だからそのよう
に処遇される必要があります」(Refugees are
not numbers, they are people who have faces,
names, stories, and need to be treated as
such. 2016 年 4 月 16 日の twitter)[注1]

あなたたちは人であり，命であり，数えられる
だけの数ではない，というこの言葉は，人権の基
礎となる心のもちようを教えてくれる．本章にお
ける研究の倫理においても常に心に留めておくべ
きである．人間中心のアプローチを進める人間の
安全保障にとってもかけがいのない言葉である．

フランシスコ教皇はこんな言葉も語っている
(戸口，2019)．

「わたしたちはみな移住者です，わたしたちは
みな難民です」

「…わたしたちは，アブラハムが神に呼ばれた
そのときから，みな移住者なのです，…そしてイ
エス自身も移住者，難民でした」(マタイの福音
書 2：13–15 参照)

島国に生まれ，住み，海外で暮らすことの少な
い日本人にとって，この言葉は奇妙に聞こえるか
もしれない．しかし COVID-19 の最中でも，移
民は感染リスクを負うコンビニの接客業などに従
事し，日本人とともに暮らしている．COVID-19
が落ち着けば，より多くの移民がやってくるであ
ろう．

かつてのグローバルヘルスは，まず私たちが海
外に出て何事かをなす，という前提があった．し
かし今やその前提は崩れてきている．新たな時代
のグローバルヘルスの舞台は私たちの身近にもあ
る．そして，倫理と人権はコアコンピテンシーと
してかけがえのないものとなってきている．

本章は，このテキスト全体に共通する横断的な
重要性をもつ章としても読んでいただきたい．

【文　献】

Franciscus 著，戸口民也訳：橋をつくるために−現
在世界の諸問題をめぐる対話−．新教出版社，pp.
26–27, 2019.

【神馬　征峰】

注 1) https://news.yahoo.co.jp/byline/kimuramasato/20160418-00056735

▶▶▶ I　健康と人権

　すべての人は，人間であるということにもとづいて当然に生来の（生まれながらの）権利を有する．こうした人権の概念が登場したのは18世紀である．それから2世紀後，多くの人々の生命・健康・尊厳が傷つけられた残虐な戦争を経て，健康を享受することは人権であるという考え方が生まれた．第二次世界大戦後に創設されたWHOは，その憲章（1948年発効）の前文において，「到達可能な最高水準の健康を享受することは，人種，宗教，政治的信念，経済的条件及び社会的条件の如何に関わらず，すべての人の基本的人権の一つである」と明記した．ここで初めて健康権[注1]が公式に明文化されたのである．

　その後，健康権は，世界人権宣言（1948年）では独立した権利として規定されなかった[注2]．しかし「経済的，社会的及び文化的権利に関する国際規約」（社会権規約，1976年発効）をはじめとする主要な国際人権条約や地域人権文書に規定された．社会権規約12条1項では，「この規約の締約国は，すべての者が到達可能な最高水準の身体的及び精神的健康を享受する権利を有することを認める」と規定し，同2項で締約国がこの権利を実現するためにとる措置が列挙されている[注3]．WHOが実施するあらゆる保健戦略においても，健康権は核となる概念である．例えばPHCに関するアルマ・アタ宣言（1978年）では，健康がすべての人の基本的権利の1つであり，到達可能な最高水準の健康の達成がもっとも重要な国際社会の目標であることが確認された（第1項）．

　1980年代以降のAIDSパンデミックを受け，公衆衛生学や国際保健学でも，健康と人権の関係が議論された（Gruskin et al., 2007）．さらに1990年代以降，法学者の間でも健康権の法解釈が議論され，2000年に国連の経済的，社会的及び文化的権利委員会（社会権規約委員会）から，健康権の解釈を示す「一般的意見14」が公表された[注4]．そして，2002年には国連人権委員会（現・人権理事会）に，「到達可能な最高水準の身体的及び精神的健康を享受する権利に関する特別報告者」が設置され，世界中の健康権の状況がモニタリングされてきた．

　健康権や健康と人権との関係への視点は，人類が生命・健康・尊厳にかかわる重大な危機に直面するたびに，その重要性が認識され，理論的および実践的枠組みも発展してきた．いま，そして将来われわれが直面する危機においても，世界中の人々の健康権の実現は，あらゆるグローバルヘルス戦略および実践の目標である．同時に，人権はわれわれが直面するさまざまなグローバルヘルスの課題にどう対応すればよいのかを示す道標でもある．国連システムの中では「人権の主流化」も推し進められており，グローバルヘルスの担い手には，保健実践や保健政策・計画の策定・実施・評価において，人権を基盤としたアプローチから考え，行動する力が求められる．そこで本稿では，まず健康権とはどのような権利かを概説した上で，健康と人権がいかに関係するのかを

注1）　この権利の正式名称は「到達可能な最高水準の身体的及び精神的健康を享受する権利（right of everyone to the enjoyment of the highest attainable standard of physical and mental health）」であるが，英語では「right to health」と短縮した表現が用いられることが多く，日本ではその和訳として「健康権」や「健康に対する権利」と呼ばれている．

注2）　ただし，世界人権宣言25条1項では，「自己及び家族の健康及び福祉に十分な生活水準を保持する権利」が規定され，「健康」が「福祉」と並んで「生活」の前提条件としてあげられていることが注目される．

注3）　締約国がとる措置として，(a) 死産及び幼児の死亡率を低下させるための，並びに子どもの健全な発育のための対策，(b) 環境衛生及び産業衛生のあらゆる状態の改善，(c) 伝染病，風土病，職業病その他の疾病の予防，治療及び管理，(d) 病気の場合にすべての者に医療および看護を確保するような条件の創出，が規定されている．

注4）　UN doc. E/C.12/2000/4.

表6-1　健康権の中核的内容および同等の優先順位のある内容

中核的内容	中核的内容と同等の優先順位のある内容
保健医療施設，機器・物資およびサービスへの差別なきアクセス	WHOの必須医薬品に関する行動計画で定義されている必須医薬品の供給
十分な栄養のある最低限の基本的な食糧へのアクセス	地域の中で発生した主な感染症に対する予防接種
基本的な居所，住居および衛生，並びに安全な飲み水の適切な供給へのアクセス	疫病や風土病を予防，治療および管理するための措置
すべての保健医療施設，機器・物資およびサービスの公平な分配	予防と管理の方法を含む，地域の中の主な健康問題に関する教育と情報へのアクセス
すべての人の健康に関する，疫学的証拠にもとづいた，全国的な公衆衛生戦略と行動計画の採択と実施	健康と人権に関する教育を含む，保健医療従事者のための適切な訓練
生殖の，母体の（産前産後の），および子どものヘルスケア	

(UN Doc. E/C.12/2000/4, paras. 43,44.)

COVID-19への対応を例に考えていく．そして，最後にグローバルヘルス戦略および実践における人権を基盤としたアプローチのポイントを確認する．

1．健康権

　前述した社会権規約委員会の「一般的意見14」の中で，健康権とは「健康である権利（right to be healthy）」ではなく，「到達可能な最高水準の健康の実現のために必要な，あらゆる施設，機器・物資，サービス，条件を享受する権利」と解釈されている．また，健康権には，自由（freedom）と権利（entitlements）の双方が含まれている．性と生殖の健康を含む個人の健康と身体を管理する権利や，拷問や同意のない治療・実験を受けない権利のような自由の側面と，人々が到達可能な最高水準の健康を享受する機会を平等に与える健康保護制度にアクセスする権利のような権利の側面の双方を併せ持つ人権と理解されているのである．さらに，健康権はヘルスケアのみならず，安全な飲み水，十分な衛生，安全な食糧，栄養および住居の十分な供給，健康的な職業および環境条件，健康に関連する教育および情報へのアクセスのような，健康の基礎となる前提条件（決定因子）に対しても及ぶ包括的な権利でもある．

表6-2　健康権の本質的要素

利用可能性 (Availability)	保健医療施設，機器・物資，サービスが十分な数量なければならない．
アクセス可能性 (Accessibility)	すべての人が差別なく，保健医療施設，機器・物資およびサービスにアクセス可能でなければならない． 無差別，物理的アクセス可能性，負担可能性（Affordability），情報アクセス可能性を含む．
受容可能性 (Acceptability)	すべての保健医療施設，機器・物資およびサービスが，医療倫理や機密性を尊重し，ジェンダーに敏感で，文化的に適切でなければならない．
質 (Quality)	保健医療施設，機器・物資およびサービスが，科学的および医学的に適切かつ良質でなければならない．

(UN Doc. E/C.12/2000/4, paras.11,12をベースに筆者作成)

　このように健康権の射程は広範にわたる．そこで健康権の理解を促進し，各締約国の義務を明確化するために，社会権規約委員会は，健康権に固有で本質的な内容（中核的内容）およびそれと同等の優先順位のある内容を特定した（表6-1）．締約国はその財政や資源の状況にかかわらず，最優先にこれらの内容を実現する義務（中核的義務）を負う．さらに，各国の保健医療政策の実施にあたっては，健康権の4つの本質的な要素を考慮に入れることも求められる（表6-2）．

2．健康と人権との関係

グローバルヘルスにかかわる人権は健康権だけではない．あらゆる市民的，政治的，経済的，社会的及び文化的権利と密接に関係する．この点，健康と人権との関係は，次の3つの形態に分類することができる（Mann et al., 1994）．第1に，保健政策，法律，計画および実践は，人権に積極的および消極的影響を与える（健康→人権）．第2に，人権侵害や人権の充足の不足は，健康に負の影響を与える（人権→健康）．第3に，健康の享受は人権の行使に不可欠であり，同時に，人権の行使は健康の享受に積極的に貢献する（健康⇔人権）．次に，これらの3つの健康と人権との関係について，COVID-19への対応を例に考えてみよう．

1）保健政策等の人権への影響（健康→人権）

COVID-19のパンデミックに対し，多くの国が非常事態や緊急事態を宣言した．そして国境管理の厳格化や出入国の禁止，学校の閉鎖や店舗の休業，外出や集会の制限などの措置をとった．人々の健康権を保護するために，国家には感染症の予防，治療および管理のための効果的な措置をとることが義務付けられている．一方で，感染症対策においてとられる隔離や検疫，その他の措置は，人々の移動の自由，集会の自由，営業の自由，身体的インテグリティに対する権利，プライバシー権など，さまざまな人権に負の影響を与えることがある．このように保健政策等は人権に少なからず影響を与える．

なお，重大な脅威に対応するために国家が緊急の権限を行使することは国際法上許容されている[注5]．深刻な感染症拡大に対し，国家が一定の人権を制限する保健措置をとることも，特定の条件のもと許される（Burci G et al., 2013）．その条件を示したのが「市民的及び政治的権利に関する国際規約（自由権規約）の制限及び逸脱条項に関するシラクサ原則」（1984年）である[注6]．シラクサ原則では，人権の制限が①法律に定められ，②法律の目的にもとづき，釣り合いのとれたものであり，③民主社会に不可欠であり，④より制限的でない措置がとられ，⑤恣意的，不合理かつ差別的でないことが要求されている（Gostin L, 2014）．

また，自由権規約4条1項は，「国民の生存を脅かす公の緊急事態の場合においてその緊急事態の存在が公式に宣言されているときは，…この規約に基づく義務に違反する措置をとることができる」と規定している．緊急事態における逸脱についても，①緊急事態の存在，②必要性の要件，③無差別，④他の国際法上の義務の遵守，⑤一定の権利の逸脱不可能性[注7]，⑥国際的な通知，といった条件が付されている（申, 2013）．

2）人権侵害等の健康への影響（人権→健康）

パンデミックへの不安と恐怖から，特定の集団に対する差別，ヘイトスピーチ，ゼノフォビア（外国人嫌悪），そしてジェンダーにもとづく暴力等が悪化するということが指摘されている（UN/UNSDG, 2020）．日本においても，COVID-19との関係で，感染者や医療従事者などの感染リスクの高い人々およびその家族への偏見・差別に関する事例が報告されており[注8]，ドメスティック・バイオレンス（DV），性暴力および児童虐待に関する相談も増えている（立石, 2021）．こうした偏見・差別や暴力・虐待は，被害者のメンタルヘルスを含む健康に負の影響を与える．さらに，

注5）世界人権宣言29条2項，社会権規約12条2項（C），及び自由権規約12条2項を参照．
注6）UN Doc. E/C.4/1984/4.
注7）緊急事態においても，生命権，拷問等を受けない権利，奴隷の状態又は隷属状態におかれない権利，契約不履行による拘禁を受けない権利，遡及処罰を受けない権利，人として認められる権利，並びに思想，良心及び宗教の自由に関しては逸脱できない（自由権規約4条2項）．
注8）偏見・差別とプライバシーに関するワーキンググループ「これまでの議論のとりまとめ」2020など．

感染者への人権侵害は，人々の間に偏見・差別への不安や恐れを増幅させ，検査や健康調査への協力や早期の治療へのアクセスを阻害し，健康の悪化や感染症の拡大につながる可能性もある．

このように，パンデミックの際に発生する偏見・差別，暴力・虐待などの人権侵害は，人々の健康に負の影響を与えるとともに，感染症対策の効果を損なう．そこで，感染症対策では，初動段階からこれらの人権侵害を防止するための啓発キャンペーンや被害者の相談・救済措置を併せて実施することが重要である．さらに，公衆衛生上の措置の実施におけるプライバシー権の保護と，すべての人が科学的根拠のあるすべての必要な最新情報にアクセスできるよう，情報の透明性とアクセシビリティの確保，そして政府による説明責任の徹底が重要である．

3）健康と人権の相互関係（健康⇔人権）

パンデミックなどの緊急事態時には，健康と人権との密接な相互関係に着目した措置をとることが重要である．なぜなら，緊急事態時には，それまでその社会に存在していた差別や不平等が顕在化ないし悪化することが指摘されているからである（UN/UNSDG, 2020）．この点，日本における COVID-19 の発症および死亡率についても社会経済的因子との関連が報告されている（Yoshikawa et al., 2021）[注9]．また，緊急事態宣言下での非正規雇用や自営業・フリーランスで働く人々，シングルマザー，世帯収入の低い人々，ホームレスの人々，外国人などのおかれた深刻な状況が報告されている[注10]．したがって，COVID-19 対策においては，とりわけ社会の中で脆弱な立場にある人々に焦点を当てた措置をとる

ことが重要となる．WHO の国際保健規則（2005年改正）でも，人間の尊厳，人権および基本的自由の尊重の実現のために，国連憲章と WHO 憲章に従い，感染症の国際的拡大から世界中の「すべての」人々を保護するために本規則を実施しなければならない（3条）と定められている[注11]．「誰ひとり取り残さない」ということは感染症対策の基本であり，「誰ひとり取り残さない」感染症対策の実施は，社会の中の不平等や差別を是正する契機ともなるだろう．

3. 人権を基盤としたアプローチ：グローバルヘルス戦略および実践におけるポイント

これまで述べてきたような健康と人権との密接な関係性に鑑みれば，感染症対策において人権を基盤としたアプローチが不可欠であることは明らかである．これは感染症対策に限らず，あらゆるグローバルヘルス戦略および実践にも当てはまる．そこで，最後に，グローバルヘルス戦略および実践における人権を基盤としたアプローチのポイントを整理しておく．

まず，人権の基本原則である，①無差別平等原則，②参加原則，③説明責任がグローバルヘルス戦略および実践においても貫徹されることが重要である．①無差別平等原則は，人種，肌の色，性別，言語，宗教，政治的またはその他の意見，国または社会的出身，財産，出生，障害，年齢，健康状態（HIV/AIDS などの感染症を含む），性自認，性的指向，市民的，政治的，社会的又はその他の地位にもとづくいかなる差別も無しに，すべての人が権利を平等に行使することを求める．無差別平等原則は，社会的決定因子に対処するため

注9) 日本でも世帯収入が少ないなど社会経済的水準が低い地域で COVID-19 の罹患および死亡リスクが高いという研究結果が報告されている．

注10) 連合総合開発研究所「勤労者短観　新型コロナウイルス感染症関連緊急報告」2020；労働政策研究・研修機構「新型コロナウイルスによる雇用・就業への影響等に関する調査，分析 PT」2020；シングルマザー調査プロジェクトチーム（NPO 法人しんぐるまざあず・ふぉーらむ）「新型コロナウイルス　深刻化する母子世帯の暮らし−1800 人の実態調査・速報」2020；稲葉剛ほか編『コロナ禍の東京を駆ける　緊急事態宣言下の困窮者支援日記』（岩波書店，2020）など．

注11) その他，人権との関係では，「旅行者」の人権保護（23, 32, 45 条），加盟国によってとられる措置が透明かつ無差別に適用されなければならないこと（42 条）が定められている．

にも重要な手段である．もっとも脆弱な立場にある集団と人々の多様なニーズを特定するために，前述した差別禁止事由によって細分化されたデータを収集することが重要である．②参加原則は，当該戦略および政策等に影響を受けるすべての人々が，PDCA サイクルのすべての段階に参加することを求める．これは障害者権利条約の重要概念である「私たちのことを私たち抜きに決めないで（Nothing about us without us）」という自己決定権の保障に不可欠なだけでなく，恣意的な権力行使を監視するためにも重要である．それと関連して，人権の尊重，保護及び充足義務を負う国家およびその他の主体[注 12]は，③説明責任を果たすことが求められる．

　その他，グローバルヘルス戦略および実践において指針となる人権規範として，前述した健康権の本質的要素（利用可能性，アクセス可能性，受容可能性，質）があげられる．こうした人権規範を政策策定および実施の過程で適用することに役立つツールとして，人権規範をより明確で現実的な形に翻訳した「人権指標」が開発されてきた（棟居，2013）．COVID-19 への対応においても，国連人権高等弁務官事務所（Office of the United Nations High Commissioner for Human Rights：OHCHR）の「COVID-19 ガイダンス」をはじめ，さまざまな人権ガイドラインが公表されている[注 13]．COVID-19 の人権への影響をモニタリングするための指標やチェックリストも公表されている[注 14]．これらは法律家や市民社会組織を含む，あらゆるステークホルダーとのコミュニケーション・ツールとしても使うことができる．グローバルヘルスの担い手には，これらのツールを活用し，他のステークホルダーと協働して，人権を促進していくスキルが求められる．

【文　献】

Burci Gian et al.: Human Rights Implications of Governance Responses to Public Health Emergencies: The Case of Major Infectious Disease Outbreak. pp. 516–526 (Michael A Grodin et al.: (eds.): Health and Human Rights in a Changing World. Routledge, 2013.

Gostin L: Global Health Law. Harvard University Press, 2014.

Gruskin S et al.: History, principles and practice of health and human rights. Lancet, 370 (9585): 449–455, 2007.

Mann J et al.: Health and human rights. Health Hum Rights, 1 (1): 6–23, 1994.

OHCHR: COVID-19 Guidance. 2020.

Yoshikawa Y et al.: Association of Socioeconomic Characteristics with Disparities in COVID-19 Outcomes in Japan. JAMA Network Open, 4 (7): e2117060, 2021.

UN/UNSDG: COVID-19 and Human Rights: We are all in this together. 2020.

申惠丰：国際人権法−国際基準のダイナミズムと国内法の協調−. 信山社，pp. 118–119, 2013.

立石直子：コロナ禍における家庭内の暴力（DV・児童虐待）の問題から見えてくること．ジェンダーと法，18：38–48, 2021.

棟居徳子：人権の「政策アプローチ」と人権指標の活用．pp. 37–47（矢嶋里絵ほか編：人権としての社会保障−人間の尊厳と住み続ける権利−．法律文化社，2013.

【棟居　徳子】

注 12）近年，人権の尊重における企業の重要性が認識されるようになり，国連では「ビジネスと人権」の枠組みが形成・発展されてきた．

注 13）COVID-19 と人権に関するガイダンスの一覧は，OHCHR ウェブサイト "COVID-19 and its human rights dimensions"（https://www.ohchr.org/EN/NewsEvents/Pages/COVID-19.aspx）を参照.

注 14）例えば，United Nations: 10 key indicators for monitoring human rights implications of COVID-19. A UN framework for the immediate socio-economic response to COVID-19. 2020; OHCHR / UNDP / UNSDG: Checklist for a Human Rights-Based Approach to Socio-Economic Country Response to COVID-19. 2020 など．

188

▶▶▶ II 人間の安全保障

人間の安全保障という概念の生成と普及に，日本は深くかかわってきた．特に1997年のアジアの通貨危機以来，人間の安全保障を対外政策の理念として定着させた小渕恵三（当時外務大臣，後に総理大臣）[注1] と，そして人間の安全保障委員会の共同議長としてこの概念を広く国際場裡に知らしめた緒方貞子（国連難民高等弁務官を経てJICA理事長）の2人の貢献なくしては，人間の安全保障が国内外で人口に膾炙することはおそらく無かったであろう．

筆者は，長年国際協力の実務に携わってきたが，2003年に緒方貞子がJICA理事長に就任して以来，人間の安全保障という考え方を国際協力において，いかにして実効的に実践するかという問いを立てて仕事をしてきた（戸田，2009）．

ここでは，人間の安全保障の意味とその時代背景を鳥瞰し，特に人権との関係を整理した上で，人間の安全保障がグローバルヘルスにおいて，どのような影響を与え，あるいは実践されているのかについて考察する．最後に，これからの「新しい世界」における人間の安全保障の意義について述べる．

1. 人間の安全保障とは

人間の安全保障が国際社会で広く知られるきっかけとなったのは，国連開発計画（UNDP）の1994年版人間開発報告である（外務省，2021）．この報告では，人間の安全保障を「飢餓・疾病・抑圧等の恒常的な脅威からの安全の確保と，日常の生活から突然断絶されることからの保護の2点を含む包括的な概念」であるとし，21世紀を

目前に開発を進めるに当たり，「個々人の生命と尊厳を重視することが重要である」と指摘している．

1990年代後半，特にアジアの通過危機以来，日本政府は人間の安全保障を対外政策の理念として掲げてきた．外務省のホームページでは，「人間の安全保障とは，人間一人ひとりに着目し，生存・生活・尊厳に対する広範かつ深刻な脅威から人々を守り，それぞれのもつ豊かな可能性を実現するために，保護と能力強化を通じて，持続可能な個人の自立と社会づくりを促す考え方」であると説明している．

2003年，ノーベル経済学賞を受賞したAmartya Senと緒方貞子を共同議長とする人間の安全保障委員会は，アナン国連事務総長（当時）への報告で，人間の安全保障を「人間の生にとってかけがえのない中枢部分を守り，すべての人の自由と可能性を実現すること」と定義した（人間の安全保障委員会，2003）．

2012年9月12日に採択された「人間の安全保障に関する国連総会決議」（A/RES/66/290）では，「人間の安全保障は，加盟国が人々の生存，生活[注2]及び尊厳に対する広範かつ分野横断的な課題を特定し対処することを補助するアプローチであることに合意する」と規定し，その上で人間の安全保障に関する国連総会での議論を継続すべきものと決定している．

人々の命や暮らしや尊厳を守ることの大切さ，そのためにさまざまな脅威に対処していかなければならないこと，さらに人々は（国や社会によって）保護されなければならないと同時に，人々が自らを守る力をつけていかなければならないとい

注1) 当時，小渕恵三のブレーンとして，武見敬三（当時外務政務次官），山本正（当時日本国際交流センター理事長）ほか政官民の識者が，日本がグローバルアクターとしての役割を果たす思想的支柱として人間の安全保障を日本の政策理念とすべし，という議論を展開していた．
注2) 外務省の仮訳では，「livelihood」が「生計」と訳されているが，同省のホームページにおける人間の安全保障の説明とも平仄を合わせ，「生活」としておく．

うこと．これらは長い人類史の中で，人権や倫理をめぐってすでに語り尽くされてきたという見方もあるかもしれない[注3]．しかしそれにもかかわらず，なぜ人間の安全保障という考え方が生まれ，世界で注目され，議論されることになったのか．

2．人間の安全保障の時代背景

　1941 年の大西洋憲章で謳われた「恐怖と欠乏からの自由」は，国連憲章に引き継がれ，第二次世界大戦後の新しい世界がめざすべき大きな目標となり，日本国憲法の前文にも取り入れられた．日本国憲法前文では，「われらは，全世界の国民が，ひとしく恐怖と欠乏から免れ，平和のうちに生存する権利を有することを確認する」と明記されている．しかし，戦後復興と経済発展を通じ，冷戦が激化するにつれて，「恐怖からの自由」と「欠乏からの自由」は切り離され，それぞれを異なるアクターが担う仕組みが定着した．

　1989 年 11 月，ベルリンの壁が取り壊され，同年 12 月 2 日，米国のブッシュ大統領とソ連のゴルバチョフ書記長の会談がマルタで行われ，冷戦の終結が宣言された．しかし，冷戦の終結は，冷戦構造という世界を規定する枠組みの崩壊でもあった．社会の安定化装置の崩壊は，特に貧しく脆弱な低・中所得国の不安定化を促し，各地で武力紛争が勃発する結果となった．その多くは国家間の紛争でも純粋な内戦でもなく，域内外の多様なアクターの直接間接の影響を受ける武力紛争であり，貧困や環境破壊を伴って，「複合的な人道上の危機（Complex Humanitarian Emergencies）」を招いた（CDP）．しかも，それらは特に最貧国において常態化した（戸田，2001）．これらを通じて主権国家を軸とした

世界観は，再考を迫られることになった（Joel, 1999）[注4]．

　国連開発計画による 1994 年の人間開発報告は，そのような危機が進行し慢性化する中で発表されたが，同報告は，安全保障は旧来領土の保全や国家利益など，人々よりも国家とのつながりが強かったとの認識を示し，冷戦の影が薄れていく中で，恐怖と欠乏から逃れ，安心して日常生活を送りたいという普通の人々に焦点をあて，人間の安全保障という概念を打ち出した．同報告では，安全保障を，経済，食糧，健康，環境，個人（特に暴力，恐怖からの自由），地域（社会的弱者の保護など）および政治という 7 つの側面から多面的に論じている．

　1997 年 7 月のタイにおけるバーツ急落に始まったアジアの通貨危機は，これまで比較的順調に成長を続けていたアジア諸国の経済状況を一気に悪化させ，特に都市貧困層が急増した．この危機はアジアにとどまらず，1998 年にロシア，1999 年にブラジルなどに飛び火し，日本においても消費税導入などのタイミングと重なり，金融不安を引き起こした．冷戦構造崩壊後に急速に進んだ経済のグローバル化における各国経済の脆弱さが露呈された．特に経済発展を順調に続けていた国においても，人々は貧困に陥るリスクを常に抱えているという事実に直面し，その脆弱さを克服するためには，グローバル化の流れに他律的に自国経済を委ねるのではなく，自国の経済社会を担う質の高い人財を育成・確保していかなければならないという教訓となった．

　1998 年 5 月，小渕外相（当時）は，アジアの通貨危機に関するシンガポールにおける演説で「人間の安全保障」の理念を日本外交に取り込むことを公式に表明し，アセアン地域各国において

注3）　2004 年以降，人間の安全保障を政府部内や JICA 内での普及を試みる際に，この概念の付加価値がどこにあるのか，これまでのやり方，考え方と何が異なるのか，がしばしば議論となった（戸田，2009）．

注4）　ちなみに人間の安全保障との対比において，「保護する責任」という概念が国際場裡で議論されることがあったが，これはまさに主権国家が人々を守ることができない場合に，国際社会がこれに代わってその責任を果たすべきだという主張であり，いくつかの国連加盟国から強い批判にさらされた．2012 年の国連決議が示すように，国家安全保障との補完性を謳う人間の安全保障は，この点で明確に一線を画することになっている．

自国の発展を担う人財育成の重要性を強調した．総理就任後も，東京，ハノイでの演説，1999 年および 2000 年の施政方針演説と，逝去直前まで一貫して「人間の安全保障」理念の重要性を訴えた．

　戦後復興と経済発展のプロセスを通じ切り離されてしまった「恐怖からの自由」と「欠乏からの自由」を人間の安全保障という概念によって再び統合的に取り組む必要性は，日本から世界に発信されてきたといえる．さらに，人々の命と暮らしと尊厳を守ることは，主権国家の専管事項ではなく，国際社会が，地域社会が，そして人々一人ひとりが向き合っていかなければらなない課題として認識されるに至った．人間の安全保障は，このような時代の流れを背景として生成し，日本や国際社会が掲げる理念の 1 つとして重視され，今日に至っている．

3．人間の安全保障と人権

　人権という概念は，人類社会のあるべき姿を考えるに際して欠かすことのできない概念である．Sen は，「人権と人間の安全保障は，互いに効果的に補いあえる」と主張している（東郷，2006）．人権は，元来，あるべき姿を語る規範的あるいは倫理的概念である．一方，その人権をどのようにして保障すべきか，という問いには答えていない．自由権，平等権から社会権までの多様な基本的人権を保障するために，国や社会の限られた諸資源をどのように配分するかについては何も示していない．

　David Easton は，政治を「社会に対する価値の権威的配分（authoritative allocation of values for a society）」と定義した（Easton, 1953）．「価値」は「限られた希少な資源（有形無形の多様な資源）」と読み替えることができる．政治とは，まさに世の中にある限られたさまざまな資源を，誰が，誰のために，何のために，どのようにして使うか，という問いに対する答えを見つけ，それを実践するものである．さらに「権威的」

であるということが重要となる．配分の行為者や社会の成員一人ひとりが，あるいは（虚構かもしれないが）社会が全体として納得するように配分されるときに当てはまるものであり，そうである限りにおいて当該社会において有効な理念であると看做される．

　人間の安全保障は，このような文脈において人権を補完する概念，あるいは国際社会，あるいはそれぞれの国や社会の状況において，より重要とされる人権を実効的に保障するために有効な概念として位置づけることが可能である．人間の安全保障は，人々一人ひとりの命，暮らしと尊厳という人間存在の中核的部分が守られることを主張している．何が中核となるかについては，それぞれの時代，国，社会，個々人が置かれた状況において異なる．しかし，いかなる状況においても，この中核的部分を守ろうという強い主張は，多様な人権の中で何を優先すべきかという判断の基準となる．しかも，豊かな国から貧しい国まで，あるいは同じ国，社会にあっても恵まれた人々から困難な状況にある人々まで世界中を見渡して，それぞれの中核的部分が守られるように，そして特にその部分が危機にさらされている人々の人権を優先的に守ろう，という指導原理でもある．

　人間の安全保障は人権保障の方法，つまり人権をどのようにして守るかについても重要な示唆を与えている．2012 年の国連決議において「人間の安全保障は，すべての人々及びコミュニティの保護と能力強化に資する，人間中心の，包括的で，文脈に応じた，予防的な対応を求めるものであること」とした．人々やコミュニティは単なる保護の客体であるのみならず，自らの人権を主体的に保障する存在であり，そのためにも人々の能力強化が不可欠であり，かつ人々を中心に据えた予防的で包括的な対応が重要である．特に，諸資源の希少性制約が厳しい貧しい国々では，今般のコロナ禍のように想定を越えた大きな脅威に対処しなければならないときに有効である．日本ではあまり知られていないが，2020 年のコロナ禍の初期段階，あるいは第一波において，うがい，手洗

い，手製のマスク，ソーシャルディスタンスなど
の人々の行動によって，多くの貧しい国々が，危
機的状況を回避し，多くの命を救ってきた（JICA，
2020）．パンデミックの初期段階において，諸
資源の希少性制約があっても，人間の安全保障が
強調している自助や共助は社会のセーフティガー
ドとして有効であった．

4．グローバルヘルスと人間の安全保障

　「AIDS という病気に対処するのか，その患者
の窮状に目を向けるのか，患者の家族を含めたコ
ミュニティをみるのか，さらに治療か予防か，命
か生活か尊厳か，施療か啓発か，彼らを助け保護
するのか，彼ら自身の能力強化か…，人間の安
全保障という考え方を念頭に置いたとき，これら
の問いが矢継ぎ早に浮かんでくる．そして限ら
れた資源で，その時，その場でなすべきことが
見えてくる」．筆者にこう語ってくれたのは，10
年にわたり UNAIDS のトップを務めた Michel
Sidibé（元マリ保健大臣）である[注5]．

　グローバルヘルスの領域でなすべきことは極め
て広汎にわたる．一方で，われわれが限られた資
源で，限られた時間の中で，できることは限られ
ている．伝統的な保健医療の分野の中だけでも，
さまざまな疾病の特徴を踏まえた対策，予防，早
期警戒から治療に至るまで，なすべきことが数多
くある．また，これらの対策を統合的かつ効果的
効率的に遂行するためには，医療施設を整備，維
持し，医療保険，介護制度などの政策制度を整備
し，保健システムを強化しなければならない．ま
た保健セクターを担う人財を育成・確保し，仕組
みを動かしていくための財源を持続可能なかたち
で捻出していかなければならない．さらに，水・
衛生，教育，食糧・栄養，運輸・交通からエネル
ギーに至るさまざまな分野間の協働も不可欠であ
る．

　無数ともいえる選択肢の中で，「日本らしい」

グローバルヘルスの事例を紹介する．

　1 つは，低・中所得国各地での医療サービスや
医学研究の拠点となる組織・人財への支援であ
る．ケニアの医学研究所とガーナの野口記念研究
所に対しては，1979 年から支援を開始し，現在
も施設能力の強化や中核人財育成のための支援が
継続されている．アフリカでは同様の支援を，ザ
ンビア，ナイジェリア，コンゴ民主共和国などに
ついても行っており，アフリカ全域の疾病対策能
力を強化するために，アフリカ疾病対策センター
（Africa CDC）や日本の大学，欧米の研究機関ほ
か多くの関係機関と連携している．人間の安全保
障が謳う「保護と能力強化」，とりわけ後者の能
力強化（エンパワメント）は，一朝一夕には達成
できない．自立をめざした支援を長期的に継続す
ることによって，当該国・社会において「汎用性
の高い」強靱性が生まれる．現にこれらの組織と
人財は，当該国のみならず域内の拠点となり，エ
ボラウイルス病対策や COVID-19 対策の最前線
で活躍している．

　また，ドイツの妊婦手帳を改良して日本で考案
された母子手帳は，インドネシアやモンゴルはじ
め，いまや 50 カ国を超える国々の 2 千万組の
母子によって活用され，世界で 1 年間に生まれ
る 1 億 4 千万の新生児のうち 7 人に 1 人に裨益
している．ベトナムでは，20 を超えるワクチン
カードや成長記録を，母子を中心に据える観点か
ら母子手帳一冊にまとめた．パレスチナではアラ
ビア語としてははじめてのの母子手帳が国連パレ
スチナ難民救済事業機関（United Nations Relief
and Works Agency for Palestine Refugees in
the Near East：UNRWA）のもとで開発され，「命
のパスポート」として普及しており，戦火が絶え
ない厳しい状況下においても継続的な使用が可能
となるようにデジタル化もされている（写真 6–
1）．

　タイでは，高齢化における課題先進国である日
本の制度を参考に，地域包括ケア制度を都市や農

注5）2019 年 8 月，第 7 回アフリカ開発会議出席のために，ニジェールの保健大臣として訪日し，筆者と面談したときのコメント．

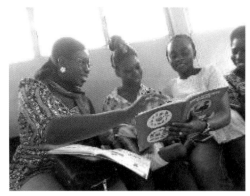

写真 6-1　ガーナで広まる母子手帳
妊産婦の安全と健康にも，「最初の千日」の栄養対策にも，母子
の感染症対策にも，この1冊が最大の武器となる．
（写真は JICA 提供）

村それぞれの実情に即して発展させようとしている．タイは，高齢者の命と暮らしと尊厳を守るために包括的に支援するための仕組みとして，特に，日本のケアマネジャー制度に注目している．高齢者は医療面のみならず，経済，社会面を含め，さまざまな課題に直面している．ケアマネジャーの制度はそれぞれを所管する役所においてバラバラに対応するのではなく，高齢者を中心に据えて包括的に支援しようとするものであり，この点をタイ政府は高く評価して取り入れようとしている．これらはまさに人間の安全保障を表象する活動であるといえる．高齢化対策は単なる高齢者の疾病対策ではない．「健康な高齢化」（Healthy Aging）をめざすことが重要である．日本における実践とそこから得られる経験値や教訓に対して世界が注目しており，アジアや中南米をはじめとして世界中から日本との協力を望む声があがっている．

5．「新しい世界」における人間の安全保障の実践

　コロナ禍を経て激変した「新しい世界」において，人間の安全保障の意義はどのように変化するであろうか？　また，その変化は，グローバルヘルスに貢献しようとするわれわれの活動の在り方に対してどのような影響を与えるであろうか？

　地球上のすべての人々が安全にならない限り，誰も安全ではない（No one on the globe is safe until everyone is safe）．コロナ禍を通じ，人間の安全保障は，貧しい国や恵まれない人々を守るためだけの理念ではなく，われわれを含む全世界の人々が協働して初めて達成できるものであることをわれわれは学んだ．健康の重要性，そして健康を支える医療と関連するあらゆる社会活動の重要性を改めて認識した．一方で，国際社会が再び分断される危機にも直面している．コロナ禍による社会経済的被害は 1929 年の大恐慌に匹敵する可能性もある．特に脆弱な国々の人々はこの被害を乗り越えるために，乏しい資源を投じて復興のための長い困難な道のりを歩まなければならない．本来これらの貧しい国々を支援することが期待される多くの高所得国も，自国におけるコロナ禍との戦いのために国内総生産（Gross Domestic Product：GDP）の1割を超える財政出動を行い，今後もさらなる財政支出を迫られることになろう．このような状況において，国際協力をさらに推進しようとする主張は，各国国内世論の批判にさらされる可能性もある

　コロナ禍は，また「人々のつながり」に対して新しい意味と方法論を与えた．物理的な移動を伴わずに，われわれは世界各地の人々とつながることの可能性に目覚め，そのつながりを通じて，お互いを励まし合い，あるいはそれぞれの経験値を共有し，啓発しあうことの価値を学びつつある．緒方貞子は，人間の安全保障を語る際に，個人（person/individual）ではなく，人々（people）という言葉にこだわり続けた．難民や国内避難民，あるいは，紛争と貧困の惨禍に見舞われた脆弱国の実態をつぶさに体感してきた彼女は，バラバラのか弱い個々人ではなく，人と人のつながり，連帯の中にパワーと可能性を見い出し，そこを支援しようと世界を奔走し続けた．

　われわれがこれから生きようとする「新しい世界」は，連帯と分断の分け目を表象する切り立った分水嶺の上にある．だからこそ，人間の安全保障はその意義を増すであろう．世界の人々の健康

を願うグローバルヘルスにかかわる人々にとっ
て，それぞれの努力が単なる「小さな成功物語」
に終わらないために，自らの試みと学びについて
常に可視化を心がけ，発信し，自らを批判にさら
す勇気が必要とされている．人間の安全保障は，
そのような挑戦を恐れない人々の背中を押す力を
持った概念である．

【文　献】
CDP：Complex Humanitarian Emergencies.
　　https://disasterphilanthropy.org/issue-insight/
　　complex-humanitarian-emergencies/
Easton D: The Political System: An Inquiry into
　　the State of Political Science. Knopf, 1953. (山
　　川雄巳：政治体系−政治学の状態への探究−．ぺり
　　かん社，1976.)
外務省：分野をめぐる国際潮流．2021．https://
　　www.mofa.go.jp/mofaj/gaiko/oda/bunya/
　　security/index.html
JICA: To our friends and partners fighting against
　　Covid-19 in Developing Countries. 2020.
Joel H et al.: Ethics & International Affairs.
　　Georgetown University Press, 1999.
人間の安全保障委員会：安全保障の今日的課題−人間
　　の安全保障委員会報告書−．朝日新聞社，2003.
Sen A 著，東郷えりか訳：人間の安全保障．集英社，
　　2006.
戸田隆夫：開発援助における『人間の安全保障』の主
　　流化プロセス−組織と理念を媒介として社会変革の
　　可能性−．名古屋大学大学院国際開発研究科博士論
　　文，2009.
戸田隆夫：環境，平和の相関を踏まえた国際協力の
　　新たなパラダイムの構築．東京大学大学院新領域
　　創成科学研究科修士論文，2001.

【戸田　隆夫】

▶▶▶ Ⅲ　研究倫理

1．グローバルヘルスにおける研究倫理の重要性と関連指針

　グローバルヘルスは，健康格差を取扱い，また社会的に脆弱な人々を対象とすることが多い分野である．どのような研究においても倫理的配慮が求められるが，グローバルヘルスに関する研究では，高所得国の研究者が低・中所得国の人々を対象として研究することも多く，そこにはパワーの不均衡が存在する．自分とは異なる文化・社会に生きる人々を対象とし，経済的弱者，少数民族，移民，難民など，社会の中でも特に脆弱な人々が研究対象に含まれるため，倫理的配慮には十分な注意を要する．

　日本において研究倫理の基盤となっている指針はいくつかある．なかでも，2021年3月に「ヒトゲノム・遺伝子解析研究に関する倫理指針」と「人を対象とする医学系研究に関する倫理指針」を統合して制定された，「人を対象とする生命科学・医学系研究に関する倫理指針」（文部科学省，厚生労働省，経済産業省，2021）はグローバルヘルス研究においても重要な指針である．

　国際的な研究倫理指針としては，人体実験について10の倫理原則を示したニュルンベルク綱領（1947年），世界医師会が1964年に制定したヘルシンキ宣言（2013年改訂），研究倫理の体系的枠組みを示したベルモント・レポート（1979年）が有名である（福岡臨床研究倫理審査委員会ネットワーク）．ヘルシンキ宣言は，脆弱な集団と個人は特別に配慮されるべきであるとした．そして「脆弱な集団を対象とする医学研究が正当化されるのは，その研究が当該集団の健康上の必要性と優先事項に応えるものであり，かつ，その研究が脆弱でない集団では行えない場合に限られる．さらに，その集団は，研究結果として得られる知識，技術，介入手段から利益を得ることのできる立場に置かれるべきである」と述べている．

　ベルモント・レポートも同様に，「人種的少数派，経済的に恵まれない人々，重病人，施設収容者のような特定の集団は，研究が実施される環境で利用しやすいことから，研究対象者となることを求められがちである．しかし，彼らの依存的な立場や，彼らの自由な同意能力はしばしば損なわれていることを考慮すると，単に管理上都合がいいという理由で，または，病気や社会経済状況のために操作しやすいという理由で，研究の対象にされる危険性から，彼らは保護されるべきである」と示している．

　グローバルヘルスにおける研究では，このような脆弱な人々が対象となる可能性が高い．加えて，高所得国の研究者が資金や機器を持ち込んで低・中所得国をフィールドにして研究する，という構造が生じやすい．これに対して国際医学団体協議会（CIOMS）は，「人を対象とする健康関連研究の国際的倫理指針（CIOMSガイドライン）」（CIOMS, 2018）を公表した．低・中所得国をフィールドとする研究に関する指針も示されているため，このガイドラインを少し詳しく取り上げたい．

2．人を対象とする健康関連研究の国際的倫理指針（CIOMSガイドライン）

　これはCIOMSがWHOとの協力において作成したものである．1982年に初版が公表されてから改定を重ね，現在は第4版（2016年）が利用されている．CIOMSガイドラインは25の指針で構成されているが（表6-3），ここではグローバルヘルス研究の特徴に関連する指針として，3つの指針を取り上げる．

1）指針2「低資源環境で実施される研究」

　指針2では，「低資源環境にある集団やコミュニティについての研究を実施する計画を立てる前

表 6–3　人を対象とする健康関連研究の国際的倫理指針（CIOMS ガイドライン）の構成

指針1	科学的・社会的価値と権利の尊重
指針2	低資源環境で実施される研究
指針3	研究参加者個人及び集団の選定におけるベネフィットと負担の公平な配分
指針4	研究による個人の潜在的ベネフィットとリスク
指針5	臨床試験における対照の選択
指針6	研究参加者の健康ニーズに対するケア
指針7	コミュニティの参画
指針8	協力的パートナーシップと研究及び研究審査に関する能力育成
指針9	インフォームド・コンセントを与える能力のある個人
指針10	インフォームド・コンセントの修正・免除
指針11	生体試料及び関連データの収集・保存・利用
指針12	健康関連研究におけるデータの収集・保存・利用
指針13	研究参加者への弁済と負担軽減費
指針14	研究と関連する害に対する治療と補償
指針15	弱者である個人及び集団を対象とする研究
指針16	インフォームド・コンセントを与える能力を欠く成人を対象とする研究
指針17	子どもや青少年を対象とする研究
指針18	研究参加者としての女性
指針19	研究参加者としての妊婦・授乳婦
指針20	災害時と疾病アウトブレイク時の研究
指針21	クラスター・ランダム化比較試験
指針22	オンライン環境から取得したデータの利用と健康関連研究におけるデジタル・ツール
指針23	研究倫理委員会の設立と研究審査の要件
指針24	健康関連研究の公に対する説明責任
指針25	利益相反

に…当該研究が，その実施されるコミュニティや集団の健康ニーズ（health needs）や優先順位に対応したものであることを確実にしなければならない」と述べられている．また，研究者の責務として，研究を実施した集団やコミュニティに対し，できる限り速やかに，開発されたすべての介入・製品，生成された知識を，利用できるようにあらゆる努力をすること，必要ならば，地域の医療基盤に対する投資など「追加的ベネフィット」を提供すること，開発された介入や製品を利用できるようにコミュニティと協議することをあげている．

　高所得国の研究者等が自分の研究業績を高めるため，学位を取得するため，学生や研修生に経験を積ませるため，といった興味から低・中所得国で研究を実施し，自国内でのみ結果を公表するような場合，それは研究対象となったコミュニティの優先課題ではなく利益にもならない可能性がある．本指針では，当該研究が，研究対象となる人々にとっても意味があること，当該研究を通じて開発された製品や手法，知識は，そのコミュニティが利用できるよう努力する必要があることを強調し，これを「応答性（responsiveness）」と呼んでいる．応答性を高めるために，その研究はコミュニティの健康課題を解決するための最善の方法に関して新しい知識を提供しうるものであるか吟味する必要があり，研究計画段階から，「コミュニティの参画（community engagement）」を促す努力が求められる．

2）指針 15「弱者である個人及び集団を対象とする研究」

　指針 15 では，「弱者である個人及び集団を研究の対象としようとする場合には，研究者及び研究倫理委員会は，研究の実施において，これらの個人及び集団の権利と福祉が守られるよう特別な保護が与えられることを確実にしなければならない」と記されている．

　貧困層，少数民族，移民，難民，スティグマを伴う疾患をもつ患者などは，グローバルヘルス研

究でしばしば遭遇する脆弱な人々である．これら
の人々は，これまでに不利益を繰り返し被ってき
た可能性があり，身体的，精神的，社会的に傷つ
きやすく，騙されたり容易にプライバシーを侵害
されたりする危険がある．また，意思決定能力が
限られたり，社会的上下関係の影響を受けて研究
協力者となることを拒否しにくい場合もある．指
針は，中絶が非合法である地域における中絶の研
究，研究参加の同意を自ら行うことが許されず配
偶者や男性親族の許可が必要な文化的状況にある
女性などを例にあげ，慎重な配慮が必要であるこ
とを示している．

　弱者である個人および集団は，研究対象から除
外される危険ももっている．例えば，特定のコミュ
ニティでの調査を計画するとき，行政担当者や村
長など，調査実施の承諾を得る必要がある人（ゲー
トキーパー）がいる．そのゲートキーパーが自分
の親族を優先しようとしたり，少数民族を母集団
から除外したりすることで，特定の人々が研究か
ら利益を得られなくなる可能性を考慮する必要が
ある．

　このようなバイアスあるいは差別をできるだけ
少なくするためには，事前に研究フィールドに出
向き，そのフィールドをよく知る人々から情報を
得て，そのコミュニティの社会や文化を理解し，
コミュニティと相談しながら研究計画を立案する
ことが望ましい．

3）指針 20「災害時と疾病アウトブレイク時の研究」

　指針 20 では，「地震，津波，軍事的衝突，疾
病アウトブレイクなどのイベントのもたらす災害
は，これに遭遇した集団の多数の人々の健康に突
然の壊滅的な打撃を与えることになる．災害や疾
病アウトブレイクの健康への影響を低減する有効
な方法を明らかにするためにも，健康関連研究は，
災害対応の不可欠な構成要素とされることが望ま
れる．しかしながら，研究の実施が被災者への対
応に不当に影響するようなことがあってはならな
い」と述べられている．災害時における研究では，

被災者支援を阻害せず，被災者とその社会からの
信頼を得ながら緊急に知識を獲得するという困難
な課題を克服しなければならない．

　指針では研究者等の責務として，急速に拡大し
ていく困難な状況下で科学的妥当性のある結果を
産み出すような研究デザイン，被災者とそのコ
ミュニティにとっての健康ニーズや優先順位に対
応した研究課題あるいは災害発生時でなければ実
施できない研究課題であること，研究参加者の公
正な選定，負担やリスクとベネフィットの公平な
配分，コミュニティの文化の尊重とコミュニティ
の参画，どのような困難な状況にあってもイン
フォームド・コンセントを得ること，研究成果を
被災したコミュニティが利用可能となるようにす
ること，などをあげている．

　COVID-19 のアウトブレイクは，研究論文のア
ウトブレイクももたらした．2019 年 12 月に武
漢で COVID-19 が発生してから現在（2021 年 7
月）までに，COVID-19 関連の論文は，PubMed
で検索できるだけでも 15 万 6 千件を超えた．
2011 年 3 月に東日本大震災が起こったときに
は，その年だけで日本の津波あるいは災害関連の
英語文献は 400 件近く報告されている．

　指針は，このような大災害時に健康への影響を
「低減する有効な方法を明らかにするため」の研
究は不可欠であると認めている．しかし，研究の
実施が被災者の救援や支援に否定的な影響を与え
ることは避けなければならない．

　大きなストレスがかかっているコミュニティに
おける調査では，研究者は被災者を利用している
のではないかと疑念をもたれたり，敵対心をもた
れたりすることもある．被災地の環境は整ってお
らず，研究者自身が健康被害を受けるリスクも高
い．東日本大震災後，母子への影響調査に入った
ある研究者は，抗議の手紙を何通も受け取ったり，
面と向かって抗議されたりした経験をもつ．しか
し，粘り強く説明をし，研究対象者の要望を取り
込んで研究方法を工夫し，何年もかけて，功名を
目的とした一時的なかかわりではないことを示す
ことで，その後被災者の人々と良好な関係を築く

ことができた．

しかし，低・中所得国における災害時研究では，社会や文化をよく知らない地域に緊急救援等で入り，短期間で調査し，本国に帰って分析，結果公表を進めることで，相手の文化・生活・心理に配慮することや，相互理解にもとづく関係を築くことが難しい場合がある．被災地の人々は身体的，精神的に傷を負い，自らの権利を守ることが難しいことを十分考慮し，通常の研究にも増して倫理的配慮が必要である．

災害時や疾病アウトブレイク時の研究は，災害発生に先立って計画することを指針は推奨している．また，倫理審査を迅速に進めるため，臨機応変でフレキシブルな倫理審査の仕組みづくりも必要である．

3．グローバルヘルス研究に関するそのほかの倫理的課題

医療へのアクセスが不十分な地域や人々を対象として研究をするとき，研究途中で受診を要する疾患を発見する場合がある．例えば研究課題が結核や糖尿病に関するものであれば，予め罹患者の発見を想定して，そのときどう対応するかを計画に組み込む必要がある．その一方，研究対象以外の疾患を発見する場合もありうる．CIOMS ガイドラインでは，研究対象以外の疾患に対しても，ケアの提供方法（追加的ケア ancillary care）を計画しておくことを推奨している（指針6）．

非識字者が対象者に含まれる場合，インフォームド・コンセントをどのように獲得するかは難しい課題である．ウィスコンシン大学の倫理審査委員会では，5 ページ以内の文書であれば，研究対象者の前でそれを読み上げ，研究対象者および証人となる人物の両方から署名を受ける，5 ページを超えていれば短縮版を作成してそれを読み上げ，研究対象者と証人の署名を受ける，という方法を提示している（Health Sciences Institutional Review Boards, 2013）．

WHO の研究倫理審査委員会（WHO ERC）は，対象者に理解できる形で研究について説明した上で，非識字者の口頭での同意と拇印，さらに代理人による署名，という方法を提案している．また，口頭での同意を録音することも 1 つの方法である（WHO ERC）．いずれにしても，非識字者にわかるように説明内容を工夫するとともに，本人の意思確認だけでなく第 3 者の立ち合いを求める方法が推奨されている．

4．国際共同研究と海外での研究倫理審査受審

自国以外を研究フィールドとする場合，原則として自国の研究倫理審査だけでなく，相手国の研究倫理審査も受審することが推奨される（CIOMS, 2018）．海外で研究倫理審査を受審する場合には，その国の研究者を共同研究者としその所属大学等で研究倫理審査を受ける場合，相手国政府等の公的組織がもっている研究倫理審査委員会で受審する場合などがある．しかし，複数の研究倫理審査を受けるとルールや強調点が異なり，一方で許可された方法が一方では許可されないなど，複数回の修正が必要な場合があるため，時間がかかるプロセスとなっている（Lauren et al., 2015）．時間に余裕をもって受審することが必要である．

国際共同研究では，役割分担や出版時の authorship をどのようにするかなど，事前に合意しておく必要がある．筆頭著者は調査地の研究者でなければだめだと言われたり，逆に調査地の研究者は，対象者のリクルートや関係者との連絡調整役のみで，研究への実質的関与をさせてもらえないという事例もある（Smith et al., 2014）．後になって支障が生じる場合もあるため，事前に十分協議をし書面で契約を取り交わしておくことが望ましい．

【文　献】
福岡臨床研究倫理審査委員会ネットワーク．The Nuremberg Code．https://www.med.kyushu-u.ac.jp/recnet_fukuoka/houki-rinri/helsinki_

original.html

Council for International Organizations of Medical Sciences（CIOMS）,（日本語訳）渡邉裕司監修：人間を対象とする健康関連研究の国際的倫理指針. 2021. https://cioms.ch/wp-content/uploads/2019/07/Japanese-Translation-CIOMS-Ethical-Guidelines-2016.pdf

Health Sciences Institutional Review Boards: Consent Process for Illiterate Research Participants. University of Wisconsin, 2013. https://kb.wisc.edu/hsirbs/page.php?id=27051

Lauren C Ng et al.: Ethics in global health research: the need for balance. Lancet Glob Health, 3（9）：e516–e517, 2015.

文部科学省, 厚生労働省, 経済産業省：人を対象とする生命科学・医学系研究に関する倫理指針. 2021. https://www.mhlw.go.jp/content/000757566.pdf

Smith E et al.: Authorship ethics in global health research partnerships between researchers from low or middle income countries and high income countries. BMC Medical Ethics, 15：42, 2014.

WHO ERC: The Process of Obtaining Informed Consent. https://www.who.int/docs/default-source/ethics/process-seeking-if-printing.pdf?sfvrsn=3fac5edb_4

【柳澤　理子】

▶▶▶ Ⅳ　移民の健康

1.「移民」とは

「移民（migrants）」の国際的な法的定義は存在せず，国によって異なる．日本でも国としての明確な定義はない（UNHCR）．ただし，移住の理由や法的地位に関係なく定住する国を変更した人々を「国際移民」とみなすことが，多くの専門家の意見である．一般的には，3～12 カ月間の移動を「短期的または一時的移住」，1 年以上にわたる居住国の変更を「長期的または恒久移住」と呼んで区別している．

グローバル化の進展に伴い国境を越える人の数は世界中で増加を続けてきた．COVID-19 パンデミック以前に全世界で「移民」として移動した人の数は，2000 年の約 1.74 億人から 2019 年には約 2.72 億人に増加している（UN, 2020）．その多くは自らの意思で移住した人々であるが，一方で迫害や紛争，災害，食糧不安などによって強制移動を余儀なくされた人口は，2019 年末までに約 7,700 万人に及ぶ．

移民と区別して使用される用語として，「難民（refugees）」，「国内避難民（Internally Displaced Persons：IDPs）」がある．「難民」とは，迫害の可能性，紛争，暴力の蔓延など，公共の秩序を著しく混乱させる事態によって国際的な保護の必要性を生じさせる状況を理由に，出身国を逃れた人々を指す．「難民」の定義は 1951 年の難民条約や地域的難民協定，UNHCR 規程で定められている．また，内戦や暴力行為，深刻な人権侵害や，自然・人為的災害などによって家を追われ，自国内での避難生活を余儀なくされている人々を「国内避難民」と呼ぶ．「国内避難民」も「難民」と同質の困難な状況で支援を必要とすることが多いが，国境を越えていないことから国際条約で難民として保護されていないため，共通の支援を受けにくいという状況も発生している．

また移民の特色として，常にダイナミックなプロセスの途中にあることがあげられる．その状態は「出身地（移動前・再定着）」，「移動中（短期・長期）」，「移住先（一時的・循環的・永久的）」，「帰路移動中」といった「移民のサイクル」のいずれかの段階に分類される．さらに，定められた期間内の滞在を「正規」滞在，それ以外を「非正規」滞在と区別している．

2.「移民の健康」とは

1)「移民の健康」への取り組みの歴史

国境を越えた人の移動の増加に伴い，「移民の健康」も，グローバルな保健課題として重要視されるようになってきた．「移民の健康」を守ることは，世界の富や人口に対して正の効果をもたらしているという複数のエビデンスも示されつつある（UNDESA, 2020）．

第二次世界大戦以降の「移民の健康」に関するグローバル・アジェンダを表 6–4 に示す（Abubakar et al., 2018）．各国政府，複数の国際機関（ILO, IOM, OCHA, WHO, UNHCR など）や非政府組織が移民や難民の支援・保護に取り組んできた．2015 年の「持続可能な開発サミット」では，「誰一人取り残されない」，「いかなる身分でも，人権と保健・社会保護に平等・公平なアクセスが保障されるべきである」ことが強調され，SDGs の 1 つ（10.7）として「安全で秩序のとれた移住や流動性を促進する移住政策」が盛り込まれた．近年「移民の健康」は，高所得国に新興国を加えた主要 20 カ国（G20）が主導する「世界保健サミット」でも，主要議題の 1 つとして取り上げられている．また，2018 年 12 月に採択された「安全で秩序ある正規移住のためのグローバル・コンパクト（マラケシュ・コンパクト）」以降，学術誌 Lancet が Lancet Migration というグローバル・プラットフォームを立ち上げ，「移民の健康」と深く関連するテーマ（UHC や気候

表6-4 「移民の健康」に関するグローバル・アジェンダの歴史的進捗(主要な国際文書・取り組み)

年	関連アジェンダ
1948	WHO憲章(WHO Constitution)
同	世界人権宣言 第25条(Universal Declaration of Human Rights Article 25)
1951	難民の地位に関する条約(UN Convention Relating to the Status of Refugees)
同	「欧州からの移民の移動のための暫定政府間委員会(PICMME)」(のちの国際移住機関(IOM))発足 (Provisional Intergovernmental Committee for the Movements of Migrants from Europe (later IOM))
1966	経済的,社会的および文化的権利に関する国際規約(国際人権規約【社会権規約】)第12条 (International Convenant on Economic, Social and Cultural Rights Article 12)
1990	全ての移住労働者及びその家族の権利の保護に関する国際条約 (International Convention on the Protection of the Rights of All Migrant Workers, and Members of Their Families)
1998	国内避難民に関する指導原則(OCHA)(OCHA Guiding Principles on Internal Displacement)
2010	WHO総会決議 61.17:移民の健康(WHA Resolution 61.17: Health of Migrants)
2012	「WHO欧州:保健2020」発足(WHO Europe: Health 2020)
2015	持続可能な開発サミット「誰一人とりのこさない」(Sustainable Development Summit "Leave No One Behind")
同	第106回IOM評議会「全ての人々のために,終わっていない課題である「移民の健康」へのとりくみを」 (106th Session of the IOM Council "Advancing the Unfinished Agenda of Migrant Health for the Benefit of All")
2016	欧州地域における難民と移民の健康のためのWHO戦略と活動計画2016-2022年 (WHO Strategy and Action Plan for Refugee and Migrant Health in WHO European Region 2016–2022)
同	移民と難民の大規模な移動に関する第71回国際移民と開発国連総会ハイレベル会合,ニューヨーク宣言 (71st UNGAHLD on Large Movements of Migrants and Refugees. New York Declaration)
2017	WHO,IOMスリランカ第2回移民の健康に関するグローバル・コンサルテーション (WHO-IOM Sri Lanka 2nd Global Consultation on the Health of Migrants)
同	WHO総会決議 70.15: 難民と移民の健康増進 (WHA Resolution 70.15: Promoting the Health of Refugees and Migrants)
2018	安全で秩序ある正規移住のためのグローバル・コンパクト(マラケシュ宣言) (Global Compacts for Safe, Orderly and Regular Migration)
2019	WHO総会に「難民と移民の健康のためのグローバル行動計画」提出 (Global Plan of Action on the Health of Refugees and Migrants was submitted to the 72nd WHA in 2019)
2021	WHO「健康と移住に関するグローバル・エビデンス・レビュー」シリーズ第1回「COVID-19時代の難民と移民:公衆衛生と移住の政策・実施の動向整理」出版 (Launch of the WHO Global Evidence Review on Health and Migration (GEHM) series and first report - Refugees and migrants in times of COVID-19: mapping trends of public health and migration policies and practices)

WHO=World Health Organization(世界保健機関)
IOM=International Organization for Migration(国際移住機関)
OCHA=UN Nations Office for the Coordination of Humanitarian Affairs(国連人道問題調整事務所)
UNGAHLD=UN General Assembly High-level Dialogue on International Migration and Development(国際移民と開発国連総会ハイレベル会合)
(Abubakar et al., 2018より改変)

変動など)に関するエビデンスを積極的に発信中である.

2)「移民の健康」:何が特徴なのか?

　紛争,貧困,災害,都市化,気候変動,差別や不平等など,さまざまな理由で移動する移民は,社会の中で脆弱な立場に置かれやすい上に,既存の保健システムの枠組みからも容易に取り残されることが多い.特に,前述した「非正規」滞在中には移住先で「在留資格がないために健康保険をはじめとする社会保護の対象に含まれない」,「失職による生活困窮で住居や食の確保が難しくなっ

た」，「健康状態が悪化しても，保険がなく送還や通報が心配で，必要な医療を受けられない」，といった苦境に陥りやすい．さらに，2020 年以降の COVID-19 パンデミックが，移民が抱えるこれらのさまざまな困難をいっそう悪化させている（WHO, 2021）．

他方，移民の多くは生産年齢人口（15〜64歳）であり，その労働力で移住先の国の経済成長に貢献している．移住先の成人人口における移民の割合が 1% 増えると 1 人当たり国民総生産は 2% 上昇するというデータも示されている（Abubakar et al., 2018）．移民は受け入れ国において，いわゆるエッセンシャルワーク（病院職員，子どものケアや教育，介護，清掃，など）に欠かせない存在となっているのである．また，例えば英国において医師の 37% が他国での免許取得者であるように，高所得国で保健医療専門職として働く移民の割合も増えている．「健康な移住」を果たしたあらゆる立場の人々がその後も移住先の社会で生涯健康に暮らしていけるよう，継続的な保健医療サービスの充実も必要である．

このように，世界における「移民」の状況はきわめて多様であり，その状態は常に流動している．そのような背景をふまえ，「移民の健康」の特徴として，次のことがあげられる．

① 年齢・性別・在留資格にかかわらず，すべての移民は必要なときに十分な質の保健医療サービス（医薬品やワクチンも含む）にアクセスできるべきであるとされている（UN, 2020）．しかし現実には，移住先の一般人口と比較すると，移民のサービスへのアクセスは制限されている場合が多い．

② 「健康な移住」の実現には，水・食・住居・清潔な環境といった，保健を越えた生活全般にかかわる横断的な決定要因が深く関連する．そのためにマルチセクター間の連携・協働が重要である．

③ 移住先での健康な生活のために，ライフコースを通じた保健医療サービス（例：周産期を含む女性と子ども，思春期，精神，障害者，LGBTQ，高齢者）が求められる．そこには，保護者を失ったり家族から離れたりした子どもや心的外傷後ストレス障害へのケア，出身地域での罹患率が高い疾病の早期対処など，母国での経験にもとづいた対応も含まれる．さらに，生産年齢人口には労働衛生・安全対策のニーズも大きい．

④ 外国人が移民として保健医療サービスを利用する際には「言葉の壁」，「文化の壁」，「制度の壁」などいくつものバリアが存在する．それらの解決のために，多言語通訳に加えて，関連要因（在留資格・衣食住・就労・教育・家庭・生活困窮，など）に包括的に対応する「文化的仲立ち」が必要である．

⑤ 生産年齢人口が多い移民は受け入れ国住民より健康であることも多い．「高所得国に定住した移民はその国の住民より長生きする」，「その効果は在住期間が長くなるほど減少・消失する」という「健康な移民効果」説も存在する．しかし，関連要因の多様性・複雑性を考慮するとさらなる研究が必要である（小堀ほか，2017；Abubakar et al., 2018）．移民の短期・長期的な疾病罹患や死亡に関するデータは，その収集の困難さから未だ十分とはいえない．移民の健康に関する真のニーズを把握して根拠に基づいた介入を実施するために，情報システムの整備と活用および同分野における継続的な研究への取り組みが，今後ますます重要となる．

3．世界における具体的な取り組みの事例

1）ヨーロッパ連合（EU）諸国の医療支援制度

移民を多く受け入れてきた EU 諸国には，非正規滞在者を含めた健康保険を持たない移民も，緊急時には最低限の医療サービスにアクセスできる緊急医療支援制度（Urgent Medical Aid：UMA）がある（Vanneste et al., 2020）．UMA は保健医療サービスへのアクセスの公平性を守るための取り組みであり，運用の課題も指摘されて

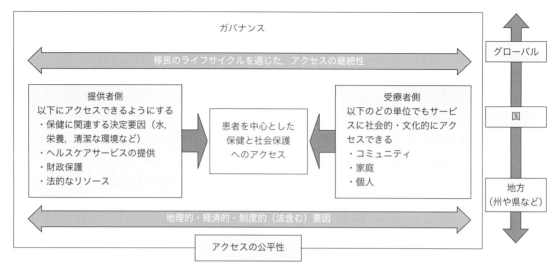

図6-1　移民の保健・社会保護へのアクセスのための保健システム枠組み
（Abubakar et al., 2018 より改変）

いるものの，移民が緊急に医療を必要とする際に重要な役割を果たしている．国によってはUMAに加え，母子や感染症診療の支援制度も存在する（Spencer et al., 2015）．

2) タイの「移民にやさしい保健サービス（Migrant-friendly health services）」政策

東南アジアの周辺諸国から移民労働者を受け入れてきたタイでは，2003年より，移民と保健医療従事者間の「言葉の壁」や「文化の壁」を取り除くため，通訳や「文化的仲立ち」を取り入れたサービスの提供を推進している（Kosiyaporn et al., 2020）．「移民の健康」に関する明確な政策・規則の制定や研修コースの標準化により，自らが移民でありかつ保健医療従事者や保健ボランティアでもある人材を積極的に活用して，「移民にやさしい」保健システムの構築に努めている．

3) スリランカの政府一体となった「移民の健康」へのアプローチ

2010年に，WHO総会で初めて「移民の健康」への取り組みの進捗状況を報告した国スリランカでは，多省庁連携のメカニズムが構築されている．保健省内にIOMの支援で設置された「移民の健康事務局」が，12省庁からなる「国家ハイレベル委員会」と，省庁・支援団体・大学や市民団体など幅広い構成員からなる「技術タスクフォース」を運営している（Ministry of Sri Lanka, 2011）．移民の健康政策について保健省が他セクターに呼びかけ，マルチセクトラル・アプローチを実践している好事例である．

4.「移民の健康」と深く関連する社会保護

「移民の健康」において，グローバルな公平性（equity）として保障され平等にアクセスされるべき必須分野として，「保健」と並列にあげられているのが「社会保護（Social protection）」である．社会保護とは，国際的には「社会保障（Social security）」とほぼ同義で使用されている用語である．国民保険や就労支援といった制度のみならず，リソースの提供を通じて貧困の削減に寄与する全ての社会政策を指している．

移民の保健・社会保護へのアクセスのための保健システムの概念図を図6-1に示す．この図では，各人が確実にサービスにアクセスできるために必要な要素を，サービスの提供・受療の両者側からあげている．提供者側の要素としては保健の決定要因（水，栄養，清潔な環境など）・ヘルス

ケアサービスの提供・財政保護・法的なリソースがあげられる．一方，受療者側には個人・家庭・コミュニティいずれの単位としても社会的・文化的にもサービスにアクセスできるという要因が含まれる．どちらの側も地理的・経済的・制度的な要因に影響され，それらの要因はさらに，ガバナンス・制度側が移民を含む人々の権利をどのように定義して保護するかという点に大きく影響される．また，制度の中で法整備に関しては，グローバルな移民政策のみならず自国内・二国間・地域内・多国間といった複数のマクロレベルに目を向ける必要がある．この図が示すように，移民の健康をめぐる課題はきわめて広範に社会課題と結びついており，特に社会保護に関する十分な配慮なくして解決することはできない．

5．日本国内の現状と取り組み

1）受け入れ国としての歴史

　日本では 1970 年代後半，インドシナ難民問題をきっかけに，難民・移民に関する議論が急速に高まった（外務省）．その後 1980 年代後半には，バブル景気で労働力不足が深刻化した日本に，南米やタイ，フィリピンから多数の外国人が労働者として来日し定住した．こうした人々は，第二次世界大戦前・戦中に植民地支配の一環として東アジア諸国から移り住んだ「オールド・カマー」と区別して「ニュー・カマー」と呼ばれている．その後，日本に在住する外国人は，2020 年 12 月時点には約 288.7 万人（国内人口の 2% 強）まで増加している（入国管理庁，2021）．

2）現状と COVID-19 パンデミックの影響

　現在，日本の外国人労働者約 172.5 万人のうち約 45% を占めるのは，技能実習生（約 40.2 万人）と留学生のアルバイトなどの「資格外活動」の人たち（約 37 万人）である．外国人技能実習制度は「低・中所得国の人材育成」を目的として 1993 年に制度化されたが，現実には，人口減少・高齢化が急速に進む日本において，農業や製造業

などの労働力不足対策の一翼を担っている．来日前の借金や転職制限などに関する強制の被害に対して，制度運用の改善が国際的に勧告されている（U.S. Department of State, 2021）．

　このように，就労目的ではなく来日した就労外国人は，日本の社会経済活動に不可欠な存在となっている．一方で，COVID-19 パンデミックの影響により生活困窮者が増え，必要な保健医療サービスへのアクセスが困難という厳しい状況に置かれている（厚生労働省，2021）．さらに，帰国待機中に在留資格を失った留学生や失踪した技能実習生など，数万人規模の非正規滞在者が支援を必要としている．しかし，アクセスの権利は在留資格に制度上大きく左右されるため，住民票がない場合（例：3 カ月以内の短期滞在，オーバーステイ，仮放免）には健康保険に加入できない．加えて在留資格を問わず受療できるサービスについて当事者も日本人関係者も知らないことがあり，必要なサービスが適切かつ十分に行き届いていないという現状がある．

3）外国人の保健医療サービスへのアクセス改善 のための道筋づくり

　外国人がサービスにアクセスしやすくなる第一歩として，まずは正確な情報を適切に届ける必要がある．現在までに，遠隔サービスを含む医療通訳の拡充，多言語および「やさしい日本語」による情報提供，外国人在留支援センター（Foreign Residents Support Center：FRESC）による外国人相談支援，全国地方公共団体の多文化共生総合相談ワンストップセンター窓口での支援，などが行われてきた（内閣府，2020）．日本における「外国人相談」は，前述したタイの「文化的仲立ち」にあたるといえるだろう．COVID–19 感染拡大を契機として，今後はさらに次のような点に留意した取り組みが求められる．

①多くの外国人にとって唯一最大の情報源は，母国語で書かれた Facebook などの SNS である．公的機関のホームページは多言語でも見る人は少なく，その要約を各言語で発信している「イ

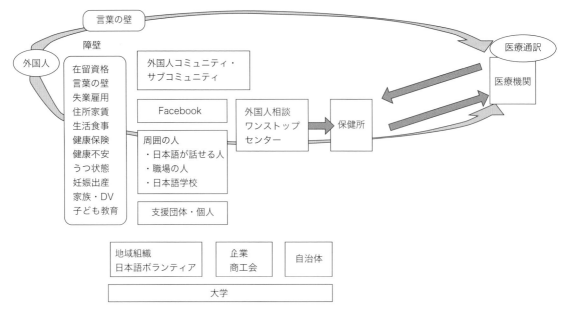

図 6−2　日本における外国人の保健医療アクセスに関する障壁・道筋・関係者（施設・団体）（MINNA, 2020）

ンフルエンサー」の役割が大きい.

②外国人が困ったときに必要なサービスにたどり着くためには, 周囲の日本人からの支援が重要である. 企業・自治体・技能実習受け入れ団体などの他, 日本語ボランティアや民生委員など, 地域の人々が「いざという時」の助けになる. また各外国人コミュニティのキーパーソンとの協力も欠かせない（移住者と連帯する全国ネットワーク, 2019）.

③健康保険や在留資格の他にも困窮・就労・衣食住・家庭など, さまざまな問題を抱えている人々のニーズに包括的に対応する窓口として「外国人相談」が全国に設置されている. しかしそのことを知らない外国人・日本人がまだ多い.

④「外国人相談」の利用を促進し保健所や医療機関などへの相談・受診につなげることで, 検査・療養・診療といったさまざまな場面での困難を解決できる可能性がある.

図6−2に, 外国人の保健医療アクセスに関する障壁・道筋・関係者（施設・団体）を示す. 感染予防とサービスへのアクセス改善のためには,

全体の情報の流れを改善するとともに, 外国人相談が保健所や医療機関につながるための道筋を整え太くすることが重要である.

6．実践に必要なコンピテンシー

グローバル化が進み, COVID-19 パンデミックという共通の試練に直面した 21 世紀の世界において, 「移民の健康」にかかわる実践者には, 保健課題と取り巻く広い分野への知見, 他分野のプロフェッショナルたちと協働して世界をよりよく変えていくためのコミュニケーション力がますます求められる. そして, その「根っこ」となるものは, 「もし自分が移民という立場だったら」という「想像力」ではないだろうか. 「移民の健康」は遠い世界の「他人事」ではなく, 移民の健康をまもることは, 移民を受け入れる社会全体の健康をまもることにつながる. 多様性のある社会は「レジリエンス（回復力）」が高く, 豊かで強くなる（稲葉, 2019）. 現在世界や日本のどこかで起こっていることは, 私たち自身と大切な人々, そしてそのよりよい未来につながっている. 近所のコン

ビニエンスストアや工事現場で働く外国籍の方達それぞれの人生の「物語」に思いを馳せてみてほしい.

【文献】

Abubakar I et al.: UCL-Lancet Commission on Migration and Health. Lancet, 392 (10164): 2606–2654, 2018. https://migrationhealth.org

移住者と連帯する全国ネットワーク：外国人の医療・福祉・社会保障相談ハンドブック. 明石書店, 2019.

稲葉奈々子：生活世界の論理の政策を実現するために. 移民政策とは何か–日本の現実から考える–. 人文書院, 2019.

小堀栄子ほか：日本在住外国人の死亡率–示唆されたヘルシー・マイグラント効果–. 日本公衆衛生学会誌, 64 (12): 707–717, 2017.

Kosiyaporn H et al.: Strengthening the migrant-friendliness of Thai health services through interpretation and cultural mediation: a system analysis. Glob Health Res Policy, 5: 53, 2020.

厚生労働省：困窮した我が国に在留する外国人への緊急対応方針についての報告. 2021. https://www.mhlw.go.jp/content/12401000/000755666.pdf

Ministry of Sri Lanka: Sri Lanka National Migration Health Policy. 2011.

内閣府：新型コロナウイルス感染症対策分科会（第15回）議事概要. 2020. https://www.cas.go.jp/jp/seisaku/ful/bunkakai/corona15_gaiyou.pdf

入国管理庁：https://www.moj.go.jp/isa/policies/statistics/toukei_ichiran_touroku.html

Spencer S et al.: Outside and In: Legal Entitlements to Health Care and Education for Migrants with Irregular Status in Europe Report. 2015. https://www.compas.ox.ac.uk/wp-content/uploads/PR-2015-Outside_In_Mapping.pdf

U.S. Department of State: Trafficking in Persons Report: Japan. 2021. https://www.state.gov/reports/2021-trafficking-in-persons-report/japan/

UN: Global Compacts on Refugees and for Safe. Orderly and Regular Migration, Objective15 (e), 2018. https://migrationnetwork.un.org/sites/default/files/docs/gcm-n1845199.pdf?fbclid = IwAR2ij3YjJUZsIbWx4GWyGqL95dqvH30S47jBmvH6_qJhUNf1nUw6FSatpiQ

UN: Policy Brief: COVID-19 and People on the Move. 2020. https: //unsdg.un.org/resources/policy-brief-covid-19-and-people-move

UNDESA: World Social Report 2020: INEQUALITY IN A RAPIDLY CHANGING WORLD. 2020. https://www.un.org/development/desa/dspd/wp-content/uploads/sites/22/2020/02/World-Social-Report2020-FullReport.pdf

Vanneste C et al.: Urgent medical aid and associated obstetric mortality in Belgium. J Immigr Minor Health, 22 (2): 307–313, 2020.

WHO: Global Evidence Review on Health and Migration, Refugees and migrants in times of COVID-19: mapping trends of public health and migration policies and practices. 2021. https://www.who.int/publications/i/item/9789240028906）

【関連 web サイト】

国際連合広報センター：https://www.unic.or.jp/news_press/features_backgrounders/22174/

国連 UNHCR 協会：https://www.japanforunhcr.org/refugee-facts

IOM: Glossary on Migration. 2019. https://www.iom.int/glossary-migration-2019

外務省：難民. https://www.mofa.go.jp/mofaj/gaiko/nanmin/main3.html

みんなの外国人ネットワーク（Migrants Neighbor Network & Action（MINNA））：http://sdg-mig.org

【岩本あづさ，藤田　雅美】

第7章　実践に役立つ研究手法

【総　論】

　グローバルヘルスは，実践と研究が密接に結びついた学術分野である．各国で保健システム強化や疾病対策に携わっている実務家による研究活動も活発である．現場で得られた研究成果が各国の政策やガイドラインに活かされ，さらには国際機関による目標やガイドライン，低・中所得国への支援目標の設定に利用されている（Koh et al., 2010）．現場で活躍している実務家には研究成果を読み，そして研究を実施し，発表するスキルが求められている．また，研究者も，研究成果を研究のためだけにせず，現場で活かせるものかどうか考え，現場での活かし方を発信していく必要がある．

　政府や非営利組織，研究機関など日本発のグローバルヘルス協力においても，モニタリング評価や研究成果の還元など，実践と研究を結びつける取り組みが進んでいる．一方，評価や研究を実際に行うのは，高度な知識とスキルをもつ一部の人たちだけだと捉えられがちである．

　そこで，本章では，「実践に役立つ研究手法」として，研究成果を読み，発信することに関心のある実務家や確かな研究手法や解析手法を身につけたい研究者のために，研究手法を理解し，身につけ，自ら実施してもらうための手がかりを紹介している．本章で取り上げている手法は，「量的研究」，「質的研究」，そして「実装研究」である．それぞれ異なる目的で用いられ，手法も発達を続けている．このことは，本章の各節に理解いただけることだろう．量的研究と質的研究は，単に収集するデータの形式（数値データか，言語化された情報か）だけでなく，前提となる考え方が大きく異なる（本章の「質的研究」に詳述されている）．

　また，実装研究は，新たな取り組みを導入するときに，どうすれば現場に根付くかに焦点を当てた，近年注目を集めている手法である．

　本章で取り上げる手法はそれぞれ目的が異なっており，いずれかの手法が他より優れているということはない．例えば量的研究と質的研究はお互いの手法を一部活用することもある．質的研究でも研究対象者の属性や健康状態などについて数値化された表を提示することが一般的である．量的研究でも，研究対象者の発言や自由記述など言語化された情報を分類，集計することもある．多くの実務家や研究者は，量的研究と質的研究のいずれか一方のみを行うことが多い．しかし基本的な部分について双方の手法を知っておくことの意味は大きい．

　さらに，混合研究法のように，1つの研究において，量的研究と質的研究を組み合わせ，その結果を統合する手法も進歩している．混合研究法では，双方の手法による研究を行う．価値判断を極力排除して測定する数値化データと，発言や記述の背景や意味を掘り下げる言語化データとを用いることによって，グローバルヘルスの現場で起きていることを理解することをめざしている（樋口, 2011）．

　量的研究や質的研究の意義とともに限界を意識すると，混合研究法はとても魅力的なものに思えるかもしれない．しかし，目的の異なる手法を組み合わせるために，混合研究法でもさまざまなやり方がある．単に量的研究と質的研究を両方実施しただけで混合研究と呼ぶことはない．

　実装研究もグローバルヘルスの実践に役立つ手法として注目を集めている．グローバルヘルスにおいても，量的研究を通じて数量的な効果が検証

されたエビデンスにもとづく介入の重要性が広く認識されている（Theobald et al., 2018）．しかし，介入効果を実証研究する際は，ランダム化比較試験（Randomized Controlled Trials：RCTs）では介入を実施する保健施設や保健従事者の協力を得て理想的な環境を整備した上で実施されるのが一般的である（Rothwell et al., 2005）．一方，介入効果が確かめられた後，その介入を日常の保健サービスの現場で提供するには，現場での保健施設の整備状況，人材配置やスキルなど制約条件を踏まえた提供方法を検討する必要がある．加えて，介入を保健従事者と利用者が受け入れ，持続的に実践できるような提供方法でなければならない．エビデンスにもとづく介入をどのように根付かせるかを研究対象とする実装研究は，実務家にとって必須の知識になっていくであろう．また，研究をどのように実践に結びつけるかについて悩んでいる研究者にとっても実装研究は役立つはずである．

　実装に役立つ研究手法をこれから学ばれる実務家，研究者は，本章を手がかりに，まず「各手法を使う目的や場面は何か」「どのような分析結果を得られるか」を理解するところからはじめるとよい．その上で，興味のあるトピックについて書かれた論文を探してみてほしい．自身の実務や研究で活用するのであれば，本章の参考文献も大いに参考になる．また，日本国際保健医療学会年次学術大会のように研究成果を発表する場に参加すれば，各手法がどのように使われるか，そして手法についてどのような質疑応答が行われるかが分かる．本章が，読者の研究手法のブラッシュアップのきっかけになれば幸いである．

【文　献】
樋口倫代：現場からの発信手段としての混合研究法–量的アプローチと質的アプローチの併用–．国際保健医療，26（2）：107-117, 2011.
Koh HK et al.: Translating research evidence into practice to reduce health disparities: a social determinants approach. Am J Public Health, 100（Suppl 1）：S72–S80, 2010.
Rothwell PM: External validity of randomised controlled trials:"to whom do the results of this trial apply?"Lancet, 365（9453）：82–93, 2005.
Theobald S et al.: Implementation research: new imperatives and opportunities in global health. Lancet, 392（10160）：2214–2228, 2018.

【柴沼　晃】

▶▶▶ I 量的研究

量的研究では，測定により数値化されたデータを用いて，調査対象となる集団の特徴や特定の介入の効果を明らかにする．量的研究には統計学の考え方を用いるため，解析手法への理解は必須である．量的研究がうまくいくかどうかは，それ以前にどのような調査を設計し，実施するかにも左右される．ここでは，量的研究の進め方や研究成果を理解する際の留意点について，知っておくと役立つ基本的な知識をまとめる．特に，量的研究の中でも人々の集団を対象に健康状態や健康を求める行動について調査し，その背景にある要因を探る疫学研究を扱う．

1．リサーチ・クエスチョンを決める

量的研究の第一歩は，研究により何を明らかにしたいのかを決めることである．これを「リサーチ・クエスチョン」と呼ぶ．大まかに考えると，量的研究のリサーチ・クエスチョンは次の2つに分類できる．
①集団の特徴を理解する［観察研究］
②特定の介入効果を明らかにする［介入研究］

①の「観察研究」は，ある1時点での現状把握（横断研究）や，特定の対象者集団への追跡調査（縦断研究）のために用いられる．リサーチ・クエスチョンでは，対象となる変数が1つの場合もあれば複数の場合もある（図7-1）．例えば，「A県で2020年に出産した女性のうち，過去における高血圧症の診断歴の有無により妊婦健診を8回以上受けた割合に違いがあるか」というリサーチ・クエスチョンが想定できる（図7-1の例3）．これは，対象者（A県で2020年に出産した女性）のうち「過去に高血圧症の診断歴があった」という特徴と「妊婦健診を8回以上受診した」

例1：A県で2020年に出産した女性のうち，妊娠期間中に妊婦健診を8回以上受けた割合は何%だったか

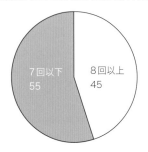

例2：A県で出産した女性のうち，妊娠期間中に妊婦健診を8回以上受けた割合は2018年から2020年の間に増加したか

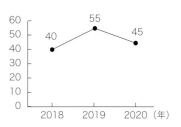

例3：A県で2020年に出産した女性のうち，過去に高血圧と診断されたことのある女性とそうでない女性では妊婦健診を8回以上受けた割合に違いがあったか

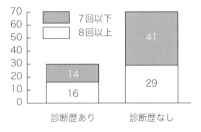

例4：A県で2020年に出産した女性について，前年にA県主催の健康診断への招待を受けたかどうかにより，妊婦健診を8回以上受けた割合に違いがあったか

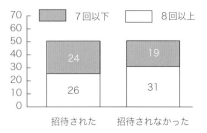

図7-1　リサーチ・クエスチョンとそのデータ例

という行動に関連があったかどうか調べると言い換えることもできる．この場合，「高血圧症の診断歴」を曝露変数，「妊婦健診 8 回以上受診」を目的変数と呼ぶ．グローバルヘルスでは，人々の間で健康状態や保健サービス利用などに格差が生じていないかが重要な課題である．そのため，前述の例のような既往歴以外にも，教育水準や経済状態，居住地域により格差が生じていないかが盛んに研究されている．

　一方，②の「介入研究」では，介入の有無を曝露変数として，目的変数に差があるかを調べる．例えば，「A 県で 2020 年に出産した女性について，前年に A 県主催の健康診断を受けたかどうかにより，妊婦健診を 8 回以上受けた割合に違いがあったか」というリサーチ・クエスチョンが想定できる（図 7–1 の例 4）．この場合は，「A 県主催の健康診断を受けた」が介入にあたる．研究者による研究以外でも，グローバルヘルスの現場で実施されているプログラムの評価に活用できる．

2．データを入手する

　量的研究に用いるデータをどのように入手すればいいだろうか．すでに政府や他の研究者などにより収集されたデータを用いてリサーチ・クエスチョンに答えられるのであれば，二次データとして利用できる．グルーバルヘルスでは，標準化された調査票や調査手法により各国で住民の保健関連データを集めている Demographic and Health Survey（DHS）プログラム（https://dhsprogram.com/）や世界銀行による Living Standards Measurement Study（https://www.worldbank.org/en/programs/lsms）も候補となる．しかし，これらの二次データは，公開範囲が限られている場合やリサーチ・クエスチョンに答えるのに必要な測定項目がない場合もある．その

場合，リサーチ・クエスチョンに答えるために自らで一次データを収集する必要がある．

3．調査対象者を選ぶ

　量的調査では，「選んだ調査対象者からデータを集めたらリサーチ・クエスチョンに答えうる分析ができるのか」という観点から調査対象者を特定する．前述のリサーチ・クエスチョンでは，対象者は「A 県で 2020 年に出産した女性」である．この条件に当てはまる対象者を全数調査（悉皆調査）できれば，リサーチ・クエスチョンに答えうる調査となる．しかし，対象者が 20 万人いるとしたらどうだろうか．全員を見つけて聞き取り調査するには，費用がかかる上に，調査員全員への研修も大変である．大規模な調査では品質管理が課題となる．

　そこで，対象者の一部を抽出する「標本（サンプル）調査」も実施されている．標本調査では，対象者全員（A 県で 2020 年に出産した女性）を「母集団」，実際に調査するために抽出された対象者を「標本」と呼ぶ．母集団には，「A 県で 2020 年に出産した女性」という条件に当てはまる人々が含まれる．ただし記載されている条件以外には，年齢，教育歴，職業，出産歴，既往症など，人々のもつ特徴はさまざまであり，バラツキがある．抽出された標本に含まれる人々が母集団のバラツキをうまく反映するには，標本を無作為（ランダム）に抽出しなければならない[注1]．

　標本調査で無作為に対象者を抽出するには，母集団の名簿が必要である．名簿に記載されたすべての人々に番号を振り，コンピュータで発生させた番号で対象者を無作為に抽出することができる（単純無作為抽出）．しかし，全員の名簿を作成できない場合は，多段抽出法と呼ばれる標本抽出法を検討する．例えば，A 県にある 2,000 地区のうち 100 地区を無作為に抽出（第 1 段階）し，

注 1）　標本抽出の方法は，統計学の教科書でも必ずしも触れられていない．廣瀬ほか（2018）第 2 章や江崎（2020）第 5 章を参照のこと．また，総務省統計局 web サイト（https://www.stat.go.jp/teacher/survey.html）も参考になる．

抽出された地区のみで名簿をつくり無作為抽出（第2段階）するという方法である．

それでも難しい場合，無作為抽出を諦めることもある．調査実施者の知り合いから募集する（機縁法），1人目の対象者を何らかの形で募集し，その対象者の知り合いを通じて次の対象者を募集する（雪だるま法），広告やインターネットを通じて募集する（応募法）などがある．これらを有意抽出法と呼ぶ．名簿作成のための調査予算が無い場合や，母集団の全体像をつかむのが難しい場合に用いられる．グローバルヘルスでは，格差の犠牲になっている人々，保健サービスや政策でカバーされていない人を対象にすることもある．こういった人々を網羅的に把握する名簿をつくること自体難しい場合も多い．有意抽出法であっても量的研究を行うことには十分な意義がある．この場合，抽出された対象者の特徴が母集団全体の平均的な特徴と比べてどの程度異なるか（偏り）を検討する．特に，抽出された対象者の特徴が，リサーチ・クエスチョンに答えるのに適切かどうか，検討する必要がある．どのような偏りがあったのかも，報告書や論文で明示する．調査結果は，調査対象者に偏りがあることを前提に解釈する．

4．データを収集する

一次データを収集する場合，身体の特徴や健康状態など，機器を使って検査するものの他，調査票（または質問紙）を作成して測定したい変数を収集することも多い．機器を用いる場合，血圧計であれば真の血圧の値を示すか（妥当性，真度），誤差が一定か（信頼性，再現性）を検証する[注2]．調査票では，「あなたは昨年A県主催の健康診断を受けましたか．」という調査事項（質問項目）に対して，「はい」「いいえ」「分からない」といった選択肢を用意する．個人や世帯の属性情報に関する調査事項は，研究を実施する国や地域で広く使われている調査票（DHSプログラムなど）を参考に作成できる．調査票は，単純に数値化しにくい人々の心理状態や主観などを評価するためにも使われる．例えばうつ病の臨床診断は専門の医療機関で行われる．一方，複数の質問項目を用いて「抑うつ症状」の有無をチェックする尺度が開発されている．対象者が回答する言語で妥当性や信頼性が検証済みの尺度を用いることが望ましい．健康診断を受けなかった人に「なぜ健康診断を受けなかったのですか」と尋ねる自由回答項目は，人の行動や選択の背景にある考え方などを詳しく聞くのに適している．このように，量的研究の調査票にも質的な質問項目を含め，量的な調査事項の解釈に役立てることができる．

調査票を用いる場合，どのように対象者からデータを収集すればいいだろうか．対象者自らが調査票に記入して回答する調査を自記式と呼ぶ（対象者への紙媒体の調査票の郵送，インターネット上で調査票を掲載したウェブサイトへのリンク送付など）．ウェブ調査では，SurveyMonkey（https://www.surveymonkey.com）などのデータ収集アプリが広く利用されている．一方，調査員など対象者以外が聞き取る調査を他記式と呼ぶ．近年は紙媒体の調査票ではなく調査員がタブレット端末等に聞き取り内容を直接入力する手法が採用されている．グローバルヘルスでは，オープンソース・アプリであるKoBoToolBox（https://www.kobotoolbox.org/）などが広く使われている．アプリは，調査票の修正が簡単で，入力後のデータ確認，エラーチェックがしやすいなどの利点がある．グローバルヘルスでは，対象者の教育水準等を考慮して，他記式の方がデータ収集に適している場合が多い．一方，プライバシーへの配慮などから自記式の方が対象者の心理的な抵抗が少ない場合もある．

さまざまなデータ収集方法があるが，意図したとおりデータを収集できるとは限らない．調査対象者の選択方法やデータ収集方法に起因する誤差を特に「バイアス」と呼ぶ．バイアスの発生を完

注2）妥当性と信頼性に関しては，Gordis et al.（2010）第5章やStreiner et al.（2015）を参照のこと．

表 7-1　A 県で 2020 年に出産した女性における高血圧症診断歴と妊婦健診回数の関連(標本数 200)

		妊婦健診の回数		
		8回以上	7回以下	
高血圧症の診断歴	あり	34(56.7)	26 (43.3)	60 (100.0)
	なし	56(40.0)	84 (60.0)	140 (100.0)
	合計	90(45.0)	110 (55.0)	200 (100.0)

全に防ぐデータ収集は難しいが，どのようにバイアスが発生するかをあらかじめ知っておくことは重要である[注3]．限られた対象者に一旦作成した調査票をテストするなど，データ収集がうまく行えるか事前に確認することが重要である．

5．データを分析する

　量的研究で収集したデータを分析するときに，大まかに分けて 2 つの手法がある．
①記述統計（全数調査や標本調査のデータから平均や標準偏差，割合などを計算する）
②推測統計（標本調査データから母集団における目的変数の分布や曝露変数と目的変数の関連などを推測する）
　量的研究のデータ分析では，①と②の両方を用いることが一般的である．まず，記述統計により対象者やその世帯の平均的特徴を理解する．その上で，図 7-1 で示したように，リサーチ・クエスチョンに答えるために目的変数の分布や曝露変数と目的変数の関連を数値で示す．表 7-1 は記述統計でよく使われる「クロス集計表」の例である（データは図 7-1 の例 3 にもとづく）．妊婦健診を 8 回以上受けた女性の割合は，高血圧症の診断歴のある群（56.7%）の方が，診断歴のない群（40.0%）よりも多い．この差は，引き算による「絶対差」（56.7−40.0 = 16.7 パーセンテー

ジ・ポイント）や割り算による「相対差」（56.7÷40.0−1 = 41.7%）で表現できる．これが全数調査の結果であれば，この差をもってリサーチ・クエスチョンへの答えとなる．
　表 1 が標本調査にもとづく結果であれば，「16.7 パーセンテージ・ポイントの差」は抽出された対象者に関するものであり，母集団では結果が異なるかもしれない．標本調査結果にどのくらいの誤差が生じうるかを知るには，推測統計を用いる．クロス集計の推計では，カイ二乗検定の独立性検定という手法を使うことが多い[注4]．図 7-2 は統計解析ソフト Stata による解析結果である．標本数 200 のとき，p 値は 0.030（Pr = 0.030 と表示されている）であった．p 値はさまざまな推測統計手法で共通に使える基準で，2 つの変数間の関連に関する解析では，p 値は 0.05 以下のときに「変数間に統計的に有意な関連があった」とみなせる[注5]．統計的仮説検定は標本数によって左右される．標本数 200（図 7-2 (a)）では，p 値は 0.030 であった．2 つの変数間の割合が同じでも標本数を 100 にすると，p 値は 0.125 となり，「変数間に統計的に有意な関連はなかった」と判断される（図 7-2 の (b)）．標本数が十分大きければ，わずかな差でも p 値は小さくなり「統計的に有意な関連があった」と判断されうる．p 値だけでなく，記述統計での差（この例では「16.7 パーセンテージ・ポイントの

注3)　さまざまなバイアスの発生については，江崎（2020）第 3 章が参考になる．
注4)　カイ二乗検定の独立性検定では，2 つのカテゴリー変数が互いに独立した無関係なものか（例えば，高血圧症の診断歴があるかないかにより，妊婦健診を 8 回以上受ける人の割合にはっきりとした差がないかどうか）を推測する．特定のカテゴリーの対象者数が少ない場合など，カイ二乗検定が適さないケースもある．Glantz（2005）第 5 章を参照のこと（同書は改訂版が出版されているが，邦訳は Glanz（2005）にもとづいている）．また，推測統計手法は，曝露変数と目的変数のタイプにより選択する．具体的には新谷（2015）Lesson 3 を参照のこと．
注5)　p 値は，「統計的仮説検定」という考え方にもとづいている．詳細は，Glantz（2005）第 2 章や新谷（2015）Lesson 1 を参照のこと．

(a)

```
· tabi  34  26  \  56  84, chi 2
                    col
     row        1         2    |  Total
      1         34        26   |   60
      2         56        84   |  140
     Total      90       110   |  200
  Pearson  chi 2 (1) =        4.7138      Pr=0.030
```

(b)

```
· tabi  17  13  \  28  42, chi 2
                    col
     row        1         2    |  Total
      1         17        13   |   30
      2         28        42   |   70
     Total      45        55   |  100
  Pearson  chi 2 (1) =        2.3569      Pr=0.125
```

図 7–2　統計解析ソフト Stata によるカイ二乗検定結果（標本数 200（a）と標本数 100（b））

差」）が十分大きなものといえるのか，調査実施者が判断しなければならない．

　図 7–2（a）では，高血圧症の診断歴と妊婦健診回数に有意な関連があった．しかし，この結果は，「高血圧症の診断を受けた女性は，妊婦健診を必要回数受ける」というような因果関係を表すものではない．妊婦健診で高血圧が判明したかもしれないし（逆因果），年齢層の高い女性は高血圧のリスクが高く妊婦健診もきちんと受ける傾向にあっただけで，高血圧症の診断歴と妊婦健診回数には直接の関連は薄いかもしれない．年齢のような「第 3 の要因」が曝露変数と目的変数の両方に関連していることを「交絡」と呼ぶ[注6]．

　逆因果や交絡の影響を受けずに因果関係を明ら

かにするために，介入研究で使われる RCTs が広く使われている．RCTs では，図 7–1 の例 4 のような「A 県主催の健康診断」に無作為に招待する．招待される人々と招待されない人々を無作為に決めることには倫理的課題があり，関係者の合意を得られないなど，いつも実施できるわけではない．その場合「回帰分析」などで解析を工夫して交絡を考慮する[注7]．保健医療分野では，目的変数が 2 つのカテゴリーをもつ変数（例：はい，いいえ）の場合，ロジスティック回帰分析がよく使われる．目的変数に関連する可能性のありそうな要因として，曝露変数の他に前述の「第 3 の要因」となる変数を含めることができる[注8]．

　ロジスティック回帰分析では，曝露変数と目的変数の関連の大きさは「オッズ比」で表される[注9]．オッズ比は 1 を超えて大きくなるほど正の関連を，1 よりも小さくなるほど負の関連を示す．解析結果は表 7–2 のような結果で表される．「高血圧症の診断歴」のオッズ比は，共変量を含めないモデルで 1.96，含めるモデルでも 1.93 であり正の関連を示している．後者では「95% 信頼区間」と呼ばれる誤差範囲の指標は 1.01 と 3.68 の間と示されており，この範囲のどこであっても 1 より大きいため，「統計的に有意な」正の関連を示すと結論づけられる．「教育水準」のように，共変量を含めないモデルで有意でも，共変量を含めたモデルでは有意でないとき，交絡の影響が考えられる．

　量的研究は，グローバルヘルスの課題である人々の健康とその格差を明らかにするための重要な手法である．しかし，統計学の理論が想定するような理想的方法でのデータ収集や解析が常にできるわけではない．量的研究を実施するときには，調査実施者自らが使用した手法の利点と限界を理解し，誇張なく説明する姿勢が求められる．量的研究では，本稿で触れられなかった多様な手法が

注 6)　因果関係と交絡については，Gordis（2010）第 14 章，中室ほか（2017）第 1 章を参照のこと．
注 7)　RCTs などが実施できないときの解析方法については，江崎（2020）第 4 章を参照のこと．
注 8)　回帰分析での説明変数の選び方にはさまざまな考え方がある．詳しくは，新谷（2015）Lesson 8 を参照のこと．
注 9)　オッズ比の詳細は，Glantz（2005）第 5 章や Gordis（2010）第 11 章を参照のこと．

表 7-2　A 県で 2018 年に出産した女性における妊婦健診を 8 回以上受けたことへの関連要因（n = 200）

		妊婦健診を 8 回以上受けた			
		共変量の調整なし（単純ロジスティック回帰分析）		共変量の調整あり（多重ロジスティック回帰分析）	
		オッズ比	（95%CI）	調整済オッズ比	（95%CI）
高血圧症の診断歴	あり	1.96	(1.06 to 3.62)	1.93	(1.01 to 3.68)
	なし	1		1	
年齢	24 歳以下	1		1	
	25 〜 34 歳	0.99	(0.50 to 1.95)	0.79	(0.38 to 1.62)
	35 歳以上	0.78	(0.39 to 1.53)	0.64	(0.30 to 1.33)
教育水準	高校卒業未満	1		1	
	高校卒業	2.15	(1.03 to 4.48)	2.07	(0.97 to 4.41)
	高等教育	2.32	(1.16 to 4.65)	2.03	(1.01 to 4.14)
子どもの人数	1 人	1		1	
	2 人	0.79	(0.40 to 1.57)	0.76	(0.37 to 1.54)
	3 人	0.72	(0.32 to 1.64)	0.73	(0.31 to 1.72)
	4 人以上	0.47	(0.18 to 1.20)	0.48	(0.18 to 1.27)

青字：5%水準で統計的に有意．95%CI：95%信頼区間．

あり，因果推論をはじめ手法は常に発展している．量的研究を学ぶとき，参考文献に記した教科書に加え，実際の量的研究論文も大いに参考になる．

【文　献】

廣瀬雅代ほか：サンプリングって何だろう–統計を使って全体を知る方法–．岩波書店，2018．

新谷歩：今日から使える医療統計．医学書院，2015．

江崎貴裕：分析者のためのデータ解釈学入門–データの本質をとらえる技術–．ソシム，2020．

Gordis L: Epidemiology 4th edition. Elsevier, 2008.（木原正博ほか訳：疫学–医学的研究と実践のサイエンス–．メディカル・サイエンス・インターナショナル，2010.）

Streiner DL et al.: Health measurement scales: a practical guide to their development and use 5th edition. Oxford University Press, 2015.（木原雅子ほか訳：医学的測定尺度の理論と応用–妥当性，信頼性から G 理論，項目反応理論まで–．メディカル・サイエンス・インターナショナル，2016.）．

Glantz SA: Primer of biostatistics 6th edition. McGraw-Hill, 2005.（足立堅一訳：基礎から理解できる医学統計学．篠原出版新社，2008.）

中室牧子ほか：「原因と結果」の経済学．ダイヤモンド社，2017．

【柴沼　晃】

▶▶▶ II　質的研究

　グローバルヘルスを擁する保健医療の研究領域でも，質的研究が人気を呈している．世界の主要医学文献のデータベースである PubMed に掲載される質的研究の論文数は，過去 40 年間で約 47 倍に増加し[注1]，例えばハーバード公衆衛生大学院は質的研究クラブを新設した．

1．質的研究の目的・特徴

1）質的研究の目的

　質的研究は「生きることの意味」を問い（波平ほか，2007），人間の行為におけるプロセス，理由，意味等を行為者の視点から探り理解することを目的とする．グローバルヘルス研究の例として，ワクチンを接種しない人々に「理由」や判断に至った「プロセス」，またその「意味」等を尋ね，その分析結果をヘルスリテラシーの向上やアウトリーチに反映することなどがあげられる．

2）質的研究の特徴

　質的研究は，解釈学，プロセス理論，ナラティブ論等に立脚し，データ分析にもとづいた仮説や理論を産出する．それは「人間の行為はそれぞれの状況に応じた多様な意味を持ち，人間の行為の背景に何があるのかを探り，理解」する立場を取るためである（波平ほか，2006）．この点が，因果関係の分析による実証主義にもとづく量的研究との大きな相違の 1 つである．

　質的研究は次のような条件に適している．①データ収集や研究枠組みにおいて，新規の事象や課題のため既知の研究的知見がない・少ない．②研究参加者がまだ言語化していない内容のため，インタビューにより言語化を促進し，その記録を質的に分析する必要がある．③研究参加者は言語

化しているが，調査票による量的研究が実施できず少数の研究参加者にインタビュー実施の必要がある（Otani, 2017）．また，研究対象の特性に照らして理論と方法を適切に選択することを重視する点が質的研究の基本的な特徴ともいえる（Flick, 2011）．

　質的研究の特徴を量的研究と照合し，グローバルヘルス領域で使われる手法や内容等を中心に整理した（表 7-3）．質的研究と量的研究は諸々の相違点があるため，両者を用いた混合研究を遂行する場合には注意を要する（Otani, 2017）．

2．質的研究の手法

1）リサーチ・クエスチョン

　質的研究ではリサーチ・クエスチョンに How や Why を組み込み，その事象を取り巻くプロセスおよび理由等を研究参加者の視点から探求することが基本である．また，リサーチ・クエスチョンの設定やデータ解釈の根拠として，概念枠組み（Conceptual Framework）や理論的枠組み（Theoretical Framework）の提示を要することが多い（Denzin et al., 2017）．研究の内容と結果が収集されたデータの質と量に規定されるため，研究方法とテーマ設定がうまく適合しないと失敗する可能性が高まる．それを回避するため，すでに学習し充分使いこなせる研究方法を検討することが重要である（波平ほか，2006）．

2）データを収集する

　グローバルヘルスで用いられるデータ収集法として，①個別に行う深層インタビュー（in-depth interview），②複数の研究参加者に行うフォーカスグループ・インタビュー（Focus

---

注1）　PubMed における qualitative research のヒット件数は，1981 年に 600 件であったが，2021 年には 28,074 件に増加した（2022 年 1 月 12 日現在）．

Group Interview），③ファシリテーターが複数の研究参加者間の活発なディスカッションを促進するフォーカスグループ・ディスカッション（Focus Group Discussion），④参与型または非参与型の観察法（Observation），⑤フォトボイス（Photovoice：写真と声を組み合わせた参加型の研究法）等があげられる．通常，①〜③ではインタビューガイドを用いた半構造化（Semi-Structured）のオープン・エンド方式を採ることにより，質問内容が固定された構造化インタビューでは困難な，探索的で質的な内容を幅広く，かつ深く収集する．

一般に，質的研究では調査前にサンプル数を確定できない．収集および分析したデータの内容に依拠し「出現しつつある概念」にもとづいて「次元の範囲や多様な状況を探索する」理論的サンプリングを用いるためである．また，比較的少数のサンプルを意図的に選択し深く研究する合目的的サンプリング（Purposeful Sampling）や，バリエーションの最大化によるサンプリング法等，16 種ともいわれるサンプリング法から組み合わせることもある（Quinn, 2014）．グラウンデッド・セオリー（GT）では，「カテゴリーを生成していく中で，新しい特性，次元や関連性がもう新たに見出されない時」と定義される理論的飽和（Theoretical Saturation）を確認し，データ収集を終える（Strauss et al,1998）．

なお，質的研究でも，年齢や回数等を実数で収集することにより，中央値や頻度を数値化することが可能となる．

3）データを分析する：理論と手法

ここでは GT を中心に解説する[注2,注3]．GT は，象徴的相互作用論による象徴（シンボル）を用いた人間の相互作用に注目し，「人間が社会的相互作用を通じて意味等を主体的に形成する，また意味にもとづき社会行為を積極的に行う点」を理論的な前提とする．研究の特徴として「行為者にとっての現象の意味を明らかにすること，広範な参与観察及びインタビューによるデータ収集」（船津，1976）があげられる．

インタビューの逐語録や調査票の自由解答欄等は，オープン・コーディング，軸足コーディング，選択的コーディングによるコード化にて分析する（表 7–4）．その際，分類（Sorting）により，概念・カテゴリー等を仕分け，整理することで，現象から理論への抽象化を進める．質的研究ソフトウェアや Microsoft 社のワード，エクセル等でコード分類の効率的を図ることも可能である．カテゴリー全体を図示，または，研究者の考えをメモにまとめて生成した全カテゴリーとその関係性を中核カテゴリー（主要なテーマ）につきストーリーライン（2〜3 段落の文章）で説明する．

GT の分析作業では，概念の抽出と概念の関連づけをめざす（戈木クレイグヒル，2013）．カテゴリー間の関連付けを詳細に述べる上で，理論の中身を濃くする中心的な手段が特性（Property）や次元（Dimension）である．特性は「カテゴリーを定義付け，それに意味を付与するもの」で，概念やカテゴリーがどのようなものかを説明する．次元は「カテゴリーに特異性を与え，理論に多様性を与える」．身体の痛みを例にあげると，"激しい"や"鈍い"は痛みの特性であり，"急性"や"長期的"等の時間軸は痛みの次元と捉えることができる．

4）データ収集のコンピテンシー

質的研究では，調査時に確実かつ正確にデータを収集することが肝要である．研究参加者に承諾を得て複数の機材で録音する．研究者の疑問等はリサーチ・メモに記し，研究参加者の反応等も書き留めておくと分析時に役立つ．通常，質的研究

注2）データに根差した（Grounded-on-data）理論（Theory）を意味し，Grounded Theory Approach（GTA）とも称される．ここでは Grounded Theory（GT）を提唱する Strauss & Corbin が用いる名称に準じた．
注3）米国人の社会学者 Glaser と Strauss が 1967 年に発表し，後に Strauss と Corbin が主に保健医療分野で発展させた．現在では，グローバルヘルスにかかわる諸領域（看護学・社会福祉学・教育学・公衆衛生学等）で汎用されている．

表 7-3　質的研究と量的研究の主な特徴

	質的研究	量的研究	参考文献・web サイト
目的	・現象のプロセス・意味・理由等を当事者の視点から理解および解釈	・現象の客観的な量的理解	本文の文献
理論・モデル	・解釈学（Hermeneutic Tradition） ・プロセス理論（Process Theory） ・ナラティブ論（Narrative Theory） ・社会構築主義（Social Constructivism） ・社会構成主義（Social Constructionism） ・現象学（Phenomenology） ・シンボリック相互作用論（Symbolic Interactionism） ・軌跡理論の枠組み（Trajectory Framework） ・基礎づけ主義（Foundationalism） ・批判理論（Critical Theory）等	・実証主義（Positivism） ・変数間の相関等を取り扱う分散理論（Variance Theory）等	[質的] 本文の文献 Holley KA et al.: Rethinking Texts: Narrative and the Construction of Qualitative Research. Educational Researcher 38（9）：680-686, 2009. Bruner J: The Culture of Education. Harvard University Press,1996. ブルーナー著，岡本夏木ほか訳：教育という文化．岩波書店，2004. [量的] Pfeffer J: Review of Explaining Organizational Behavior., by L. B. Mohr. Administrative Science Quarterly, 28（2）：321-325. 1983.
仮説	・生成	・検証および予測	本文の文献
データ収集法 ※1)	・インタビュー ・フォーカスグループ ・観察（参与・非参与） ・フォトボイス等	・主に質問票	本文の文献
サンプリング	・有意抽出法［理論的サンプリング（Theoretical Sampling）等］ ・割り当て法［性別・年齢等の特性ごとに標本を指定］ ・機縁（縁故）法［雪だるま式標本法］等	・単純無作為抽出法 ・層化抽出法 ・系統抽出法［ランダム化比較試験（RCT）］等	本文の文献
研究参加者との接点	・短期（短時間，単数回）のデータ収集 ・長期（複数回，数カ月〜数年以上）のデータ収集 ・研究者と研究参加者間のラポール（信頼関係）形成を要する	・主として無（質問票を郵送の場合等） ・稀に短時間（面接・オンライン等での質問票回答）	[質的] 本文の文献 Aspers P: Corte U. What is Qualitative in Qualitative Research. Qualitative Sociology, 42：139-160, 2019. [質的・量的] 本文の文献
質問形式	・主に半構造化インタビューによるオープンエンド形式 ・インタビューガイドを用いる	・主にクローズドエンド，またはスケール	本文の文献
重視する点	・事象のプロセスおよび文脈 ・生データを忠実に再現し解釈	・統計的に妥当な検証および解釈	本文の文献
研究の種類	・グラウンデッド・セオリー（Grounded Theory） ・アクション・リサーチ（Action Research） ・現象学（Phenomenology） ・エスノグラフィー（Ethnography） ・フェミニスト研究（Feminist Studies） ・ディスコース分析（Discourse Analysis）等	・断面（横断）研究 ・症例対照研究 ・コーホート研究 ・ランダム化比較試験（RCT）等	[質的] 本文の文献 [量的] 溝上哲也：疫学. 44-46.（日本国際医療保健学会：国際保健医療学第3版, 杏林書院，2018）.
分析可能なデータ数	・相対的に少ない	・相対的に多い	本文の文献

※1）ほかに，エスノグラフィー，オーラル・ヒストリー（聞き書き，ライフ・ストーリー）等がある.

	質的研究	量的研究	参考文献・webサイト
データの表現	・生データ（発言内容等）の引用 ・カテゴリー間の関係図等	・要素間の関係や蓋然性（生起率や確率） ・主として表	[質的] Maxwell J: Qualitative Research Design: An Interactive Approach. Sage Publications, Inc, 2012. [量的] 本文の文献
データのばらつき・偏り	・反対事例や不一致事例も分析対象 ・理論構築において，これらの示唆を勘案	・ばらつきが小さい＝データの信頼性（再現性）が高い ・偏りが少ない＝妥当性が高い	[質的] 本文の文献 [量的] 溝上哲也　前掲
バイアスの種類・対処法	・研究参加者の選択バイアス＝バリエーションの最大化によるサンプリング法（Maximum Variation Sampling）等の採用 ・データ分析のバイアス軽減措置→次項	・研究計画でバイアス混入を防ぐ	[質的] 本文の文献 [量的] 溝上哲也　前掲
データの妥当性・信頼性の担保	・トライアンギュレーション（Triangulation：三角測定法的研究方法） ・長期間の研究課題への取り組み（Prolonging Engagement） ・濃く厚い記述（Rich&Thick Description） ・研究参加者によるチェック（Member Checking） ・生成されつつある理論と反対・不一致な情報（Different & Discrepant Information）の開示 ・研究参加者バイアスの明白化（Clarifying Researcher Bias） ・研究に携わっていない研究者への報告（Peer Debriefing） ・研究者や当該研究を知らない外部専門家の評価（External Auditor）等	・統計的仮説検定の結果を表示	本文の文献
一般化	・内的一般化（Internal Validity）＝強 ・外的一般化（External Validity）＝弱	・内的一般化＝強 ・外的一般化＝強	本文の文献
査読基準・ガイドライン	・COREQ（Consolidated Criteria for Reporting Qualitative Research） ・SRQR（Standards for Reporting Qualitative Research） ・ENTREQ（Enhancing Transparency in Reporting the Synthesis of Qualitative Research）等	・STROBE（Strengthening the Reporting of Observational Studies in Epidemiology）https://www.strobe-statement.org/ 等	[質的&量的] オックスフォード大学 equator network https://www.equator-network.org
分析ソフト	・NVivo（旧NU*DIST） ・MaxQDA ・ATLAS.ti ・Taguette ・Qcoder等	・SPSS ・Stata ・SAS ・R等	New York State University Libraries: [質的] https://guides.nyu.edu/QDA [質的] https://guides.nyu.edu/quant

ではデータ収集と分析が同時進行する．データを即座に逐語記録化し分析を開始する．

　理論的サンプリングによる質問の深堀りや不足データ補完のため，フォローアップ・インタビューを行う．特に海外や僻地のフィールドワークでは，この作業を効率的に進めることが不可欠となる．なお，対象となる人々の言語を十分理解できなければ，質的研究の水準を上げることができないとの指摘もある（波平ほか，2006）．ほかに，現地の情勢に詳しい研究協力者との連携が必

表 7-4　質的研究の分析プロセス：データのコード化[注1)]

コード化の種類	分析時期	目的	手法	コード化の特徴
オープン・コーディング Open Coding	主に初期	・データから概念およびその特性等を発見する分析プロセス.	・最初に，分析の最小単位，かつ「理論構築のための建築ブロック」である概念を生成する. ・オープン・コードには，一語ずつ丹念にコード化する作業（line-by-line coding）も含む.	・コーディングで生成する概念はデータと現実に根ざしたものでなくてはならず，深い解釈が必要となる. ・研究者は収集したデータだけでなく，データと先行研究等の文献を照合，比較し，研究参加者の置かれた社会的・保健医療的な立場や環境等を理解するよう努める.
軸足（アキシャル）コーディング Axial Coding	主に初期〜中期	・カテゴリーをサブカテゴリーに関連付ける作業.	・カテゴリーの軸に沿ってコーディングを行い，それによって複数のカテゴリーをそれらの特性とその次元のレベルで結びつける. ・パラダイムモデルを用いて各カテゴリー間の関係を整理する. ・パラダイムは，状況（Condition），行為・相互行為（Action/Interaction），帰結（Consequence）の三要素から成る. ・状況→行為・相互行為（中心的な現象）→帰結（その結果として起こった出来事）を動的に分析する.	・カテゴリー（抽象概念）を生成する. ・カテゴリーは理論を説明し「何らかの現象全体に対して付けられる」名前である. ・カテゴリーは，概念より抽象度が高い. ・サブカテゴリーは「カテゴリーに属する概念であり，カテゴリーをさらに明確」にする. ・パラダイムモデルは「研究者がプロセスと構造を統合できるようにするための分析上の道具」であり，カテゴリー同士の詳しい関連付け行う重要な概念である. ・プロセスとは「ある現象に属する行為や相互行為が，それが時間の経過と共に進行する連なりの様子」をいう. ・構造とは「あるカテゴリー（現象）が置かれた前提となる文脈」を指し，研究者が見ている現象が時間と共に変化する様子を，前後の脈絡と合わせ把握するための分析ツールである. ・行為・相互行為を分析の中心に添えるのは，GTの礎である象徴的相互作用論に依る.
選択的（セレクティブ）コーディング Selective Coding	主に後期	・データに根ざした理論を「調査対象が見て理解できるもので，大まかな概念として当てはめる」ことをめざす.	・生成されたカテゴリーとその関係性の全容をまとめ，妥当なものか再確認し，最終的な産物として提示する.	・選択的コーディングは「理論の統合，洗練のプロセス」と説明される.

注1）グラウンデッド・セオリー（GT）の手法を援用した.

要となるケースもあり，調査前に十分な準備を要することを念頭に入れたい.

5）質的研究の妥当性・信頼性を高める措置[注4)]

　研究者自身をツールとし，研究参加者の主観的な視点や経験を取り扱う質的研究では，妥当性（Validity）や信頼性（Trustworthiness）を向上させるため，しばしば量的研究とは異なる，あるいは追加の措置が取られる. 通常，1つの情報（研究参加者の発言内容等）を2点以上から捉えるト

ライアンギュレーションが推奨される（Maxwell, 1996；Quinn, 2014）.

　Flick（2010）は，健康と人権に焦点を当てた質的研究として，14〜25歳のホームレスの青少年（N＝24）に対しインタビューを実施した. トライアンギュレーションを用い，研究参加者の観察を行った上で，別途，医師やソーシャルワーカー等（N＝12）へのインタビューも実施することで，研究の妥当性と信頼性を担保している.

　ほかに研究の妥当性や信頼性を高める手法と

注4）　Validation, Trustworthiness, Credibility, Reliability, Dependability 等の用語が使用される.

して，研究参加者によるチェックや，生成されつつある理論と反対・不一致な情報（Different & Discrepant Information）の開示，外部専門家の評価等があげられる（Creswell et al, 2020 ; Quinn, 2014）．その一例として，筆者は民間研究所で量的および質的調査を担当した後，博士過程（国際保健学）の専攻に加え質的研究授業を受講すると同時に，質的研究会で分析結果を発表し教員や会員の指摘を受け，GT の重鎮である Corbin 教授のセミナーに参加し教示を得た．また，ハンセン病元患者へのインタビュー研究の後半，ストーリーラインを構築の際，研究参加者（当事者）からチェックを受け，長期の隔離政策の影響とその意味に即した解釈となっているかを確認した．また，筆者自身の異文化コンピテンシー（Cultural Competence）を高めるため，社会学・文化人類学を学び，調査前に現地で暮らし言語や文化への理解を深め，調査時には現地の通訳・翻訳者に研究参加者の発言内容を確認し，データ解釈の妥当性を担保するよう努めた．

6）質的研究の限界

　質的研究は，サンプリング手法やサイズの特性等から内的一般化としての知見や示唆の提示には効果的である．一方，外的一般化には弱い[注5]．これらの点を論文に明記し，データの妥当性・信頼性を担保するための措置を説明することが奨励される．

3．研究倫理

　質的研究の研究計画書につき，ある医科大学の倫理委員会は次のような点が不明瞭であると指摘した．①目標を明確にした研究仮説，②研究方法，③具体的に誰に何を行うのか，④予期される危険に対する具体的な対策準備，⑤研究成果を研究参加者に献呈する旨をインフォームド・コンセント

の説明書に記載（波平ほか，2006）．これらは質的研究の初心者が見落としやすい点でもあり，注意を要する．

　対面で調査を行うこともある質的研究では，研究参加者への倫理的配慮が不可欠である．実践の一例として，筆者のハンセン病療養所における質的研究（Sase et al, 2004）では，倫理承認後，調査地の長から承諾を得て，研究参加者にインフォームド・コンセントを口頭と文書の両方で行い，療養所入所がインタビューを拒否しても療養所生活に支障をきたさない点，途中で録音やインタビュー自体をやめることができる旨を説明した．外国語を母語とする研究参加者には母語にてこれらを実施した．また，インタビュー中，慎重に扱われるべき内容に話が及んだ場合には，録音を続けてよいか確認し要請に応じて録音を中断した．さらに，辛らつな過去を語ることもある調査後，各研究参加者の精神的サポートのため療養所専属の医師，医療ソーシャルワーカー，宗教指導者等と連携を図った．

　質的研究は，研究参加者の生き方や関係性について具体的かつ詳細に精査するため，必要以上に「人々の生活を暴く」おそれがある（波平ほか，2006）．研究参加者の地域や集団の特徴，個人名等が特定されないよう配慮する必要がある．また，量的研究（調査票への回答）に比べ，質的研究の参加者にはより多くの物理的・心理的負担がかかり，一種の侵襲を伴うこともある（片岡ほか，2021）．研究者はこれらの点を考慮し，倫理申請書に記載することが求められる．

4．論文執筆・投稿の留意点

1）査読付ジャーナルへの投稿

　保健医療領域の査読付きで掲載される論文の大半を量的研究が占めている現状がある．編集者および査読者が量的研究者である場合を考慮して，

注5）　質的研究では「外的一般化の同義語として」Transferability も用いられる．Lincoln YS et al.: Naturalistic Inquiry. Sage Publications Inc, 1985.

質的研究で用いたデータ収集法および分析法を明確に記載することが肝要である.

なお,質的研究論文の主な国際査読基準は3種類ある.インタビューやフォーカス・グループ等に関する32項目を提示する「質的研究報告の統合基準チェックリスト(COREQ)」(Tong et al, 2007)は,フォーカス・グループの定義を,1グループにつき4〜12人の研究参加者,かつ,半構造化ディスカッションを用いるとしている.研究計画を策定する前に最新情報を確認されたい.

2)博士論文の執筆

博士論文の条件として一般に次のような点があげられる.①独創性を含む.②先行研究について十分な文献調査を行い,博士論文の独創性を提示している.③依拠する研究分野の独自な概念・用語について自分の理解と知識を有する.④データとそのデータから得られた分析結果の関係が論理的に示されている.⑤先行研究の引用やデータが明記され,博士論文の独創性が示されている.⑥論文全体が1つのまとまりある構成を示していること(波平ほか,2006).

質的研究の遂行にあたっては,本稿で概観したように「量的研究の見地とは異なった思考」(Creswell et al., 2020)を要する.また,他の研究手法と同様,研究者の学術的訓練やコンピテンシーの絶え間ない向上が必要である.

「生きることの意味」に焦点を当て,人々の行為や視点を問う質的研究は「全人的研究」といえる(波平ほか,2006).グローバルヘルスにおいて,特に顧みられることの少ない,あるいは保健にかかわる有意義な経験や視点を持つ人々に光を当てることは,SDGsのめざす「誰一人取り残さない世界」の実現にも寄与することであろう.

【文 献】
Creswell JW et al.: 30 Essential Skills for the Qualitative Researcher. Sage Publications Inc, 2020.

Denzin NK et al.: The SAGE Handbook of Qualitative Research 5th ed. Sage Publications Inc, 2017.
Flick U 著,小田博ほか訳:質的研究入門−「人間の科学」のための方法論−.春秋社,2011.
Flick U: Triangulation of Micro-Perspectives on Juvenile Homelessness, Health, and Human Rights. pp. 186−204 (Denzin NK et al. (eds.): Qualitative Inquiry and Human Rights. Routledge, 2010.).
片岡竜太ほか編:医療者のための質的研究はじめの一歩.薬事日報社,2021.
木下康仁:M-GTA の基本特性と分析方法−質的研究の可能性を確認する−.医療看護研究,13(1):1−11, 2016.
波平恵美子ほか:質的研究 Step by Step−すぐれた論文作成をめざして−.医学書院,2006.
Otani T: What Is Qualitative Research? YAKUGAKU ZASSHI, 137(6):653−658, 2017.
Quinn PM: Qualitative Research & Evaluation Methods: Integrating Theory and Practice. Sage Publications Inc, 2014.
戈木クレイグヒル滋子:グラウンデッド・セオリー・アプローチ入門.小児保健研究,72(2):194−197, 2013.
Sase E et al.: Scar of Japan's leprosy isolation policy in Korea. Lancet, 363(9418):1396−1397, 2004.
Strauss A et al.: Basics of Qualitative Research: Techniques and Procedures for Developing Grounded Theory 2nd ed. Sage Publications Inc, 1998.
Tong et al.: Consolidated criteria for reporting qualitative research (COREQ): a 32-item checklist for interviews and focus groups. Int J Qual Health Care, 19(6):349-357, 2007.
山本則子ほか:グラウンデッドセオリー法を用いた看護研究のプロセス.文光堂,2003.

【関連 web サイト】
SAGE researchmethods (https://methods.sagepub.com/)

【佐瀬恵理子】

▶▶▶ Ⅲ　実装研究

これまでグローバルヘルスの分野で普通に行われてきた低・中所得国での支援や援助活動は，活動報告としての発表か，一部の特に科学的な数値データが取れる部分について統計解析を行ったり，質的なインタビューデータを使って部分的に分析したり，あるいは政策研究の一部として発表することが一般的であった．しかし，現状行ってきたそれらの活動，例えば病院の質改善活動であったり，地域で行ってきたある活動が当該の施設や地域ではうまくいっても，それらを他の施設や地域に拡大したり，あるいは他国に導入したりする場面において困難さを感じる場合も多い．自分たちが行ってきた活動の何が良かったのか（悪かったのか），全体として実装研究（implementation research）という形でまとめるというのは，グローバルヘルスに携わる者にとって大変魅力的である．

ここでは，実装研究とその基礎となる実装科学とは何かについて述べる．

1．実装研究とは何か

実装科学とは，「学際的なアプローチにより，患者，保健医療従事者，組織，地域などのステークホルダーと協働しながら，エビデンスに基づく介入（Evidence-based Intervention：EBI）を，効果的，効率的に日常の保健医療福祉活動に組み込み，定着させる方法を開発，検証し，知識体系を構築する学問領域」である，と定義されている（D&I 科学研究会，2019）．EBI（What）を現場に根付かせる，しかも早く根付かせるための戦略（How）についての科学である．言い換えれば，What（実装するもの：EBI）ではなく，How（どのように実装するか：実装するための戦略：実装戦略）を科学するということである（島津，2021）．そして，実装科学の方法論により実施される研究を "普及と実装研究（Dissemination and implementation（D&I 研究）"，あるいは単に "実装研究"（以下，実装研究）という．

すなわち，何か新しい "もの" や "こと" が開発され，それが世の中に実際に使われるようになるためには，その有効性のエビデンスが実証され，実装するもの（新しい "もの" や "こと"）が「現実世界の中でどう機能するのか」という研究や，実装するものを「どうスケールアップするのか」といった保健システムとの統合や持続可能性につながる研究が "実装研究" という範疇に含まれる（Peters et al., 2013；Borsika et al., 2018）．

以上を踏まえて，図 7-3 に示した "実装研究" 模式図を使って概念的に説明したい．A 村（A という環境）から B 村（B という環境）に適用したいもの（図 7-3 では "ハート"）が，言わばエビデンスのある "実装するもの：EBI" に相当する．A 村で有効であったものを B 村という環境で実装する，あるいは A 村から B 村に広げる（普及する）ために山にトンネルを掘るとすると，このトンネルそのものか，あるいはそのトンネルの掘り方が "実装戦略" に当たると考えると，理解しやすい．

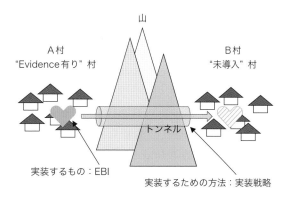

図 7-3　"実装研究" 模式図：「あるもの（EBI）」を A 村から B 村に広げたい

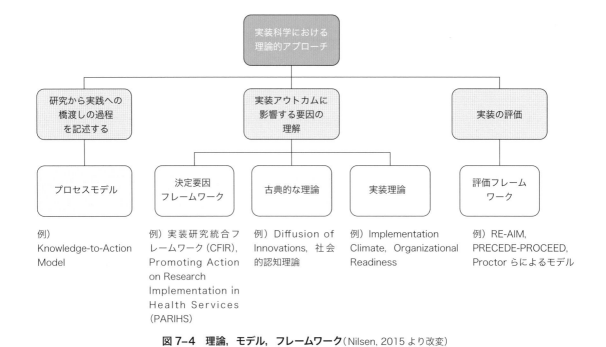

図 7−4 理論，モデル，フレームワーク（Nilsen, 2015 より改変）
改変 http://creativecommons.org/licenses/by/4.0/

2．実装研究の代表的な理論的モデル

　実装研究では検証したい内容によって，いくつかの理論，モデル，フレームワーク（以下，モデルと総称）を，目的によって使い分けることが必要である（図 7−4，Nilsen, 2015）．次に代表的なモデルを記す．

①「研究から実装への橋渡しの過程を記述する」のであれば，プロセスモデルとして，例えば，Knowledge-to-Action model を使う．

②「実装アウトカムに影響する要因の理解」であれば，例えば，決定要因の分析フレームである実装研究のための統合フレームワーク（CFIR）や Promoting Action on Research Implementation in Health Services（PARiHS）を，あるいは古典的な理論としてのイノベーションの拡散理論（Diffusion of innovations）や社会的認知理論，さらには実装理論である Implementation Climate や Organizational Readiness が使える．

③「実装の評価」であれば，評価フレームワークとして例えば，RE-AIM や PRECEDE-

PROCEED といったモデルを使うことができる．

　それぞれのツールについては成書を参考にしてほしい（各ツールの出典は Nilsen, 2015 を参照）．

3．実装戦略

　実装戦略にはさまざまな内容が含まれる．それについては「変化を実装するための専門家による推奨（Expert Recommendations for Implementing Change：ERIC）」として取りまとめられている（Powell et al., 2015（島津, 2021），Waltz et al., 2015）．それによれば，73 ある実装戦略は次のような 9 つのパターンに分類されている．

①評価的・反復的戦略を用いる：評価やフィードバック，品質モニタリングのツールやシステムの開発，実装の青写真の作成，スケールアップの計画などが含まれる．

②双方向型の支援を提供する：技術的支援の中央化，ファシリテーション（双方向型の問題解決

と支援），現場での監督，技術支援などが含まれる．

③背景に合わせて調整する：適応性の向上，状況に合わせた戦略やデータ活用などが含まれる．

④ステークホルダー間の結びつきを構築する：連携，パートナーシップ，ネットワーキング，情報共有，実装用語集の作成，チャンピオン（実装の熱心な担い手）の特定やリーダーシップの育成，他の現場訪問，変化のモデル化とシミュレーションなどが含まれる．

⑤ステークホルダーの訓練と教育：継続的なトレーニングや教育的アウトリーチ，教材開発やその配布，教育的な会合，教育機関との協力などが含まれる．

⑥臨床家を支援する：新たな臨床家チームの創設やリソースの共有，臨床データの配信，役割の再定義などが含まれる．

⑦消費者（実装される介入のエンドユーザー）に働きかける：患者や消費者，その家族のエンゲージメント（互いの成長に貢献し合う関係），その動機付け，マスコミの活用などが含まれる．

⑧金銭的な戦略を活用する：新たな資金の獲得，インセンティブの仕組みの導入，患者や消費者が支払う料金の変更，臨床イノベーションのための資金提供，請求方法の簡素化，支払い方法の変更などが含まれる．

⑨制度，基盤を変える：会員認定や基準の変更，制度変更，施設や設備の変更，記録システム変更，サービス提供場所の変更，普及組織の創設などが含まれる．

4．実装戦略の評価

　実装アウトカム（Implementation Outcomes）について，Proctor ら（2011）は，次の 8 つの視点でアウトカム指標を示している．

・Acceptability（受容性）：導入された治療やサービス，実践，あるいはイノベーションが同意できる，心地よい，満足できるものかどうか．

・Adoption（採用）：イノベーションやエビデン

スにもとづく実践を試みたり，実際に使うに当たっての意図，初期の決定，活動．

・Appropriateness（適切性）：与えられた現場，サービス提供者，利用者にとって，そのイノベーションやエビデンスにもとづく実践が適切で妥当であるか，あるいは特定の課題や問題に合っているのか．

・Feasibility（実施可能性）：新しい治療やイノベーションが，どの程度成功裡に，与えられた組織やセッティングにおいて使えるか．

・Fidelity（忠実度）：もともと予定（意図）したように，あるいはプログラム開発者が想定したように，介入が実施された程度．

・Implementation Cost（実装費用）：実装に伴う費用に対する影響．

・Penetration（浸透度）：サービスの現場やそのサブシステム内の実践への統合程度．

・Sustainability（持続性）：新たに実装した治療が維持され，組織やそのオペレーションの中に取り込まれる程度．

5．グローバルヘルスにおける実装研究の実際

　このような実装研究を現実の場でどのように取り入れるのかは，新しい概念であるがゆえに，やや戸惑うところもある．例えば，「オペレーショナルリサーチと同じなのか，違うのか」．Total Quality Management（TQM）のような質改善活動は実装研究といえるのか．今，やっている活動は実装研究といえるのかどうか．疑問は尽きない．その理由の 1 つとして，一般的に "実装研究" というものが，主として Evidence-based medicine，つまり医学（医療）の普及と実装を研究するという側面が強いのも事実であるからである．グローバルヘルスの分野でいうと，例えば，Peters ら（2013）は凍結乾燥天然痘ワクチンや経口補水塩（Oral Rehydration Salt：ORS）をあげているが，例えばマネジメントの改善や，オペレーショナルリサーチ，政策の実施，プログラム

評価，エビデンスのある医療の普及と実装，参加型アクションリサーチなどを含んで良いと考えている（Theobald et al., 2018）．

グローバルヘルス分野にも当てはまる実装研究の特徴としては以下のようなものがある（Theobald et al., 2018）．

・コンテクスト（背景，状況）に特異的：Context specific
・適切で，課題設定を促すような目標：Relevant and agenda-setting purpose
・目標にあった方法：Methods fit for purpose
・需要ベース：Demand driven
・多様な関係者と学際性：Multistakeholder and multidisciplinary
・現実世界：Real world
・即時性：Real time
・プロセスと結果への集中：Focuses on processes and outcomes

日本の援助機関や研究機関が関係する活動で，最初から実装研究としてグローバルヘルスの分野で行われている研究活動は，現時点ではそれほど多くない．国際的には，Implementation Science という名前のジャーナルのみならず，Health Policy and Planning などにも実装研究を扱う，もしくは実装研究を使った介入に関する論文の特集が出てきている．これらのなかにも活動や介入が必ずしも初めから実装研究として計画されて始められたわけではなく，実施後に実装研究として再評価したような事例が散見される．

なお，実装研究は事業実施との線引きが難しく，実装研究において倫理審査を受けるべきかどうか迷う場合がある．その場合は，予め所属の倫理審査の事務局に問い合わせておくのが望ましい．倫理審査委員会の判断で仮に「審査不要」となったとしても，いざ論文投稿というときに問われることがあるからである．

次に，国内およびグローバルヘルス分野におけるこれまでの代表的な取り組みを実装科学の枠組みで振り返ってみよう．

1）禁煙治療の普及

喫煙はがん，循環器疾患，呼吸器疾患，糖尿病などのリスクとなり，現在，日本人の予防可能な最大の死亡原因となっている（Ikeda et al., 2011）．喫煙による健康被害を短期的に減らすためには，喫煙者の禁煙の推進が重要であるが，日本の喫煙率は減少傾向にあるものの，たばこ対策先進国と比べると，いまだ高い状況にある（厚生労働省，2018）．しかも，日本における禁煙支援の実施は限られていることから，禁煙治療の普及が進められている．この例では，

・EBI に当たるものは，「禁煙ガイドライン」や「禁煙治療のための標準手順書」がそれにあたり，これらの内容は日本国内の複数の学会によるエビデンスにもとづいて定められている．
・その実装戦略（円内の数字は ERIC の分類を示す）としては，有効な治療法の利用促進のため，ニコチン置換療法に必要な薬剤を薬局・薬店・ドラッグストアなどで処方せん無しに購入できるようにすること（OTC 化）・ニコチン依存症管理料の保険適用開始・健診の場での禁煙支援（ERIC ⑨制度，基盤を変える），指導者のトレーニング（ERIC ⑤ステークホルダーの訓練と教育）などがあげられる（図 7–5）．

2）医療安全

WHO による手術安全の政策を普及すべく，エビデンスにもとづく 19 項目の医療安全チェックリストを開発し，それをカナダ，インド，ヨルダン，ニュージーランド，フィリピン，タンザニア，英国，米国の病院に Haynes らは導入することにした（Haynes et al., 2019）．

・EBI に当たるのは，「エビデンスにもとづく 19 項目の医療安全チェックリスト」の使用がそれに当たる．
・その実装戦略としては，安全対策上の不足項目を個別にフィードバック（ERIC ①評価的・反復的戦略），各国語に翻訳されて各施設のケアの流れに合わせて修正（ERIC ③背景に合わせて調整），各手術チームに合わせて講義や印刷物，直

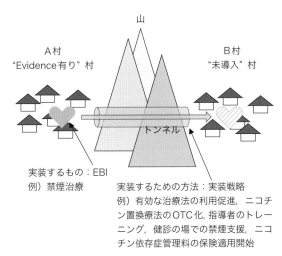

山

A村
"Evidence有り" 村

B村
"未導入" 村

トンネル

実装するもの：EBI
例）禁煙治療

実装するための方法：実装戦略
例）有効な治療法の利用促進, ニコチ
ン置換療法のOTC化, 指導者のトレー
ニング, 健診の場での禁煙支援, ニコ
チン依存症管理料の保険適用開始

図 7-5　"実装研究" 模式図：「禁煙治療」を A 村から B 村に広げたい

接指導などの実施（ERIC ⑤ステークホルダーの訓練と教育）, 中央の研究チームと各施設との電話会議や施設訪問を実施（ERIC ②双方向型の支援を提供する）などがあげられる.

これによって, 周術期合併症や死亡率を減らすことを達成した.

3) PRECEDE-PROCEED モデルを使った住民参加型健康増進活動

2001 年にボリビアで開始した JICA のサンタクルス県保健システム強化プロジェクトで行われた住民参加型のヘルスプロモーションを基調とした保健システム強化活動である. 当時, この活動が実装研究であると認識していたわけではない. 実装研究として発表されたわけでもない. しかし実際には PRECEDE-PROCEED モデル（藤内, 2000）を使って, サンタクルス市の Centro de Salud Norte（北部保健センター）の管轄地域で始めたプロジェクト活動である（明石, 2002）. この例では, 次のことがあげられた.

・EBI に当たるのは「母子保健を中心とする住民参加型の健康増進活動」になる.

・その実装戦略としては,「ERIC ②双方向型の支援を提供する」や「ERIC ⑦消費者に働きかける」に分類される実装戦略が用いられた. 具体

的には, 住民と保健センター職員の定期会議, 住民が困っていることの問題解決に向けた対話と問題解決案の実施, などである.

これらの活動は, 結局, 後に JICA へのさらなる同様プロジェクトの要請につながり, ボリビア全土に広がった.

4) モバイル情報通信を使用した災害時の精神保健・心理社会的支援に関する研究

これは, 国立研究開発法人日本医療研究開発機構（AMED）の「地球規模保健課題解決推進のための研究事業」に採択された実装研究事業である. WHO の「心理的応急処置（PFA）フィールド・ガイド」（2011）にもとづく精神保健・心理社会的支援（MHPSS）について, 平時・災害時を問わず, 携帯電話や PC でいつでも簡便に学べる遠隔教育コンテンツを作成するという実装研究である（金, 2017）. この研究では,

・EBI としては, WHO の「PFA フィールド・ガイド」の使用がそれにあたる.

・また, 実装戦略としては, 全編に音声と字幕を入れた遠隔教育コンテンツの作成（ERIC ⑤ステークホルダーの訓練と教育：教材を開発する）と, 国連（UNU-IIGH）の協力（ERIC ⑤教育会議を行う, ERIC ④ステークホルダー間の結びつきを構築する：正式な約束を得る）のもと, それを使った遠隔教育（ERIC ⑤テークホルダーの訓練と教育：教材を配布する）がそれに当たる.

この結果, マレーシアでパイロットを行い, 良好な成績を得ている（金, 2017）.

6. グローバルヘルスにおける実装研究で必要なコンピテンシー

実装研究で必要なコンピテンシーを明らかにするのは必ずしも容易ではない. Davis ら（2020）は実装科学における能力強化に関するシステマティックレビューを行っており,「対象となる専門性も異なり, コンテクストも異なり, 目的も異なる D&I に関する研修を総合的に評価するのは

難しく」,「トピックスもさまざまで,学際的なコンピテンシーを身に付けるための普遍的なカリキュラムを明示するのは難しい」と述べている.

しかしながら,前項で,グローバルヘルスにおける実装研究の特徴について実装研究ではプロセスが大事であることをあげた.それらを推進するために重要な点について Peters ら(2013)の文書を要約すると,次のようないくつかがあげられている.

・現場のコンテクスト(背景や状況)に注意を向ける.したがって,研究者はそのコンテクストの中にしばらくの間,住んだり働いたりするべきである.こうすることによって,研究デザインや働き力をイメージできる.

・適切な方法論を選ぶに当たって,特定の研究デザインに拘泥することなく,柔軟で,創造的である.

・相手のニーズに心を砕き,傾聴技能を伸ばし,相手の視点を理解し,対話や交渉,あるいは協力して問題解決に熱心に取り組む.

・相手と協力し,実施者と研究者,あるいはその他のステークホルダーとのパートナーシップを構築する.

以上のような項目は実装研究を行う研究者が身に付けるべきコンピテンシーの一部と考えられる.その他,実装研究において必要なものとして,次のようなものが考えられる.

・これは良いという活動を,実際にどこかに導入したいと考える,もしくは,他地域,他プロジェクトなどに広げたいと考える.

・その際,その活動で"実装するもの(内容)"は何なのか,を明確にする.

・そしてそれはどのようなエビデンスがあるものだったのかを明確にする.これにより,"実装する内容"が EBI であることが確認できる.

・その実装するもの(EBI)を,実際にはどのように実装しようとした(する)のか(実装戦略)を抽出する.

・このためには,実装研究で使われるいくつかの手法について予め知っておく.例えば ERIC に

どのような内容が含まれているのか,ざっと目を通しておくのは役立つかもしれない.

執筆にあたり,健康格差是正のための実装科学ナショナルセンターコンソーシアム(N-EQUITY, National Center Consortium in Implementation Science for Health Equity)(国立高度専門医療研究センター 医療研究連携推進本部[Japan Health Research Promotion Bureau:JH]横断的研究推進費 2019-(1)-4)より支援をいただきました.この場を借りて厚く御礼申し上げます.

【文 献】

明石秀親:ボリビア「サンタクルス県地域保健ネットワーク強化」プロジェクト・リーダー終了時報告書.2002.(un-published)

Borsika A et al: Chapter 2: Terminology for dissemination and implementation research. Dissemination and Implementation Research in Health: Translating Science to Practice, 2018.

D&I 科学研究会(保健医療福祉における普及と実装科学研究会):普及と実装研究(D&I 研究)ポリシー Ver. 2019/12/27.https://www.radish-japan.org/files/DandI_research_policy.pdf

Davis R et al.: Building capacity in dissemination and implementation science: a systematic review of the academic literature on teaching and training initiatives. Implement Sci, 15(1): 97, 2020.

Haynes AB et al.: A surgical safety checklist to reduce morbidity and mortality in a global population. N Engl J Med, 360(5): 491—499, 2019.

Ikeda N et al.: What has made the population of Japan healthy? Lancet, 378(9796): 1094—1105, 2011.

金吉春:モバイル情報通信を使用した災害時の精神保健・心理社会的支援に関する研究.AMED 平成 28 年度「地球規模保健課題解決推進のための研究事業」委託研究開発成果報告書.2017.https://www.amed.go.jp/content/files/jp/houkoku_h28/0301040/h27_006.pdf

厚生労働省:国民健康・栄養調査.2018.

Nilsen P: Making sense of implementation theories, models and frameworks. Implement Sci, 10: 53, 2015.

Peters DH et al.: Implementation Research in Health; A Practical Guide. WHO & Alliance for Health Policy and Systems Research, 2013.

Powell BJ et al.: A refined compilation of implementation strategies: results from the Expert Recommendations for Implementing Change(ERIC)project. Implement Sci, 10: 21, 2015.

Proctor E et al.: Outcomes for implementation research: Conceptual distinctions, measurement challenges, and research agenda. Adm Policy Ment Health, 38 (2)：65—76, 2011.

島津太一：実装科学とは何か？　行動科学・実装科学セミナー．第 1 回　実装科学セミナー発表, 2021.5.14.

Theobald S et al.: Implementation research: new imperatives and opportunities in global health. Lancet, 392 (10160)：2214—2228, 2018.

藤内修二：日本における PRECEDE-PROCEED Model 適用の課題とその克服．厚生の指標．47 (10)：3—11, 2000.

Waltz TJ et al.: Use of concept mapping to characterize relationships among implementation strategies and assess their feasibility and importance: results from the Expert Recommendations for Implementing Change (ERIC) study. Implement Sci, 10：109, 2015.

【明石　秀親, 島津　太一】

和文

数字

人名

2001年 3 月10日　第 1 版第 1 刷発行(国際保健医療学)
2002年 3 月10日　　　　第 2 刷発行
2005年 5 月25日　第 2 版第 1 刷発行(国際保健医療学)
2011年 3 月30日　　　　第 4 刷発行
2013年11月20日　第 3 版第 1 刷発行(国際保健医療学)
2021年 3 月10日　　　　第 4 刷発行
2022年 4 月10日　新訂版第 1 刷発行(改題)

実践グローバルヘルス−現場における実践力向上をめざして−(改題)
定価(本体2,800円＋税)　　　　　　　　　　　　　　　検印省略

編　　者　日本国際保健医療学会 ©
編者代表　神馬　征峰
発 行 者　太田　康平
発 行 所　株式会社　杏林書院
　　　　　〒113-0034　東京都文京区湯島4-2-1
　　　　　Tel　03-3811-4887(代)
　　　　　Fax　03-3811-9148
　　　　　http://www.kyorin-shoin.co.jp

ISBN978-4-7644-0541-7　C3047　　　　　　　三報社印刷/川島製本所
Printed in Japan
乱丁・落丁の場合はお取り替えいたします.